■视光师培养系列教程

眼镜验光与加工技术基础

第二版

主　编　李新华

副主编　吕　洁　许　薇

编　委　李新华　（金陵科技学院）

　　　　吕　洁　（南京市中西医结合医院）

　　　　许　薇　（金陵科技学院）

　　　　亓昊慧　（金陵科技学院）

　　　　王　玲　（金陵科技学院）

　　　　刘宜群　（金陵科技学院）

　　　　欧阳永斌　（金陵科技学院）

　　　　郝凌云　（金陵科技学院）

　　　　季　雷　（金陵科技学院）

　　　　王淮庆　（金陵科技学院）

　　　　杨晓莉　（金陵科技学院）

　　　　井　云　（镇江高等专科学校）

　　　　李童燕　（南京化工职业技术学院）

　　　　张　青　（南京同仁医院医学验光配镜中心）

南京大学出版社

图书在版编目(CIP)数据

眼镜验光与加工技术基础 / 李新华主编. —2 版.
—南京：南京大学出版社，2015.8（2023.10 重印）
视光师培养系列教程
ISBN 978 - 7 - 305 - 15802 - 5

Ⅰ.① 眼…　Ⅱ.① 李…　Ⅲ.① 眼镜检法－技术培训－
教材　② 眼镜－金属型材－加工－技术培训－教材　Ⅳ.
① R778.2　② TS959.6

中国版本图书馆 CIP 数据核字(2015)第 201550 号

出版发行　南京大学出版社
社　　址　南京市汉口路 22 号　　　　　邮编　210093
出 版 人　王文军

丛 书 名　视光师培养系列教程
书　　名　**眼镜验光与加工技术基础**
　　　　　YANJING YANGUANG YU JIAGONG JISHU JICHU
主　　编　李新华
责任编辑　李　磊　吴　华　　编辑热线　025 - 83592146

照　　排　南京开卷文化传媒有限公司
印　　刷　南京新洲印刷有限公司
开　　本　787×1 092　1/16　印张 13　字数 323 千
版　　次　2023 年 10 月第 2 版第 3 次印刷
ISBN　978 - 7 - 305 - 15802 - 5
定　　价　32.00 元

网　　址：http://www.njupco.com
官方微博：http://weibo.com/njupco
官方微信号：njupress
销售咨询热线：(025)83594756

第二版前言

　　《眼镜验光与加工技术基础》是对《眼镜验光与加工职业技能基础教程》的修订再版。2012 年出版的《眼镜验光与加工职业技能基础教程》凝聚了本专业多位老师十几年教学精华，以其通俗易懂、深入浅出的阐述获得了业界同行的认可和肯定，繁体版印刷出版已在中国台湾完成，同时本书已为省内外多所高校作为专业教材和培训教材使用。此次再版对原有部分内容进行了细节调整，增加了环曲面角膜接触镜的验配内容。

　　视光师培养系列教程旨在进行视光学基础及基本操作技能的知识普及，更好地适应了多层次眼视光技术从业人员的知识需求。

　　本教程主要介绍眼视光的基本理论与操作技能，注重基础理论与技能的衔接与训练，突出实用特色。全书结构合理，内容充实，编排新颖，深入浅出，图文并茂，详略得当，具有很强的科学性和实用性。

　　本教程适合眼视光技术专业本科、高职高专学生进行职业师资格认证、眼镜行业从业人员参加职业技能培训和鉴定考核，眼视光相关人员及入门者的参考资料。

　　本教程是在金陵科技学院视光工程系全体教师及合作单位的通力协作下完成的，在此对所有为本教材编写工作做出贡献的各位同仁及学生表示衷心的感谢！

　　由于水平与时间所限，本教程难免存在许多不足之处，敬请读者指正。

编　者

2015 年 7 月

目　录

第一章　眼科学基础

【主要内容】　眼科学与视光学是密不可分的整体,其主要研究对象都是视觉器官,即眼睛。本部分主要介绍视觉器官(眼睛)的生理结构特点与每部分的生理功能,并根据眼的生理结构特点介绍眼的屈光特性与眼的成像等视觉生理功能。

【能力要求】　熟悉并掌握视器的结构特点、组成及生理功能。

第一节　眼的解剖结构与生理功能

一、概述

视觉器官包括眼球、眼眶及眼的附属器、视路以及眼部的相关血管和神经结构等。视器俗称眼睛。

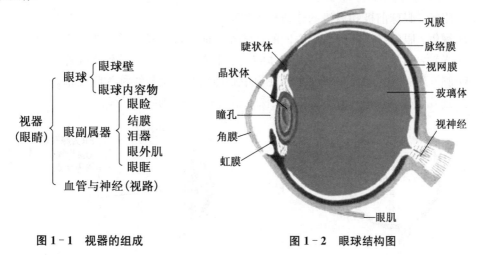

图 1-1　视器的组成　　　　　图 1-2　眼球结构图

(一)眼球的形态、位置特点

眼球近似球形,其前面是透明的角膜,其余大部分为乳白色的巩膜,后面有视神经与颅内视路连接。正常眼球前后径出生时约 16 mm,3 岁时达 23 mm,成年时为 24 mm,垂直径较水平径略短。

眼球位于眼眶前部,借眶筋膜、韧带与眶壁联系,周围有眶脂肪垫衬,其前面有眼睑保护,后部受眶骨壁保护。

眼球向前方平视时,一般突出于外侧眶缘 12～14 mm,受人种、颅骨发育、眼屈光状态等因素影响,但两眼球突出度相差通常不超过 2 mm。

(二) 补充相关概念

1. 前极与后极

(1) 前极:眼球前部的顶点称为眼的前极。

(2) 后极:眼球后部的顶点称为眼的后极。

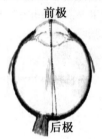

图 1-3　前后极示意图

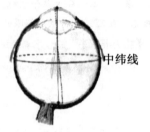

图 1-4　赤道

2. 赤道部、前节与后节(或前段与后段)

(1) 赤道部:眼球从前向后的中部称为眼球的中纬线,又称赤道部。

(2) 眼前节(前段):以晶状体平面为界,晶状体之前的眼球部分称为眼前节或眼前段。

(3) 眼后节(后段):以晶状体平面为界,晶状体之后的眼球部分称为眼后节或眼后段。

3. 眼轴、视轴、光轴与瞳孔轴

(1) 眼轴:眼球前极和后极的连线称为眼轴。

(2) 视轴:眼的结点与黄斑中心凹的连线及其向注视目标的延长线称为视轴。

(3) 光轴:角膜的光学中心与晶状体的光学中心之间的连线及延长线称为光轴。

(4) 瞳孔轴:瞳孔几何中心与角膜几何中心连线及其延长线称为瞳孔轴。

注:这几个概念关系密切,大家可在深入学习的过程中逐步理解。

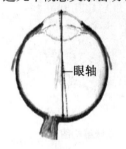

图 1-5　眼轴示意图

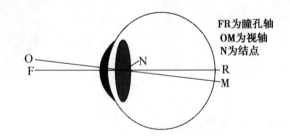

图 1-6　视轴与瞳孔轴示意图

4. 鼻侧与颞侧

描述眼方位的名词。

(1) 鼻侧:双眼靠近中央鼻子的一侧称为鼻侧。

（2）颞侧：双眼靠近外侧颞骨的一侧称为颞侧。

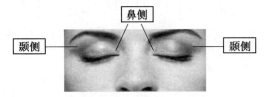

图 1-7　眼的方位图

5. 角膜方位

面对角膜观察，角膜表面如同钟表盘面，上方中央为 12 点位，下方中央为 6 点位。依次类推。

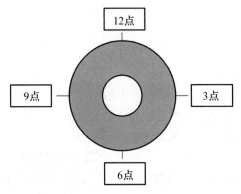

图 1-8　角膜方位图

二、眼球的结构与生理功能

眼球分为眼球壁和眼内容物两部分。

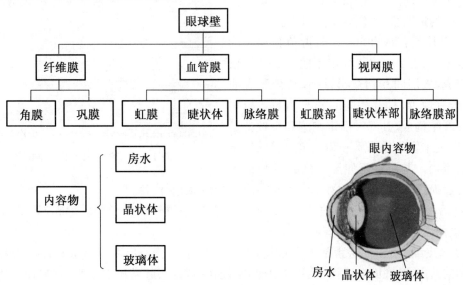

图 1-9　眼球壁及眼内容物示意图

（一）眼球壁

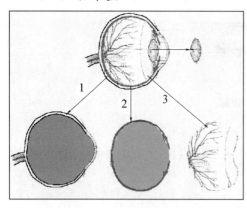

图 1-10　眼球壁示意图

眼球壁分为三层，包括外层、中层和内层。外层为纤维膜，其前 1/6 为角膜，后 5/6 为巩膜。角巩膜移行处为角巩膜缘（或称为角膜缘）。中层为葡萄膜（亦称为色素膜、血管膜），包括虹膜、睫状体和脉络膜。内层为视网膜。

1. 外层

称为纤维膜，主要是胶原纤维组织，由前部透明的角膜和后部乳白色的巩膜共同构成眼球完整封闭的外壁，起到保护眼内组织，维持眼球形态的作用。

● 角膜

（1）角膜的位置形态与大小

位于眼球前部中央，呈向前凸的透明组织结构，横径约 11.5～12 mm，垂直径约 10.5～11 mm。角膜曲率半径的前表面约为 7.8 mm，后表面约为 6.8 mm。角膜厚度中央部最薄，厚度约 0.5～0.55 mm，越往周边部越厚，约 1 mm。

（2）角膜的组织学结构

如图 1-11 所示，角膜从前向后分为：

① 上皮细胞层：厚约 35 μm，由 5～6 层鳞状上皮细胞组成，无角化，排列特别整齐，易与其内面的前弹力层分离，此层对细菌有较强的抵抗力，再生能力强，损伤后修复较快，且不留瘢痕。

② 前弹力层：厚约 12 μm，为一层均质无细胞成分的透明膜，损伤后不能再生。

③ 基质层：厚约 500 μm，占角膜厚度的 90％以上，约由 200 层排列规则的胶原纤维束薄板组成，板层间互相交错排列，与角膜表面平行，极有规则，具有相同的屈光指数。板层由胶原纤维构成，其间有固定细胞和少数游走细胞，以及丰富的透明质酸和一定含量的粘蛋白和糖蛋白。基质层延伸至周围的巩膜组织

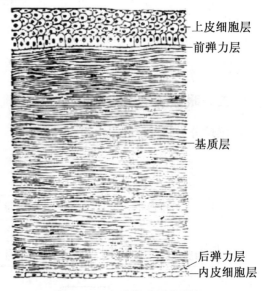

图 1-11　角膜的组织学结构

中。此层损伤后不能完全再生，而由不透明的瘢痕组织所代替。

④ 后弹力层：成年人厚约 10～12 μm，系一层富有弹性的透明均质薄膜，坚韧、抵抗力较强，损伤后可迅速再生。

⑤ 内皮细胞层：此层紧贴于后弹力层后面，厚 5 μm，为一层六角形扁平细胞构成，细胞顶部朝向前房，基底面向后弹力层。损伤后不能再生，常引起基质层水肿，其缺损区依靠邻近的内皮细胞扩展和移行来覆盖。成年后，内皮细胞的数量随年龄的增长逐渐减少。

（3）角膜的生理功能特点

角膜位于眼球的最前极,作为眼球壁的最外一层,对眼球的完整形态起到了很重要的作用。角膜的主要生理特点为:

① 角膜的屈光性

角膜是屈光介质的重要组成部分。角膜前表面的曲率半径为 7.8 mm 左右,屈光指数为 1.376,与空气的屈光指数(为 1)相差较大。角膜前表面的屈光力为 $+48.8D$,后表面屈光力为 $-5.8D$,总屈光力为 $+43D$。角膜屈光力约占眼球总屈光力的 70%。

② 角膜的透明性

正常角膜是无色透明的,利于光线透过。角膜的透明性与角膜的组织解剖学特点关系密切。角膜光学区没有血管,上皮细胞内不含有色素,不角化,基质层胶原纤维排列非常规则有序,上皮和内皮细胞排列整齐。内皮细胞约 100 万个,随年龄增长而减少。角膜正常水分的代谢对维持角膜的透明性也非常重要,这主要有赖于角膜内皮细胞的"内皮泵"对角膜内水分的稳定所起的重要作用。内皮细胞间形成紧密连接阻止房水进入细胞外间隙,具有角膜-房水屏障功能以及主动泵出水分维持角膜相对脱水状态,保持角膜的透明性。

③ 角膜的代谢

角膜光学区无血管,中央部的营养物质主要通过角膜上皮或内皮细胞进入角膜内。角膜周边部的营养代谢主要来自角膜缘血管网。角膜的氧气供应主要来源于泪膜和房水,部分来源于角膜缘血管网和结膜。角膜的能量物质主要是葡萄糖,大部分通过内皮细胞从房水中获取,约 10% 由结膜、泪膜和角膜缘血管供给。

④ 角膜的创伤愈合

角膜上皮层再生能力强,损伤后较快修复且不留痕迹。角膜缘处角膜上皮的基底细胞层含有角膜缘干细胞,在角膜上皮的更新和修复过程中起到重要作用。再生的过程主要是由临近的未损伤的上皮细胞扩大移行完成。较小范围的上皮缺损可以在 24 小时以内修复。如累积到上皮细胞的基底膜,则损伤愈合时间将大大延长。上皮一旦出现缺损,要防止角膜的感染出现。前弹力层和实质层损伤后不能再生,通过形成瘢痕完成修复。如果基质层损伤较深(如角膜溃疡),角膜修复后将会形成明显的瘢痕。根据损伤的程度及修复的情况,可以分为角膜云翳(瘢痕清浅,如云雾状)、角膜斑翳(瘢痕较明显,透过瘢痕仍可隐约看见后面的虹膜纹理)、角膜白斑(瘢痕厚重,呈瓷白色,不能透见后方的虹膜)。后弹力层损伤可以再生,主要由内皮细胞分泌修复。内皮细胞损伤后不能再生,靠临近细胞扩大移行修复。内皮细胞几乎不进行有丝分裂,损伤后主要依靠邻近细胞扩张和移行来填补缺损区。若角膜内皮细胞损伤较多,则失去代偿功能,将造成角膜水肿和大泡性角膜病变。

⑤ 角膜的知觉

角膜上皮层神经末梢丰富,具有重要的保护作用。角膜富含感觉神经,系三叉神经的眼支通过睫状后长神经支配,神经末梢从前弹力层后分支进入上皮细胞层,因此感觉十分敏锐。完整健康的角膜可以分辨温度、疼痛以及压力三种感觉。角膜感觉最敏锐的部分在角膜的中央部。角膜的三叉神经被破坏后会引起角膜营养和代谢活动的异常。一旦角膜上皮损伤,其创伤愈合的能力会相应下降。

● **巩膜**

(1)巩膜的位置形态

眼球壁外层的后 5/6 为巩膜。巩膜外面由眼球筋膜覆盖包裹,四周有眼外肌肌腱附着,前面被结膜覆盖。巩膜质地坚韧,不透明,呈瓷白色,主要由致密而相互交错的胶原纤维组成。儿童由于巩膜较薄,能透见内层葡萄膜的色素而呈现淡蓝色。巩膜前接角膜,在后部与视神经交接处分内、外两层,外 2/3 移行于视神经鞘膜,内 1/3 呈网眼状,称巩膜筛板,是视神经纤维束穿出眼球的部位。巩膜厚度约为 0.3～1 mm,在不同部位有所不同。最薄处为眼外肌附着处,约 0.3 mm,最厚处为视神经周围约 1.0 mm。巩膜表面因血管、神经出入而形成许多小孔。后部的小孔在视神经周围,为睫状后动脉及睫状神经所通过。中部在眼赤道后约 4～6 mm 处,有涡静脉的出口。前部距角膜缘约 2～4 mm 处,有睫状前血管通过,此处巩膜常有色素细胞聚集成堆,呈青灰色斑点状,数量多时称先天性色素沉着症。

(2) 巩膜的组织学结构

组织学上巩膜分为:巩膜表层、巩膜实质层和棕黑板层。

① 巩膜表层,由疏松结缔组织构成,与眼球筋膜相连。此层血管、神经较丰富。发炎时充血明显,有疼痛、压痛。

② 巩膜实质层,由致密结缔组织和弹性纤维构成,纤维合成束,互相交叉,排列不整齐,不透明,血管极少。随着年龄的增长,弹力纤维逐渐加强,到老年后则逐渐减少。此层纤维粗细不等,排列不规则导致巩膜不具有透明性。

③ 棕黑层,为巩膜的最内层,结缔组织纤维束细小、弹力纤维显著增多,有大量的色素细胞,使巩膜内面呈棕色外观。此层内面是脉络膜上腔。

此外贯通巩膜全层的巩膜血管内有动脉、静脉和神经通过。

(3) 巩膜的生理特点

巩膜表面被眼球筋膜包裹,前面又被球结膜覆盖,角膜、巩膜和结膜、筋膜在角膜缘处相互融合附着。

① 具有良好的弹性,可以维持眼球的正常外形,保护眼内组织。

② 巩膜不透明,具有良好的遮光性,保证眼球视轴以外的部分无光线进入。

③ 巩膜各处厚度不同。视神经周围最厚约为 1 mm,但视神经穿过的筛板处最薄弱,易受眼内压影响,在青光眼形成特异性凹陷,称青光眼杯。赤道部约厚 0.4～0.6 mm,在直肌肌腱附着处约为 0.3 mm。

④ 表层巩膜有致密的血管结缔组织,角膜缘后的区域有巩膜内血管丛(房水静脉)。除表层富有血管外,其余巩膜几乎无血管。深层巩膜血管、神经极少,代谢缓慢,故发生炎症时不如其他组织进展急剧,但病程迁延。

● **角膜缘和前房角**

(1) 角膜缘

指从透明的角膜到不透明的巩膜之间灰白色的连接区,平均宽约 1 mm,角膜前弹力层的止端是球结膜的附着缘(图 1－12),后弹力层的止端是小梁网组织的前附着缘。由于角膜缘是角膜和巩膜的移行区,透明的角膜嵌入不透明的巩膜内,并逐渐过渡到巩膜,所以在眼球表面和组织学上没有一条明确的分界线。角膜缘解剖结构上是前房角及房水引流系统的所在部位,临床上又是许多内眼手术切口的标志部位,组织学上还是角膜干细胞所在之处,因此十分重要。在外观上角膜缘部

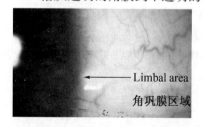

←Limbal area
角巩膜区域

图 1－12　角巩膜缘区域

可见各约 1 mm 宽的前部半透明区（即从前弹力层止端到后弹力层止端）以及后部的白色巩膜区（即后弹力层止端到巩膜突或虹膜根部，包含有小梁网及 Schlemm 管等组织结构）。

（2）前房角

位于周边角膜与虹膜根部的连接处。前房角的前外侧壁为角膜缘，从角膜后弹力层止端（Schwalbe 线）至巩膜突；后内侧壁为睫状体的前端至虹膜根部。在前房角内可见到如下结构：Schwalbe 线、小梁网和 Schlemm 管、巩膜突、睫状带和虹膜根部（图 1 - 13）。

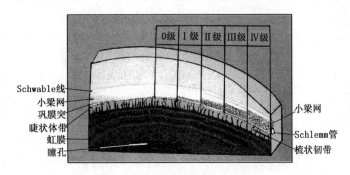

图 1 - 13　前房角的结构示意图

① Schwalbe 线，在前房角镜下呈一条灰白色发亮略成突起的线，为角膜后弹力层的终止部。

② 巩膜突，是巩膜内沟的后缘，向前房突起，为睫状肌纵行纤维的附着部。

③ 巩膜静脉窦，即 Schlemm 管，是一个围绕前房角一周的环行管，位于巩膜突稍前的巩膜内沟中，表面由小梁网所覆盖，向外通过巩膜内静脉网或直接经房水静脉将房水运出球外，向内与前房沟通。

④ 小梁网，为位于巩膜静脉窦内侧、Schwalbe 线和巩膜突之间的结构。房角镜下是一条宽约 0.5 mm 的浅灰色透明带，随年龄增加呈黄色或棕色，常附有色素颗粒，是房水排出的主要区域。组织学上是以胶原纤维为核心、围以弹力纤维及玻璃样物质，最外层是内皮细胞。

⑤ 前房角后壁，为虹膜根部，它的形态与房角的宽窄有密切关系。

⑥ 房角隐窝，由睫状体前端构成，房角镜下为一条灰黑色的条带称睫状体带。

（3）角膜缘与前房角的生理特点

① 前房角是房水排出眼球外的主要通道，与各种类型青光眼的发病和治疗有关。

② 角膜缘处组织结构薄弱，眼球受外伤时，容易破裂。

③ 角膜缘是内眼手术切口的重要进路。

2. 中层

中层为葡萄膜，又称色素膜、血管膜，富含黑色素和血管。此层由相互衔接的三部分组成，由前到后依次为虹膜、睫状体和脉络膜，具有遮光、供给眼球营养的功能。

● **虹膜**

（1）虹膜的位置结构及形态

虹膜是葡萄膜最前部分，位于晶体前，周边与睫状体相连续，将眼球前部腔隙隔成前房与后房。形如圆盘状，中央有一直径为 2.5～4 mm 的圆孔，称瞳孔。虹膜表面不平坦，有凹陷的隐窝和辐射状条纹皱褶，称虹膜纹理。距瞳孔缘约 1.5 mm 处，有一环形锯齿状隆起，称虹膜卷缩轮，是虹膜小动脉环所在处。虹膜与睫状体相连处称虹膜根部。在虹膜根部稍后方有虹膜动脉大环。

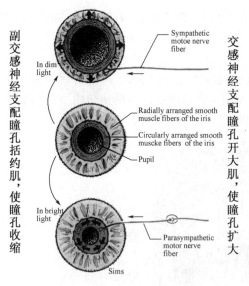

副交感神经支配瞳孔括约肌，使瞳孔收缩

交感神经支配瞳孔开大肌，使瞳孔扩大

图 1-14　瞳孔的扩大与缩小

（2）瞳孔与虹膜的颜色

正常瞳孔直径约为 2.5～4 mm，双侧瞳孔等大等圆，可调节进入眼内光线的数量。虹膜有环行受副交感神经支配的瞳孔括约肌和受交感神经支配的放射状的瞳孔开大肌，能调节瞳孔的大小（图 1-14）。瞳孔随光线的强弱而改变其大小，称瞳孔对光反射。

瞳孔括约肌（平滑肌）呈环形，分布于瞳孔缘部的虹膜基质内，受副交感神经支配，起缩瞳作用。基质内色素上皮细胞内的色素含量多少决定了虹膜的颜色，棕色虹膜色素致密，蓝色虹膜色素较少。色素上皮层分前后两层，两层细胞内均含致密黑色素，故虹膜后面颜色深黑，在前层的扁平细胞前面分化出肌纤维，形成瞳孔开大肌（平滑肌），受交感神经支配，起放大瞳孔

的作用；后层的色素上皮在瞳孔缘可向前翻转呈一条窄窄的环形黑色花边，称瞳孔领。

（3）虹膜的组织学结构

虹膜的组织结构主要分为两层。即虹膜基质层，由疏松结缔组织、血管、神经和色素细胞构成；内层为色素上皮层，其前面有瞳孔扩大肌。

（4）虹膜的生理特点

① 主要为通过改变瞳孔的大小调节进入眼内的光线。

② 虹膜的遮光功能保证了可见光只能从瞳孔进入眼内。

③ 由于密布第 Ⅴ 颅神经纤维网，在炎症时反应重，有剧烈的眼疼。

④ 虹膜根部很薄，当眼球受挫伤时，易从睫状体上离断。由于虹膜位于晶状体的前面，当晶状体脱位或手术摘除后，虹膜失去依托，在眼球转动时可发生虹膜震颤。

⑤ 虹膜协助形成眼的前房和后房，如若与前面的角膜或后面的晶状体粘连，将引起房水排出受阻，引起眼内压升高。

（5）瞳孔的生理功能

① 维持视轴的中心位置。

② 瞳孔缩小，可消除眼屈光介质的球面像差和色差。

③ 当瞳孔因外伤或手术呈麻痹性扩大或偏离中心位置，则影响光学眼镜的矫正效果。

（6）瞳孔对光反射

可见光进入眼内时引起的瞳孔收缩现象，称为瞳孔对光反射。

① 直接对光反射：可见光照射一侧瞳孔，瞳孔收缩的现象称为瞳孔的直接对光反射。

② 间接对光反射：一眼接受光照时，无光照的另一眼瞳孔同时收缩的现象称为瞳孔的间接对光反射。

瞳孔光反射的主要作用是调节进入眼内的光线。强光下，瞳孔缩小；弱光下，瞳孔相对扩大，维持进入眼内光线的相对恒定。

③ 近反射（集合反射）：双眼注视近物时，会同时引起眼球瞳孔缩小、调节增强和辐辏

的三联动现象,称为瞳孔近反射,又称集合反射。

● **睫状体**

（1）睫状体的位置形态

睫状体为位于虹膜根部与脉络膜之间的宽约 6~7 mm 的环状组织,其矢状面略呈三角形,巩膜突是睫状体基底部附着处。睫状体分为两部分:前 1/3 较肥厚宽约 2 mm,称睫状冠,富含血管,其内侧面有 70~80 个纵行放射状突起,称睫状突,主要功能是产生房水。后 2/3 宽约 4~4.5 mm,薄而平坦称睫状体平坦部(或睫状环)。扁平部与脉络膜连接处呈锯齿状称锯齿缘,为睫状体后界。从睫状体至晶状体赤道部有纤细的晶体悬韧带与晶体联系。睫状体内有睫状肌,与虹膜中的瞳孔括约肌、瞳孔扩大肌统称为眼内肌。

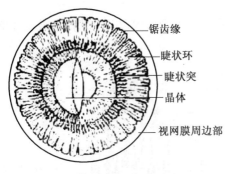

图 1‐15　睫状体的位置关系

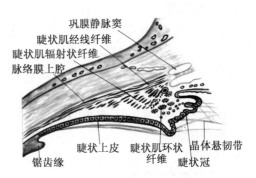

图 1‐16　睫状体的侧面

（2）睫状体的组织结构特点

睫状体主要由睫状肌和睫状上皮细胞组成。组织学上睫状体从外向内主要依次由睫状体棕黑板、睫状肌、睫状上皮细胞等构成。睫状肌含有三种平滑肌纤维,即外侧的纵行肌纤维、中间的放射状纤维肌和内侧的环形纤维肌构成,纵行肌纤维向前分布可达小梁网。睫状肌是平滑肌,受副交感神经支配。睫状上皮细胞层由外层的色素上皮和内层的无色素上皮两层细胞组成。

（3）睫状体的生理特点

① 调节晶状体的屈光力。当睫状肌收缩时(主要是环行肌),悬韧带松弛,晶体借助于本身的弹性变凸,屈光力增加,可看清近处的物体,此过程为调节。

② 睫状突上皮细胞:分泌房水,营养眼前段,维持眼压。

③ 睫状体富有三叉神经末梢,在炎症时,眼疼明显。

● **脉络膜**

（1）脉络膜的位置与形态

脉络膜为葡萄膜的后部,前起锯齿缘,后止于视乳头周围,介于视网膜与巩膜之间,有丰富的血管和黑色素细胞,组成小叶状结构。

（2）脉络膜的组织结构

脉络膜平均厚约 0.25 mm,主要由三层血管

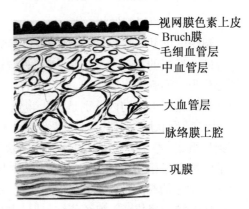

图 1‐17　脉络膜结构图

组成,外侧的大血管层,中间的中血管层,内侧的毛细血管层,借玻璃膜与视网膜色素上皮相连。组织结构上由外向内主要分:

① 脉络膜上组织(构成脉络膜上腔)。

② 血管层,包括大血管层、中血管层和毛细血管层。

③ 玻璃膜(Bruch 膜)。

脉络膜血液供应极为丰富,来源于睫状后动脉,在脉络内大血管逐渐变为小血管和毛细血管。每支小动脉具有一定的灌注区,呈节段状划区供应。

睫状后长动脉、睫状后短动脉、睫状神经均经脉络膜上腔通过。血管神经穿过巩膜导水管处,脉络膜与巩膜粘着紧密。

(3)生理功能

① 富有血管,营养视网膜色素上皮和内颗粒层以外的视网膜以及晶状体和玻璃体等。

② 血流丰富散热作用好。

③ 含有丰富的色素,有遮光作用。

3. 内层

内层为视网膜,是一层透明的膜,位于脉络膜的内侧。

● 视网膜

(1)视网膜的位置形态

眼球壁的内层为视网膜,是一层透明的膜,位于脉络膜的内侧。前部止于锯齿缘,后部到视盘(视乳头)。

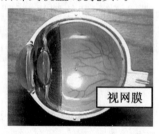

图 1-18　视网膜结构示意图

(2)视网膜组织结构

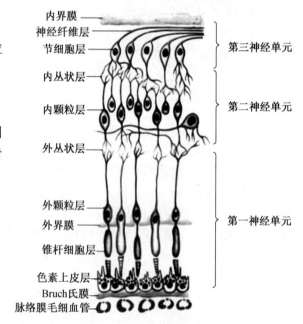

图 1-19　视网膜的组织结构

组织学上共十层,分为内层:神经感觉层;外层:色素上皮层。视网膜在胚胎时期由神经外胚叶形成的视杯发育而来,视杯外层逐渐发育形成单一的视网膜色素上皮层,视杯内层则分化为视网膜神经感觉层,两者间有一潜在间隙,临床上视网膜脱离即由此处分离。视网膜神经感觉层由外向内分别是:① 视锥、视杆层,由光感受器细胞的内、外节组成;② 外界膜,为一薄网状膜,由邻近的光感受器和 Müller 细胞的接合处形成;③ 外核层,由光感受器细胞核组成;④ 外丛状层,为疏松的网状结构,是视锥、视杆细胞的终球与双极细胞树突及水平细胞突起相连接的突触部位;⑤ 内核层,主要由双极细胞、水平细胞、无长突细胞及Müller 细胞的细胞核组成;⑥ 内丛状层,主要是双极细胞、无长突细胞与神经节细胞相互接触形成突触的部位;⑦ 神经节细胞层,由神经节细胞核组成;⑧ 神经纤维层,由神经节细胞轴突即神经纤维构成;⑨ 内界膜,为介于视网膜和玻璃体间的一层薄膜。

（3）视网膜的生理功能

视网膜是形成视功能的重要组织，其主要功能是感受光刺激，并把视觉信息通过视神经传向视觉中枢，经过视觉中枢的整合、加工，形成视觉。

视网膜的十层结构中，神经感觉层共包含三级神经元，分别是光感受器细胞、双极细胞、神经节细胞。其中光感受器接受光刺激，并通过双极细胞和神经节细胞的传递将外界光线的刺激信息经过视网膜的加工和转换成为大脑可以接收的信号，并通过视路传递到视觉中枢。

光感受器是视网膜上的第一级神经元，光感受器细胞的结构包括外节、连接纤毛、内节、体部和突触五部分（图1-20）。每个外节由约700个扁平膜盘堆积组成，包括视杆细胞和视锥细胞。

视杆细胞外节为圆柱形，视锥细胞外节呈圆锥形，膜盘不断脱落和更新。

① 视杆细胞

➤ 外节含视紫红质；

➤ 视杆细胞在中心凹处缺乏，距中心凹0.13 mm处开始出现并逐渐增多，在5 mm左右视杆细胞最多，再向周边又逐渐减少；

➤ 功能：起暗视觉。

② 视锥细胞

➤ 外节含视紫蓝质、视紫质、视青质；

➤ 黄斑中心凹最多；

➤ 功能：起明视觉、色觉。

黄斑部色觉敏感度最高，远离黄斑则色觉敏感度降低，周边部视网膜几乎无色觉，这与视网

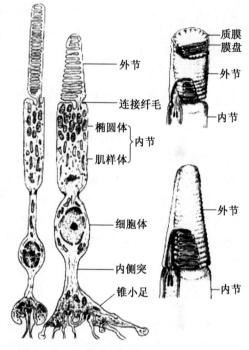

图1-20 视细胞示意图

膜视锥细胞的分布相一致。解释色觉理论的学说很多，目前公认在视网膜水平上是Young-Helmholtz三原色学说，正常色觉者在视锥细胞中有感受三种波长光——长波（700 nm）、中波（540 nm）、短波（440 nm）的感光色素，即对应为红、绿、蓝三原色。每一种感光色素主要对一种原色光发生兴奋，而对其余两种原色仅发生程度不等的较弱反应。例如在红色的作用下，感红色光色素发生兴奋，感绿色光色素有弱的兴奋，感蓝色光色素兴奋更弱，因此构成色彩缤纷的色觉功能。如果视锥细胞中缺少某一种感光色素，则发生色觉障碍。

视网膜的感光能力有赖于光感受器细胞的光化学反应过程。目前对杆细胞研究得比较清楚，在杆细胞外节中含有视紫红质，由维生素A醛和视蛋白相结合而成。在光的作用下，视紫红质褪色、分解为全反-视黄醛和视蛋白。在视黄醛还原酶和辅酶I的作用下，全反-视黄醛又还原为无活性的全反-维生素A，并经血流入肝脏，再转变为顺-维生素A。顺-维生素A再经血入眼内，经视黄醛还原酶和辅酶I的氧化作用，成为有活性的顺-视黄醛，在暗处再与视蛋白合成视紫红质。在暗处视紫红质的再合成，能提高视网膜对弱光线的敏感性。在上述光化学反应中，如果缺乏维生素A等，就会导致视紫红质再合成发生障碍，引起暗适应功能降低或消失，于是在弱光线下（晚上），看不见东西，临床上称夜盲症。

锥细胞中含有视紫蓝质、视紫质、视青质，也是由一种维生素 A 醛及视蛋白结合而成，是锥细胞感光功能的物质基础，与明视觉和色觉有关。

此外，色素上皮细胞间的紧密连接可阻止脉络膜血管正常漏出液中大分子物质进入视网膜，即血-视网膜外屏障（与脉络膜的 Bruch 膜共同组成视网膜-脉络膜屏障）作用。

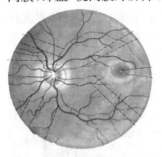

图 1-21 视网膜结构示意图

（4）视盘与生理盲点

视盘又称视乳头，位于黄斑鼻侧约 3 mm 处，大小约 1.5 mm×1.75 mm，境界清楚的淡粉红色略呈竖椭圆形的盘状结构，是视网膜上视觉神经纤维汇集组成的视神经（神经节细胞发出的神经纤维（轴突）向视盘汇聚），向视觉中枢传递穿出眼球的部位，视盘中央有小凹陷区称视杯或杯凹。临床上因此处有大量的视觉神经纤维通过但无视细胞，故没有感受光线的能力，不能形成视觉，称为生理盲点。视盘中央有视网膜中央动脉、中央静脉伴行穿过，分为鼻上、鼻下、颞上、颞下四支。

（5）黄斑区与黄斑中心凹

在视网膜后极部，视盘颞侧约 3 mm 处有一直径约 5 mm 的椭圆形浅的凹陷区。中央部分无血管，含有丰富的黄色素，临床上称为黄斑区。其中央有一小凹，解剖上称中心小凹，临床上称为黄斑中心凹。黄斑区色素上皮细胞含有较多色素，因此在检眼镜下颜色较暗，黄斑中心凹处可见一针尖大小的反光点称中心凹反射。黄斑部无视网膜血管分布，透明度高。中心凹处只有视锥细胞，无视杆细胞，是视网膜上视觉最敏锐、分辨颜色能力最强的部位。

（二）眼球内容物

眼球内容物包括房水、晶状体和玻璃体三种透明物质，是光线进入眼内到达视网膜的通路，它们与角膜一起共同组成了眼球的透明屈光系统，又称为屈光介质。特点是透明、无血管、具有一定的屈光指数，保证光线通过。

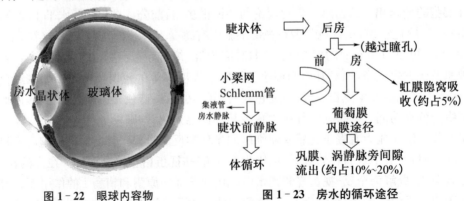

图 1-22 眼球内容物　　　　图 1-23 房水的循环途径

1. 房水

房水为眼内透明液体，由睫状体睫状突的无色素上皮细胞产生，充满前房与后房。前房是位于角膜后面与虹膜和瞳孔区晶状体前面之间的一个空间，容积约 0.2 mL。前房中央部深约 2.5～3 mm，周边部渐浅。后房为虹膜后面、睫状体内侧、晶状体悬韧带前面和晶状体前侧面的环形间隙,容积约 0.06 mL。房水总量约占眼内容积的 4%,处于动态循环中。房水的主要循环途径如下:睫状突上皮产生房水→后房→瞳孔→前房→前房角→小梁网→巩膜静脉窦(Schlemm 管)→经集液管和房水静脉→最后进入巩膜表层的睫状前静脉而归入全身血循环。少量房水从房角的睫状体带经由葡萄膜巩膜途径引流,还有极少部分在虹膜表面隐窝处被吸收(图 1-23)。

房水是充满眼球前房与后房内的无色透明液体,其主要作用是维持眼内压,为角膜、晶状体和玻璃体提供营养,起到支撑眼球壁的作用,并共同完成眼的屈光功能。房水的总量约 0.3 mL,呈弱碱性,pH 约为7.3~7.6 之间,其主要成分是水,约占 98.1%,还含有少量的氯化物、葡萄糖、尿素、蛋白质、氨基酸、无机盐、维生素 C 等物质。

房水的主要功能是:

(1) 供给眼内组织,尤其是角膜、晶状体的营养和氧气,并排出其新陈代谢产物。

(2) 维持眼内压。房水的产生和排出与眼内压关系密切,正常时两者处于平衡状态。当某种因素使平衡失调,可导致眼压的增高或降低,对眼组织和视功能造成障碍。

(3) 具有屈光作用,屈光指数为 1.336。

2. 晶状体

(1) 晶状体的位置形态特点

晶状体是一个双凸透镜状的富于弹性的透明体,位于虹膜、瞳孔之后,玻璃体之前,借晶状体悬韧带与睫状体冠部相联系。晶状体后表面的凸度大于前表面,前面的曲率半径约 10 mm,后面约 6 mm,是重要的屈光介质之一。后表面中央顶点叫后极;前表面中央顶点叫前极,显露于瞳孔中央;前后两面交界处叫赤道。成人晶状体直径约 9~10 mm ,厚约 4~5 mm。晶状体直径约 9 mm,厚度随年龄增长而缓慢增加,中央厚度一般约为 4 mm。

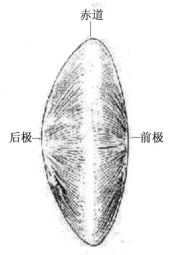

图 1-24　晶状体的侧面观

(2) 晶状体的组织结构特点

晶状体主要由晶状体囊和晶状体纤维组成。

① 晶状体囊膜:是一层富于弹性无细胞的透明薄膜,完整地包绕在晶状体周围。前面的称前囊,后面的称后囊,各部位囊膜厚度不一致,前囊比后囊厚约一倍,周边部比中央区厚,后极部最薄约为 4 μm,赤道部最厚达23 μm。前囊和赤道部囊下有一层立方上皮,后囊下缺如。

② 上皮细胞:位于前囊内面直到赤道部附近,为一单层细胞,能不断分裂增殖推向赤道部,在赤道部逐渐延长,最后变成晶状体纤维。而后囊膜下没有上皮细胞。

③ 晶状体纤维:是构成晶状体的主要成分。其结构层次颇类似洋葱头,可分为两部分。一是晶状体皮质,新形成的晶状体纤维位于囊膜下,居于外层,质软,构成晶状体皮质。随纤维的老化,旧的纤维被挤向中央、脱

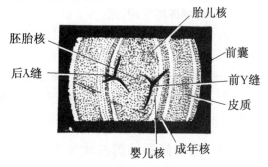

图 1-25　晶状体的结构图

水、硬化而形成晶状体核。二是晶状体核,自外向内可为成人核、婴儿核、胎儿核、胚胎核。一生中晶状体纤维不断生成并将原先的纤维挤向中心,逐渐硬化而形成晶状体核,晶状体核外较新的纤维称为晶状体皮质。

　　④ 晶状体悬韧带:又称睫状小带,由一系列无弹性的坚韧纤维组成,从视网膜边缘、睫状体到达晶状体赤道部附近,将晶状体悬挂在生理位置上,同时协助睫状肌作用于晶状体而起到调节作用。

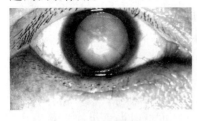

图 1-26　成熟期白内障

　　(4) 晶状体的生理特点

　　① 晶状体透明、无血管,是重要的屈光介质,相当于 +19D 的凸透镜,可滤去部分紫外线,对视网膜有保护作用。其营养来自房水和玻璃体,新陈代谢复杂,主要通过无氧糖酵解获取能量。当代谢障碍或囊膜受损时,晶状体就变混浊,形成白内障而影响视力(图 1-26)。

　　② 晶状体具有弹性,借助于睫状肌、晶状体悬韧带,通过睫状肌的收缩、松弛共同完成眼的调节作用。随年龄的增加,晶体变硬、弹性减弱而导致调节作用减退,出现老视。

　　3. 玻璃体

　　(1) 玻璃体的组织结构特点

　　玻璃体为透明的胶质体,充满于晶状体后的玻璃体腔内,是眼屈光介质之一,占眼球内容积的 4/5,约 4.5 mL。玻璃体前面有一凹面称玻璃体凹,以容纳晶状体,其他部分与视网膜和睫状体相贴,其间以视盘边缘、黄斑中心凹周围及玻璃体基底部即锯齿缘前 2 mm 和后 4 mm 区域粘连紧密。玻璃体前表面和晶状体后囊间有圆环形粘连,在青少年时粘连较紧密,老年时变松弛。玻璃体中部可见密度较低的狭长漏斗状管,称 Cloquet 管,从晶状体后极至视盘前,为原始玻璃体的遗留,在胚胎时有玻璃体动脉通过。

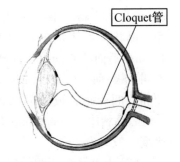

图 1-27　玻璃体示意图

　　玻璃体含有 99% 的水,其余主要由胶原纤维、透明质酸以及酸性粘多糖、可溶性蛋白质等组成,其表层致密,形成玻璃样膜。玻璃体正常呈凝胶状态,代谢缓慢,不能再生,具有良好的塑形性、抗压缩性和黏弹性。随着年龄的增长,玻璃体的胶原纤维支架结构坍塌、收缩,会导致玻璃体的液化、后脱离等病理改变。

　　(2) 玻璃体的生理特点

　　① 玻璃体无血管、无神经、透明,具有屈光作用。其营养来自脉络膜和房水,本身代谢极低,无再生能力,脱失后留下的空隙由房水填充。当玻璃体周围组织发生病变时,玻璃体代谢也受到影响而发生液化、变性和混浊。

　　② 玻璃体充满眼球后 4/5 的玻璃体腔内,起着支撑视网膜和维持眼内压的作用。如果玻璃体脱失、液化、变性或形成机化条带,不但影响其透明度,而且易导致视网膜脱离。

三、眼附属器的解剖和生理

　　眼附属器包括眼睑、结膜、泪器、眼外肌和眼眶。

（一）眼睑

1. 眼睑的位置与形态

眼睑位于眼眶前部，是覆盖在眼球前面能灵活运动的帘状组织，是眼球前面的屏障。眼睑分为上睑和下睑，其游离缘称睑缘。上下睑缘内外连接处分别称内眦和外眦，外眦呈锐角，内眦较钝圆。上下眼睑之间的裂隙为睑裂，正常平视时睑裂高度约 8 mm，上睑遮盖角膜上部1~2 mm。睑缘有前唇和后唇。前唇钝圆，有 2~3 行排列整齐的睫毛，睫毛的根部有毛囊，毛囊周围有皮脂腺（Zeis 腺）及变态汗腺（Moll 腺）的开口。后唇呈直角，紧贴于眼球前部。两唇间皮肤与粘膜交界处形成浅灰色线，称缘间线或灰线。在灰线与后唇之间有一排细孔，为睑板腺的开口。上下睑缘的近内侧端各有一乳头状隆起，中央有一小孔称上下泪小点，为泪小管的开口。在内眦角与眼球之间有一结膜形成的皱襞，呈半月状，称半月皱襞。此皱襞与内眦皮肤之间被围结成一个低陷区，此处称为泪湖。泪湖中近半月皱襞处有一肉状隆起称泪阜，为变态的皮肤组织。泪阜上生有少数细软之毳毛。

人类的上睑比较宽大，其上界为眉毛下缘，有时在此处形成一浅的沟称睑沟。上睑缘之上数毫米处有一浅沟称上睑沟，形成皱襞，称重睑，我国重睑人群发生率约为 60%。若睑缘上方无此皱襞者称单睑。下睑以眶下缘为界，有时在此处有一条横形的浅沟称为下睑沟，下视时较明显。

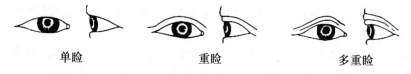

单睑　　　　　　　重睑　　　　　　　多重睑

图 1-28　眼睑外形特点示意图

2. 眼睑的组织学特点

如图 1-29 所示，眼睑从外向内分五层：

① 皮肤层：是人体最薄嫩的皮肤之一，极其细嫩且富于弹性。其下面的结构疏松，易形成皱褶。

② 皮下组织层：是人体最松软的组织之一，主要是疏松结缔组织和少量脂肪构成。便于眼睑轻巧灵活的活动，但肾病和局部炎症时容易出现水肿，也易出现皮下瘀血。

③ 肌层：此层包含三种肌肉，分别是眼轮匝肌、提上睑肌和 Müller 肌。提上睑肌和眼轮匝肌是横纹肌，而 Müller 肌系平滑肌。提上睑肌起源于视神经孔周围的总腱环，沿眶上壁向前至眶缘呈扇形散开，分成前、中、后三部分，前部分止于睑板前面，部分纤维穿过眼轮匝肌

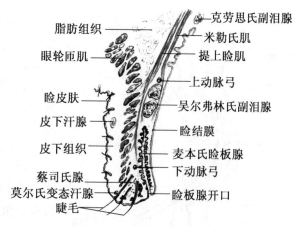

脂肪组织　　　　　　克劳思氏副泪腺
眼轮匝肌　　　　　　米勒氏肌
　　　　　　　　　　提上睑肌
睑皮肤　　　　　　　上动脉弓
皮下汗腺　　　　　　吴尔弗林氏副泪腺
皮下组织　　　　　　睑结膜
蔡司氏腺　　　　　　麦本氏睑板腺
莫尔氏变态汗腺　　　下动脉弓
睫毛　　　　　　　　睑板腺开口

图 1-29　眼睑组织学结构

止于上睑皮肤下,形成重睑;中间部分穿过为一层平滑肌纤维(Müller 肌),附着于睑板上缘(下睑 Müller 肌较小,起源于下直肌,附着于睑板下缘),此肌肉受交感神经支配,当交感神经兴奋(如惊恐、愤怒或疼痛等)时此肌收缩,加大睑裂开大程度。在交感神经兴奋时睑裂会明显开大。后部亦为一腱膜,止于穹隆部结膜。提上睑肌由动眼神经支配,使上睑提起,开启睑裂。眼轮匝肌肌纤维以睑裂为中心,走行与睑裂平行呈扁环形,分为眶部、睑部和泪囊部。

④ 睑板层:此层质硬如软骨,是眼睑的支架,由致密结缔组织及弹力纤维构成,其长度和形状与眼睑相似,呈半月状结构,前凸后凹,两端借内、外眦韧带固定于眼眶内外侧眶缘上。睑板内含有若干高度发达的与睑缘呈垂直方向排列的互相平行的睑板腺(Meibom 腺),是全身最大的皮脂腺,开口于睑缘,分泌类脂质,以润滑睑缘、减少摩擦和防止泪液从睑缘外溢。同时油脂也参与泪膜的构成。

⑤ 结膜层:为眼睑的最后一层,是紧贴睑板后面的透明粘膜,与覆盖在眼球前面的球结膜及角膜直接接触。睑结膜与睑皮肤相会之处成睑缘灰线。

3. 眼睑的生理特点

眼睑的血液供应主要依赖浅部和深部两个动脉血管丛,它们分别来自颈外动脉的面动脉分支和颈内动脉的眼动脉分支。离睑缘约 3 mm 处形成睑缘动脉弓,睑板上缘处形成较小的周围动脉弓。浅部(睑板前)静脉回流到颈内和颈外静脉,深部静脉最终汇入海绵窦。由于眼睑静脉没有静脉瓣,因此化脓性炎症有可能蔓延到海绵窦,而导致严重的后果。

眼睑的神经包括运动神经、感觉神经和交感神经三种。

一是运动神经:① 面神经的分支支配眼轮匝肌,使眼睑闭合;② 动眼神经的上支支配提上睑肌,使上睑提升。

二是感觉神经:① 眼神经的泪腺支神经,司外眦附近感觉;眶上神经为上睑的主要感觉神经。滑车上、下神经支配内眦部上下睑。② 三叉神经的第二支是主要的下睑感觉神经。

三是交感神经:来自颈交感神经的分支,主要支配 Müller 肌,并分布于血管及皮肤腺体。

4. 眼睑的生理功能

眼睑的主要生理功能是保护眼球,防止损伤。另外也起到了一定的美观作用。

(二) 结膜

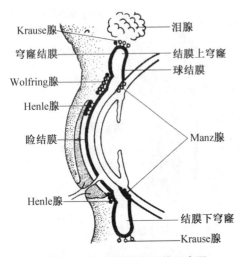

图 1-30　结膜囊及腺体示意图

结膜是一层薄、近透明粘膜组织,富有弹性,主要覆盖于眼睑后面(睑结膜)和前部巩膜前面(球结膜),还包括眼睑部到球部的连接反折处的部分粘膜(穹隆结膜)。三部分结膜形成的囊状间隙,称结膜囊,睑裂相当于其开口处。眼睑闭合时,结膜囊的容量约为 7 μL,过多的液体会溢出。

(1) 睑结膜覆贴于睑板之后,与睑板牢固粘附不能被推动,在距下睑缘后唇 2 mm 处,有一与睑缘平行的浅沟,较易存留异物。正常情况下可见小血管走行和透见部分睑板腺管。

(2) 球结膜覆盖于眼球前部巩膜表面,与巩膜表面的球筋膜疏松相连,富于弹性可被推动。临床球结膜下注射即在此部位进行。球结膜在角膜缘附近 3 mm 以内与球筋膜、巩膜融合。在角膜缘处结膜上皮细胞移行为角膜上皮细胞，结膜病常可累及角膜。在泪阜的颞侧有一半月形球结膜皱褶称半月皱襞，相当于低等动物的第三眼睑。

（3）穹窿结膜为球结膜和睑结膜的移行部分，组织疏松，多皱襞，便于眼球转动。上穹窿部较深，下穹窿部较浅。上方穹窿部有提上睑肌纤维附着，下方穹窿部有下直肌鞘纤维融入。此部分是结膜中最厚、最松弛的部分。穹窿部上皮细胞为复层柱状上皮细胞，上皮细胞下含有多量的淋巴细胞，有时形成滤泡。临床检查室需要将上下眼睑翻转，暴露后进行检查。

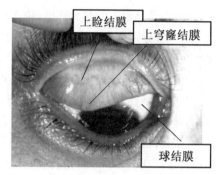

图 1-31　结膜示意图

结膜的腺体：结膜是一粘膜，结膜的分泌腺有：① 杯状细胞，多分布于睑结膜和穹窿结膜的上皮细胞层内，分泌粘液，为粘液性分泌物的来源，以穹窿部结膜最多；② 副泪腺，结构与泪腺相似，但较小，分泌浆液。在睑板上缘者叫 Wolfring 腺，在穹窿部结膜下者叫 Krause 腺。

结膜的血管：结膜血管来自眼睑动脉弓及睫状前动脉。睑动脉弓穿过睑板分布于睑结膜、穹窿结膜和距角结膜缘 4 mm 以外的球结膜，充血时称结膜充血。睫状前动脉在角膜缘 4 mm 处穿入巩膜与虹膜动脉大环相吻合。尚没穿入巩膜时，其末梢分出细小的巩膜上支组成角膜缘周围血管网并分布于球结膜，充血时称睫状充血。临床要注意鉴别两种不同充血，不同充血类型对眼部病变部位的判断有重要意义。

结膜的神经：有感觉神经和交感神经两种。第Ⅴ颅神经司结膜的感觉。交感神经纤维来自眼动脉的交感神经丛，是从海绵窦交感神经丛起源的。

（三）泪器

泪器主要包括泪液分泌部和排出部两部分。分泌部主要由泪腺和副泪腺组成，排出部主要由泪道组成。

1. 泪腺和副泪腺

泪腺位于眼眶外上方的泪腺窝内，长约 20 mm，宽 12 mm，借结缔组织固定于眶骨膜上，被提上睑肌肌腱分隔为较大的眶部泪腺和较小的睑部泪腺，正常时从眼睑不能触及。泪腺的排出管 10～12 根，开口于外侧上穹窿结膜。泪腺是外分泌腺，产生浆液。

泪腺的血液供应来自眼动脉分支泪腺动脉。泪腺的神经较为复杂，为混合性神经，主要有三种成分，其中第Ⅴ颅神经眼支的感觉纤维，来自面神经中的副交感神经纤维和颅内动脉丛的交感神经纤维，司泪腺的分泌。

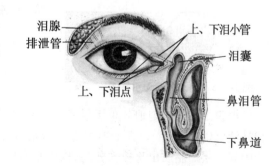

图 1-32　泪器解剖示意图

副泪腺包括位于穹窿结膜的 Krause 腺和 Wolfring 腺，分泌浆液。

2. 泪道

泪器的泪液排出部分称为泪道,是泪液的排出通道,包括上下睑的泪点、泪小管、泪囊和鼻泪管。

泪小点是泪道的起始部位,位于内眦侧睑缘后唇约 6.0~6.5 mm 处的乳头状突起上,上下各一个,分别称为上泪小点和下泪小点。泪小点的直径约为 0.25 mm,泪小点的开口紧贴于眼球表面,面向泪湖。

泪小管起始于泪小点,连接泪小点与泪囊。泪小管初始的一段约 1~2 mm,此段与睑缘垂直,然后呈一直角转为水平位,长约 8 mm。到达泪囊前,上、下泪小管多先汇合成泪总管后进入泪囊中上部,有时上下泪小管不汇合而直接与泪囊连接。

泪囊位于内眦韧带后面,泪骨的泪囊窝内。其上方闭合为一盲端,下方与鼻泪管相连接。泪囊长约 10~12 mm,管径约 4 mm。

鼻泪管上与泪囊相接,向下后稍外走行,并逐渐变窄,开口于下鼻道,全长约 18 mm。鼻泪管下端的开口处有一半月形瓣膜称 Hasner 瓣,有阀门作用。新生儿出生时 Hasner 瓣部分或全部遮盖鼻泪管开口,一般在出生数月内可以自行开通。如一直堵塞,可导致"泪溢",甚至继发感染,形成新生儿泪囊炎。此外,鼻腔疾病亦可引起泪道感染或鼻泪管阻塞而发生溢泪。

3. 泪液与泪膜

泪液自泪腺分泌经排泄管进入结膜囊后,依靠眼睑的瞬目运动分布于眼球表面,依赖于眼轮匝肌的泪液泵作用,然后借助于泪小管的虹吸作用,向内眦汇集于泪湖,而后进入泪小点,通过泪道到达鼻腔,一部分泪液则随暴露部分而蒸发。在正常情况下,泪液每分钟分泌 0.9~2.2 μL。在睡眠状态下,泪液的分泌基本停止,在疼痛和情绪激动时则大量分泌。

泪液为弱碱性透明液体,除含有少量蛋白和无机盐外,尚含有溶菌酶、免疫球蛋白 A (IgA)、补体系统、β 溶素和乳铁蛋白。故泪液除具有湿润眼球作用外,还具有清洁和灭菌作用。当有刺激时,大量泪液分泌可冲洗和排除微小异物。

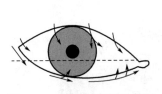

图 1-33　泪液的流动示意图

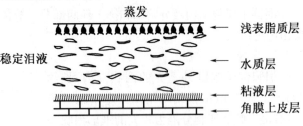

图 1-34　泪膜结构示意图

泪膜由泪液均匀地分布于眼表面而形成,共分三部分,由外至内依次为脂质层、浆液层和粘液层(图 1-34)。其中绝大部分为浆液,由泪腺和副泪腺分泌,构成浆液层,位于泪膜的中间一层。脂质由睑板腺分泌,构成脂质层,位于泪膜的最外层,可维持泪膜形态,防止水分丢失。粘液构成泪膜的最内层,主要由结膜的杯状细胞分泌。

泪液通过瞬目作用均匀地涂布于眼表形成泪膜,其功能主要有:

(1) 清洁结膜囊,冲洗眼球表面异物,防御致病微生物对外眼的侵袭。

(2) 润滑眼球表面,保持眼表的光洁。

(3) 运输功能,供给角膜氧气、葡萄糖,并带走角膜的代谢产物等。

（4）屈光能力，可以提高角膜的光学性能，提供平滑的光学表面，填补角膜较小的不规则散光。

（5）抗感染作用，泪液内的溶菌酶、免疫球蛋白 A（IgA）、补体等可以抑制或杀灭致病菌的侵袭。

（四）眼外肌

眼外肌是使眼球运动的肌肉，是相对于眼内肌（睫状肌、虹膜肌肉）而言。

每眼眼外肌有六条，即四条直肌和两条斜肌。四条直肌为上直肌、下直肌、内直肌和外直肌，它们均起自眶尖部视神经孔周围的总腱环，向前展开越过眼球赤道部，分别附着于眼球前部的巩膜上。直肌止点距角膜缘不同，内直肌最近为 5.5 mm，下直肌为 6.5 mm，外直肌为 6.9 mm，上直肌最远为 7.7 mm。内外直肌的主要功能是使眼球向肌肉收缩的方向转动。上、下直肌走向与视轴呈 23°，收缩时除使眼球上、下转动的主要功能外，同时还有内转内旋、内转外旋的作用。

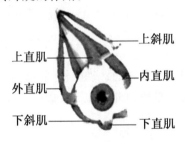

图 1-35 眼外肌示意图

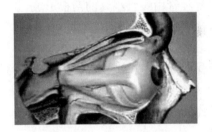

图 1-36 眼肌解剖图

两条斜肌是上斜肌和下斜肌。上斜肌起自眶尖总腱环旁，沿眼眶上壁向前至眶内上缘，穿过滑车向后转折，经上直肌下面到达眼球赤道部后方，附着于眼球的外上巩膜处。下斜肌起自眼眶下壁前内侧上颌骨眶板近泪窝处，经下直肌与眶下壁之间，向后外上伸展附着于赤道部后外侧的巩膜上。上、下斜肌的作用力方向与视轴呈 51°，收缩时主要功能是分别使眼球内旋和外旋；其次要作用上斜肌为下转、外转，下斜肌为上转、外转。

表 1-1 六条眼外肌在原眼位的作用

眼外肌	主要作用	次要作用
内直肌	内转	无
外直肌	外转	无
上直肌	上转	内转、内旋
下直肌	下转	内转、外旋
上斜肌	内旋	下转、外转
下斜肌	外旋	上转、外转

当眼位变动时，各肌的作用也有所变动。眼球的每一运动，是各肌协作共同完成的，两眼的运动也必须协调一致。

眼外肌为横纹肌。外直肌受第Ⅵ颅神经（外展神经）、上斜肌受第Ⅳ颅神经（滑车神经）

支配,其余眼外肌皆受第Ⅲ颅神经(动眼神经)支配。眼外肌的血液供应来自眼动脉分出的上、下支,泪腺动脉和眶下动脉。除外直肌由泪腺动脉分出的一支血管供给外,其余直肌均有两条睫状前动脉供血,并与睫状体内的动脉大环交通。

（五）眼眶

眼眶是容纳眼球等组织的类似四边锥形的骨腔,左右各一、互相对称。眼眶开口向前,锥朝向后略偏内侧,由七块骨构成,即额骨、蝶骨、筛骨、腭骨、泪骨、上颌骨和颧骨。成人眶深为4～5 cm,容积为25～28 mL。眼眶有四个壁:上壁、下壁、内侧壁和外侧壁。眼眶外侧壁较厚,其前缘稍偏后,眼球暴露较多,有利外侧视野开阔,但也增加了外伤机会。其他三壁骨质较薄,较易受外力作用而发生骨折,且与额窦、筛窦、上颌窦毗邻,这些鼻窦病变时可累及眶内。眼眶内容物有眼球、视神经、眼外肌、泪腺、脂肪、血管、神经等。眼眶骨壁有下列主要结构:

1. 视神经孔

位于眶尖部,为视神经管之眶内开口,呈垂直椭圆形,直径约为$(6\sim6.5)\times(4.5\sim5)$mm。视神经管由蝶骨小翼的两根形成,长约6～8 mm。视神经由此通过进入颅中窝,并有眼动脉自颅内经此管入眶。

2. 眶上裂

位于视神经孔外侧,眶外壁与眶上壁分界处,与颅中窝相通。动眼神经、滑车神经、外展神经、三叉神经第一支(眼神经)、眼静脉及交感神经纤维等由此裂通过。此处受损伤则出现眶上裂综合症。

3. 眶下裂

在眶外壁与眶上壁之间,有眶下神经、三叉神经第二分支、眶下动脉及眶下静脉与翼腭静脉丛的吻合支等通过。

4. 眶上切迹(或孔)

在眶上缘外2/3和内1/3交界处,可触及,系眶上神经和眶上静脉通过处。

5. 眶下孔

在眶下缘中部,缘下4～8 mm处,有眶下神经、眶下动脉通过。

6. 眼眶的窝

眼眶外上角处有泪腺窝和滑车窝,泪腺窝容纳泪腺。滑车窝处有滑车,供上斜肌通过。

眼眶内侧壁前方有泪囊窝,泪囊位于窝内。泪囊窝前缘为泪前嵴,后缘为泪后嵴,下方接骨性鼻泪管,为泪囊手术时重要解剖标志。

四、视路

视路是视觉信息从视网膜光感受器开始到大脑枕叶视中枢的传导路径。临床上通常指从视神经开始,经视交叉、视束、外侧膝状体、视放射到枕叶视中枢的神经传导通路。

（一）视神经

视神经是中枢神经系统的一部分,由视网膜神经节细胞的轴突汇集而成。从视盘起穿过巩膜筛板至视交叉前脚这段神经称视神经,全长平均约40 mm。按其部位划分为:眼内段、眶内段、管内段和颅内段四部分。

1. 眼内段（通常称视神经乳头）

由视盘起到巩膜脉络膜管为止，包括视盘和筛板部分，长约 1 mm，是整个视路中唯一可用肉眼看到的部分。有时可见到视杯底部的小灰点状筛孔，即筛板。神经纤维无髓鞘，但穿过筛板以后则有髓鞘。由于视神经纤维通过筛板时高度拥挤，临床上容易出现盘淤血、水肿。

2. 眶内段

全长约 25～35 mm，系从眼球至视神经管的眶口部分，在眶内呈"S"状弯曲，以保证眼球转动自如不受牵制。

3. 管内段

即视神经通过颅骨视神经管的部分，长 4～9 mm。鞘膜与骨膜紧密相连，以固定视神经。由于处于骨管紧密围绕之中，

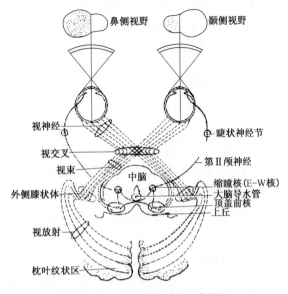

图 1-37 视神经及视路示意图

当头部外伤、骨折等可导致此段视神经严重损伤，称为管内段视神经损伤。此段与眼动脉伴行并由其供血，神经纤维排列不变。

4. 颅内段

此段指颅腔入口到视交叉部分，长约 10 mm。两侧视神经越向后，越向中央接近，最后进入视交叉前部的左右两侧角。为视神经出视神经骨管后进入颅内到达视交叉前脚的部分，约为 10 mm，直径 4～7 mm。

（二）视交叉

视交叉是两侧视神经交汇处，呈长方形，横径约为 12 mm，前后径 8 mm，厚 4 mm 的神经组织。视交叉位于蝶鞍之上，此处的神经纤维分两组，包括交叉和不交叉纤维。来自两眼视网膜的鼻侧纤维交叉至对侧，来自颞侧的纤维不交叉。黄斑部纤维占据视神经和视交叉中轴部的 80%～90%，亦分成交叉纤维和不交叉纤维。

视交叉与周围组织的解剖关系：前上方为大脑前动脉及前交通动脉，两侧为颈内动脉，下方为脑垂体，后上方为第三脑室。这些部位的病变都可侵及视交叉而表现为特征性的视野损害。

（三）视束

由视交叉向后到外侧膝状体间的视路纤维叫视束。每一视束包括来自同侧视网膜的不交叉纤维和对侧视网膜鼻侧的交叉纤维。不交叉纤维居视束的背外侧，交叉纤维居腹内侧，盘斑束纤维居中央，后渐移至背部。

（四）外侧膝状体

外侧膝状体呈卵圆形，为视觉的皮质下中枢，位于大脑脚的外侧，视丘枕的下外面，为间脑（后丘脑）的一部分。视网膜的纤维经视神经、视交叉、视束到此终止于外侧膝状体的节细

胞,换神经元后发出的纤维构成视放射。在外侧膝状体中,灰质和白质交替排列,白质将灰质细胞分为 6 层,由同侧视网膜而来的不交叉纤维止于第 2、3、5 层,由对侧视网膜而来的交叉纤维止于第 1、4、6 层。

(五) 视放射

视放射是联系外侧膝状体和枕叶皮质的神经纤维结构。

(六) 视皮质

视皮质位于枕叶后部,相当于 Brodmann 分区的 17、18、19 区,即距状裂上、下唇和枕叶纹状区,是大脑皮质中最薄的区域。视网膜上部的神经纤维终止于距状裂上唇,下部的纤维终止于下唇,黄斑部纤维终止于枕叶纹状区后极部。交叉纤维在深内颗粒层,不交叉纤维在浅内颗粒层。交叉与不交叉的纤维混合在一起。

由于视觉纤维在视路各段排列不同,所以在神经系统某部位发生病变或损害时对视觉纤维的损害各异,表现为特定的视野异常,如偏盲等。因此,检出这些视野缺损的特征性改变,对中枢神经系统病变的定位诊断具有重要意义。

五、眼部血管和神经

(一) 动脉

眼的血液供应主要来自于眼动脉。眼球有视网膜中央血管系统和睫状血管系统。

(1) 视网膜中央动脉为眼动脉眶内段的分支,在眼球后 9～12 mm 处从内下或下方进入视神经中央,再经视乳头穿出,分为颞上、颞下、鼻上、鼻下 4 支。CRA 属终末动脉,供给视网膜内 5 层。

(2) 睫状血管按部位和走行分为睫状后短动脉、睫状后长动脉和睫状前动脉。

睫状后短动脉为眼动脉的一组分支,分鼻侧和颞侧两主干,主要营养脉络膜及视网膜外 5 层。

睫状后长动脉由眼动脉分出 2 支,大多数分支到睫状体前、虹膜根部后面,与睫状前动脉的穿通支交通,组成动脉大环;大环再发出一些小支向前,在近瞳孔缘处形成虹膜小环,一些小支向内至睫状肌和睫状突构成睫状体的血管网。

睫状前动脉是由眼动脉分支肌动脉而来,其大的穿通支穿过巩膜到睫状体参与动脉大环的组成。

(二) 静脉

眼球静脉回流主要为:

(1) 视网膜中央静脉与同名动脉伴行,经眼上静脉或直接回流到海绵窦。

(2) 涡静脉共 4～6 条,收集部分虹膜、睫状体和全部脉络膜血液。在上、下直肌两侧,眼球赤道部后 5～8 mm 处,斜向穿过巩膜,分别经眼上静脉、眼下静脉进入海绵窦。

(3) 睫状前静脉上半部静脉血流入眼上静脉,下半部血流入眼下静脉,主要收集虹膜、睫状体的血液。血液大部分经眶上裂注入海绵窦,一部分经眶下裂注入面静脉及翼腭静脉丛,进入颈外静脉。

(三)神经

1. 运动神经

眼部的神经支配丰富,与眼相关的颅神经共有 6 对。

(1)第Ⅱ颅神经——视神经。

(2)第Ⅲ颅神经——动眼神经,支配睫状肌、瞳孔括约肌、提上睑肌和除外直肌、上斜肌以外的眼外肌。

(3)第Ⅳ颅神经——滑车神经,支配上斜肌。

(4)第Ⅴ颅神经——三叉神经,使眼部感觉。

(5)第Ⅵ颅神经——外展神经,支配外直肌。

(6)第Ⅶ颅神经——面神经,支配眼轮匝肌。

2. 感觉神经

(1)三叉神经第一支(眼神经),使眼球、上睑、泪腺等部感觉。

(2)三叉神经第二支(上颌神经),使下睑感觉。

3. 睫状神经节

节前纤维由三个根组成:① 长根为感觉根,由鼻睫状神经发出;② 短根为运动根,由第Ⅲ颅神经发出,含副交感神经纤维;③ 交感根,由颈内动脉丛发出,支配眼血管的舒缩。节后纤维即睫状短神经。眼内手术施行球后麻醉,即阻断此神经节。

4. 鼻睫状神经

鼻睫状神经为第Ⅴ颅神经眼支的分支,使眼部感觉。在眶内又分出:睫状节长根、睫状长神经、筛后神经和滑车下神经等。

睫状长神经在眼球后分 2 支,分别在视神经两侧穿过巩膜进入眼内,行走于脉络膜上腔,使角膜感觉。其中有交感神经纤维加入,分布于睫状肌和瞳孔开大肌。

睫状短神经为混合纤维,共 6~10 支,在视神经周围及眼球后极部穿入巩膜,行走于脉络膜上腔,前行到睫状体,组成神经丛,由此发出分支,使虹膜睫状体、角膜和巩膜的感觉。其副交感纤维分布于瞳孔括约肌及睫状肌;交感神经纤维至眼球内血管,使血管舒缩。

六、视觉生理

(一)概述

视觉生理是揭示视觉形成的规律,认识众多的视觉现象的科学。从对视觉信息的吸收加工到最后视觉感受的形成,对光觉、色觉、形觉等都需要加以认识。视觉的形成既要通过特定的光学系统,又需要经历信息传递、能量转换、视觉辨认、图像识别等一系列相互作用的过程,还要通过广泛的神经系统网络的支持。

视觉生理学至少包括两方面的内容:

一是视觉形成的基础,包括与视觉有关的解剖生理、功能代谢等各个方面的知识;

二是要了解并实践视觉测定的相应手段,包括光觉、色觉、运动觉、眼的方向协同、定位等各方面的检测,视野、暗适应、对比敏感度、双眼视等视觉功能的检查。有关视功能的检查部分将在实训教程中详细介绍。

（二）视觉的基本功能

人类视觉的基本特征是感受外界的光刺激，其基本功能表现为：人眼能分辨刺激光的不同强弱；分辨出在空间上有一定距离的两个刺激物；分辨有一定时间间隔的闪光刺激和不同波长的颜色光刺激；同时又能通过眼球运动，使眼主动对准和扫描刺激物，以形成清晰的视觉。视觉功能主要包括以下几个方面：亮度分辨、空间分辨、时间分辨、颜色分辨、眼球的运动等。

1. 图像识别

图像识别是人们生活中最普遍、最实际的一种知觉，也是人类知觉的高级能力。

图像识别是一种再认识的活动，即在此过程中，既要有当时进入感官的信息，也要有记忆中储存的信息，只有通过存储的信息与当前的信息进行比较加工的过程，才能实现对图像的识别，因而图像识别也可以称作图像再认识过程。

2. 空间知觉

人用两只眼进行观察，但感受到的空间物体好像是由一只眼所知觉到的，这就是双眼共同活动实现了一个完整的空间感觉功能。一般情况下人的空间知觉是稳定的，包括双眼视觉和立体知觉，以保证人能掌握事务相对不变的本质特征，但在特定情况下也会出现各种错觉。

（1）双眼视觉

双眼视觉是指一个外界物体的影像，分别落在两眼视网膜的对应点上（主要是黄斑部），神经兴奋沿着视觉相关的神经系统，在大脑高级中枢把两眼的视觉信号分析、综合成一个完整的，具有立体感的视觉映象。

双眼视野比每一个单眼视野的范围要大。双眼视野可以弥补单眼视觉的局部缺陷。

双眼视觉的组成：同时知觉、平面融合、立体视。

（2）立体知觉

又称深度感觉，它的形成是由于两眼在观察一个立体（三维）物体时，该物体在两眼视网膜上成像存在一定差异，形成双眼视差，两眼不相应的视觉刺激以神经兴奋的方式传到大脑皮层，产生立体知觉。立体视的检查可利用同视机、立体视觉检查图片等。

（3）视错觉

指在特定条件下所产生的对外界事物歪曲的知觉，这种歪曲带有固定的倾向，是主观努力所无法克服的，只要条件具备，它就会产生。错觉产生的原因复杂，有生理的因素，也有心理因素。

3. 形觉功能

形觉反应视觉系统对外界事物的空间分辨能力。形觉的产生首先取决于视网膜对光的感觉，其次取决于视网膜对各刺激点的分辨能力，最后通过视中枢的综合和分析，形成完整的视觉。

（1）视力：是分辨二维物体形状和位置的能力，反映的是视网膜黄斑中心凹处的视觉敏锐度。

（2）对比敏感度：除了视力之外，对比敏感度也是形觉功能的重要指标之一。

视力检查只能反映黄斑中心凹对高对比度的细小目标的空间分辨能力，而实际生活中人们还需要分辨粗大的及低对比度(即明暗程度差异小)的目标。

患某些视觉系统疾病的病人往往自觉视力下降,但检查其中心视力却仍为正常,此时即是对比敏感度已发生了改变。

4. 光觉

当光投射到眼上,先通过屈光介质,到达视网膜,激发光感受器,经过光电换能过程,将神经冲动沿视路传导,最后投射在大脑皮层的视觉中枢上。光觉的形成包括从视觉系统接受外界光刺激开始,直到视皮层最后得到光感知的整个生理过程。

(1)视网膜与色素

视网膜有两种感光细胞,即视杆细胞和视锥细胞,都接受光刺激,产生视兴奋。前者主要对暗光起作用,后者则对亮光下的各种颜色光起作用。

视细胞能感受光刺激是由于其外段存在对光敏感的视色素,在光刺激下发生自身化学结果的改变(光化学反应),表现为视色素的代谢循环和能量的消长,使视觉兴奋不断出现,从而完成光电能的转换。

(2)暗适应与明适应

当人从强光下进入暗处时,起初对周围物体完全无法辨认,以后逐渐能察觉并看清暗处的物体,人眼的这种对光的敏感度逐渐增加并达到最佳状态的过程称为暗适应。

同样从暗处到明处也要一段时间才能看清物体,称为明适应过程。

暗适应:暗适应过程大致可分为两个阶段,即视锥细胞敏感性和视杆细胞敏感性。亮光下已分解的视紫红质在暗处时再合成增强,对光刺激的敏感性增强。

明适应:出现较快。在暗处蓄积合成的视紫红质迅速分解产生耀眼光感;之后对光较不敏感的视锥色素才能感光。

暗适应检查可以对夜盲这一主觉症状进行比较客观和量化的评定,用以诊断维生素 A 缺乏等引起夜盲的疾病。检查的方法包括对比法和暗适应仪检查。

5. 色觉

白色可见光是由红、橙、黄、绿、青、蓝、紫等许多单色光所组成的。物体的颜色取决于对光线的反射、吸收和透射。

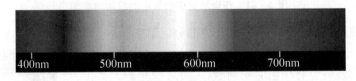

图 1-38 可见光谱

色觉的产生是基于三原色学说,即视网膜上有三种锥体,分别感红光、绿光和蓝光。

色觉异常可分为先天性和后天性,最常见的是红绿色盲。

色盲检查为主觉检查,有以下方法:假同色图、色相排列法、色觉镜。

6. 后像

当外界物体的视觉刺激作用停止以后,在眼视网膜上的影像感觉

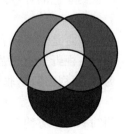

图 1-39 三原色

并不会立刻消失,而能保留一段短暂的时间,这种视觉现象叫做视觉后像。后像的持续时间受刺激的强度、作用时间、接受刺激的视网膜部位及疲劳等因素的影响。

当视觉神经兴奋尚未达到高峰,由于视觉惯性作用残留的后像叫做正后像。

由于视觉神经兴奋过度而产生疲劳并诱导出相反的结果叫做负后像。

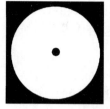

图 1-40　负后像

视觉残像的现象表明:视力需要有相应的补色来对任何特定的色彩进行平衡,如果这种补色没有出现,视力还会自动地产生这种补色。

视觉后像分正后像和负后像两种。正负后像的发生是由于神经兴奋所留下的痕迹的作用。

正后像是一种与原来刺激性质相同的感觉印象。负后像则是一种与原来刺激相反的感觉印象。

我们看的电视、电影就是正后像的应用。胶片以 24 张/秒的速度放映,视觉的残留使我们产生错觉,误认为画面是连续的。

动画也是应用正后像的原理,将静止的画面变为动态的艺术。实现由静止到动态,主要是靠人眼的视觉残留效应。利用人的这种视觉生理特性可制作出具有高度想象力和表现力的动画影片。

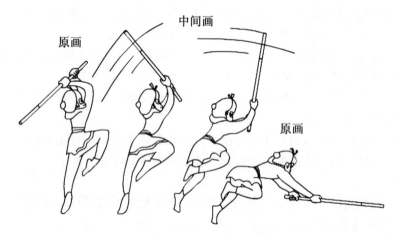

原画　　　中间画　　　原画

图 1-41　视觉后像在动画中的应用示意图

负后像的应用,如光亮部分变为黑暗部分,黑暗部分变为光亮部分。

如果看到的是一个有颜色的光刺激,则负后像是原来注视的颜色的补色。

6. 视野

视野是当眼向前固视某一点时所看见的空间范围。与只占视野上约 5°范围的"中心视力"相比而言,视野又称为"周边视力",是非常重要的视功能之一。两眼同时注视时,大部分视野是互相重叠的。正常单眼视野的范围:颞侧约 90°,下方约 70°,鼻侧约 65°,上方约 55°。各种颜色视野范围:白色>蓝色>红色>绿色。

视野检查的方法有对比法、视野计法(弧形视野计、平

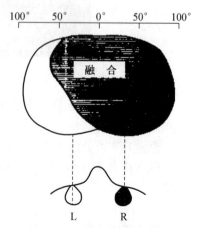

图 1-42　双眼视野范围

面视野计、Amsler 方格、Goldmann 视野计、自动视野计等)。

7. 视觉电生理

眼是中枢神经系统的外周感受器,外界物体在视网膜成像,信息经光电转换后以神经冲动的生物电形式传导到视皮层形成视觉。

视觉电生理检查是利用视器的生物电活动了解视觉功能,包括眼电图、视网膜电图及视觉诱发电位。

第二节　眼科常见疾病与视觉异常

眼科的常见疾病类型多样,表现各异,对于视光从业人员而言,掌握常见的引起视觉异常特别是视力下降的眼科疾病知识是必要的。本部分将着重介绍常见的视觉症状特点以及常见的眼部疾病的表现。

一、常见的视觉症状

眼部疾病的表现一般主要有以下三个方面:视觉障碍、感觉异常和外观异常。临床许多眼部疾病均可引起不同程度的视觉症状,包括视力、视野、色觉等一系列的异常改变。本节主要讨论视力障碍的表现及引起视力障碍的常见眼部疾病。感觉异常与外观异常将不做论述。

1. 视力下降

视力下降是眼科疾病最主要的症状。视力下降的形式多种多样,可突然发生或者缓慢起病,可以只累及单眼或双眼,可同时或先后发病,可一过性出现,也可持续出现,可单独出现也可伴有全身症状。视力下降主要表现为,看远或看近不清楚,视物模糊,某些影响黄斑部的疾病还可导致视物变形、变小、变色等视觉改变。

(1) 一过性视力下降、丧失

视力突然下降甚至失明,通常可在一个小时内恢复正常,最长一般不超过 24 小时。可见于任何年龄。常见于:椎基底动脉供血不足(双眼)、体位性低血压、一过性缺血发作(单眼)、视乳头水肿(双眼)、视网膜中央动脉痉挛、癔症、血压突然变化、中枢神经系统病变、突然而强烈的精神创伤等。

(2) 视力突然下降、丧失

视力突然下降但不伴有眼部疼痛,常见于视网膜的血管阻塞、缺血性视神经病变、视网膜脱离、玻璃体积血等;视力突然下降同时伴有眼部疼痛,一般见于急性闭角型青光眼、葡萄膜炎、角膜炎及眼内炎症等。

(3) 视力逐渐下降、丧失

视力逐渐下降的原因很多,患者一般很难确切地说出视力下降的时间,可表现为单眼视力逐渐下降或双眼视力逐渐下降甚至丧失。

单眼视力逐渐下降常见于屈光不正、屈光参差,以及单眼的视交叉之前的各种疾病。如角膜炎、巩膜炎、白内障、青光眼、葡萄膜疾病、玻璃体混浊、增生性玻璃体病变、视网膜血管病变、黄斑病变、视网膜脱离、视网膜肿瘤、视神经炎、视神经肿瘤及各种原因引起的视神经萎缩等病变。

双眼视力逐渐下降或丧失,上述可引起单眼视力逐渐下降或丧失的疾病也可累及双眼导致双眼的视力损害,另外某些遗传性疾病如圆锥角膜、角膜变性及营养不良、视网膜色素变性、Stargardt 病等,以及过量的烟酒、重金属如铅、某些全身应用的药物如乙胺丁醇等均可导致双眼视力下降甚至失明。

（4）静止性视力低下

"静止"是相对而言,眼部病变发展到一定阶段,病情的进展相对缓慢,视力的损害达到一定程度处于相对的稳定状态,在一定程度下或可改善。如先天性的眼部发育异常,或陈旧性的眼部病变如角膜白斑,视神经萎缩,儿童的视觉发育阶段的视力障碍如弱视等。

2. 视野缺损

视野缺损表现为眼前黑影或幕样遮挡,眼前所见范围出现缺失,常提示视网膜或视路的病变。

（1）局限性视野缺损

可表现为暗点、象限性视野缺损、偏盲等。

中心暗点,常见于黄斑区疾病和某些青光眼患者。

旁中心暗点,多见于各种类型的青光眼早期。

鼻侧阶梯,是青光眼早期的典型视野改变。

弓形暗点,可由旁中心暗点发展而来,与生理盲点相连,是青光眼典型的视野损害特征。

环形暗点,可见于青光眼、视网膜色素变性等。无晶状体眼配戴高度凸透镜可出现假性环形暗点等。

象限性视野缺损,即为 1/4 视野缺损,多见于外侧膝状体及其以后的视路病变。

偏盲,即为视野缺损一半,同侧偏盲多见于视束或以上病变;颞侧或鼻侧偏盲多见于视交叉病变,也可见于偏头痛、中毒性弱视、屈光性损害等。

此外,临床还可见不规则视野缺损,常见于视网膜、视神经病变。各种屈光异常也可导致不规则视野缺损,如高度近视眼、高度远视眼、屈光间质的不规则混浊等。

（2）向心性视野缺损

视野周边均一缩小严重至仅存 10°以内的视野,呈管状视野,多见于青光眼晚期、视网膜色素变性、视神经萎缩、球后视神经炎、癔症等。

3. 色觉异常

主要为对颜色分辨困难或不能分辨,可表现为色盲或色弱。先天性的色觉异常一般为遗传性疾病。后天性的色觉异常可由于各种眼病所致,如白内障可引起蓝色障碍,黄斑病变可引起蓝色、黄色障碍,视神经病变可引起红、绿色觉障碍。

除上述色觉障碍外,色觉异常还包括色视,即对不应有色泽的物质看成各种颜色,仿佛戴有色眼镜,如洋地黄中毒可引起黄色视,白内障晶体摘除术后可出现蓝色视等。

4. 夜盲

表现为暗视力和暗适应的下降,在光照不足的情况下视物模糊或视物困难,主要见于以下情况:视网膜色素变性、先天性暗适应不良、维生素 A 缺乏、某些微量元素如锌代谢障碍或营养不良等。

5. 昼盲

表现为亮光视觉下降，在明亮的光线下视力比在暗光下更差。一般常见于视锥细胞病变，如先天性视网膜锥细胞功能不良，各类黄斑病变、黄斑发育不良等。另外屈光介质的中心区混浊，在强光下瞳孔收缩，中心视力不良，如中心性角膜白斑，核性或前后极性的白内障等，以及轴性视神经炎也会引起亮光下视力下降。

6. 视物变形

视物变形可以表现为所见物像的形态发生变化，出现视物扭曲、视物变大、视物变小。常见于各种原因导致的黄斑部病变，如中心性浆液性脉络膜视网膜病变、年龄相关性黄斑变性，以及高度屈光不正配戴高度数眼镜、角膜不规则散光等。

7. 虹视

虹视是由于眼部屈光介质异常引起了光的散射导致白光分解为光谱中其组成色光，蓝光在中间，红光在周围，产生类似彩虹的光晕效应，使患者看到灯光周围出现彩虹样的光圈。主要见于各种原因的角膜上皮或上皮下水肿，如青光眼、角膜炎等。

8. 闪光感

表现为在缺乏外界相应的光刺激时，视野中出现诸如"闪电"、"光带"、"闪烁样"等样子的光影，可在闭目或暗光下转动眼球时出现，可单眼或双眼突然发生逐渐加重，也可持续数年。严重的闪光感一般见于玻璃体后脱离或玻璃体视网膜牵引、孔源性视网膜脱离的早期、偏头痛等。

另外，外力压迫闭着的眼球也会因视网膜受到激惹而出现闪光感。

9. 飞蚊症

飞蚊症是一种常见的视觉症状，可表现为患者主观的看到眼前有类似点状、线状、尘状、环状、蛛丝状、飞虫状等不同形状的漂浮物，数量不等，一般可伴随眼球的转动而转动。一般不影响视力，但如严重可能会影响视力，且是出现玻璃体视网膜病变的征兆。常见于老年人或高度近视患者出现的玻璃体混浊、葡萄膜炎、玻璃体后脱离、视网膜脱离的早期等。

10. 复视

复视指注视一物体时看到两个物像，且两物像不重叠。复视可单眼复视或双眼复视。

单眼复视指一眼注视一物体时可出现两个物像。常见于严重的角膜不规则散光、双瞳症、晶状体半脱位，甚至单眼出现多个物像，称为多视，可见于多瞳症、晶状体的不规则混浊等。

双眼复视指双眼注视一物体时出现两个物像，遮盖一眼后复视消失。常见于斜视、视觉中枢病变如肿瘤或大脑枕叶外伤等。

二、引起视觉异常的常见眼病

眼部疾病导致的视觉异常通常无法通过光学的方法彻底矫正，但在实际工作中由于视光从业人员的特点，往往不能全面地了解和掌握眼部疾病的特点并进行适当的鉴别。因此从业人员需要对常见的眼部疾病有所了解，以下内容将就常见的眼部疾病做简单介绍。

（一）眼前段疾病

1. 干眼症

干眼症是指各种原因引起的泪液质和量或动力学的异常，导致泪膜不稳定和眼表组织病变,并伴有眼部不适症状为特征的一类疾病的总称,多为双眼发病。流行病学及临床检查发现,其发病率较高,其中女性发病率高于男性。临床上因泪液生成不足所致的干眼病最为常见。

干眼症的主要症状表现为眼部干涩感、异物感、烧灼感、痒感、畏光、眼红、视物模糊、视力波动、易出现视疲、不耐受有烟尘的环境等。泪液的质量和动力学异常是产生上述症状的主要原因,其改变可直接导致泪膜的光学作用降低,从而影响角膜表面光学平面的完整性,导致视物模糊,视力出现波动,严重可导致角膜上皮损伤,出现严重的视力下降。研究表明,角膜接触镜配戴者的干眼症发病率明显高于非角膜接触镜配戴者。

2. 翼状胬肉

翼状胬肉是眼科常见的疾病,是一种向角膜表面生长的与结膜相连的纤维血管样组织,常发生于鼻侧的睑裂区。翼状胬肉多双眼发病,以鼻侧多见。一般患者无明显自觉症状,或仅有轻度异物感。当病变接近角膜瞳孔区时,此病不仅影响美观,还会引起角膜散光导致视力下降,或严重时直接遮挡瞳孔区而引起严重的视力下降。

3. 圆锥角膜

圆锥角膜是一种遗传性疾病,多为先天发育异常,表现为局限性角膜圆锥样突起,伴突起区角膜基质变薄。本病一般见于青春期前后,双眼发病,视力进行性下降。典型特征为角膜中央或旁中央锥形扩张,圆锥可大可小,或为圆形或卵圆形,圆锥顶端的角膜基质变薄最为明显。圆锥角膜的早期可表现为近视,并不断加深,同时伴有散光。轻症患者可根据验光结果配戴适当近视框架眼镜或角膜接触镜以提高视力,病情逐渐加重后可酌情配戴硬性角膜接触镜矫正近视及不规则散光。圆锥发展过快,应采用角膜移植进行治疗。

4. 角膜炎

角膜炎是常见的角膜疾病。角膜的防御能力减弱,导致外界或内源性的致病因素均可能引起角膜组织炎症发生,形成角膜炎。由于角膜的生理特点,角膜炎症病灶通常位于角膜的中央及附近区域,从而严重影响视力。角膜炎症类型多,病变特点复杂,在此将不作详细论述,请参阅相关书籍资料。

5. 角膜瘢痕

角膜瘢痕通常是由于角膜的炎性病变导致角膜组织受损形成溃疡后,在溃疡愈合的过程中形成的。溃疡面愈合后,根据溃疡深浅程度不同,而遗留下厚薄不等的瘢痕。浅层的瘢痕混浊不明显,如云雾一般,通过混浊的部分仍能看清后面虹膜纹理者称为角膜云翳;混浊很厚,呈瓷白色,不能透见后面的虹膜者称为角膜白斑;介于两者之间,混浊较厚,呈白色,但还能隐约透见后面虹膜纹理者,称为角膜斑翳。角膜瘢痕的形成对角膜的透明性产生很大的影响,直接导致角膜不同程度的失去透明性,影响视力。瘢痕位置及程度与视力下降的程度有直接的关系。角膜瘢痕导致的视力下降用光学的方法无法矫正。

(二)眼后段疾病

1. 年龄相关性白内障

晶状体混浊称为白内障。年龄相关性白内障又称为老年性白内障,是在中老年开始发生的晶状体混浊,随年龄增加,其发病率和患病率均明显偏高。临床根据其发病部位分为皮质性白内障、核性白内障和后囊下性白内障。

年龄相关性白内障发生时可引起明显的视力障碍,视力障碍的程度与晶状体混浊的程度和部位有关。晶状体周边部轻度的混浊可以不影响视力,而在中央部的混浊,即使范围较小,程度较轻,也可以严重地影响视力。晶状体中央部位混浊的患者会出现昼盲现象,即在强光下,瞳孔缩小后进入眼内的光线减少,视力反而不如在弱光下好。皮质性白内障早期往往影响视力不明显,而核性和后囊下性白内障初期就会出现严重的视力下降。晶状体的不规则混浊使晶状体内各部分的屈光力发生不一致的变化,产生类似棱镜的作用而引起单眼复视或多视。晶状体的混浊还会使进入眼内的光线发生散射,干扰视网膜成像出现眩光,或可出现不同程度的视野缺损。不同部位的晶状体混浊也可导致眼部屈光的改变,发生核性白内障时,晶状体核屈光指数增加,晶状体屈光力增强,产生核性近视。如果晶状体内部混浊程度不一,可产生晶状体性散光。晶状体混浊逐渐加重后,上述现象逐渐消失,患者视力可能仅存指数甚至光感。故晶状体混浊早期出现的近视改变可通过凹透镜矫正,以提高视力,严重后应通过手术以达到提高视力的目的。

2. 先天性白内障

先天性白内障是儿童期常见的眼病,通常为出生时或出生后第一年内发生的晶状体混浊,可为散发性或家族性,也可同时伴发或不伴发其他眼部异常或遗传性疾病。先天性白内障多由于在胚胎发育期间受到影响而出现。先天性白内障的患儿会出现"白瞳症",即瞳孔区有白色反射,另结合临床检查不难确诊。对严重影响视力的患者应在出生后及早手术,最迟不超过 6 个月。手术后还应酌情植入人工晶状体,并随访观察。同时进行屈光矫正和视力训练,防治弱视,促进融合及双眼视功能的发育。

3. 晶状体半脱位

正常情况下,晶状体由晶状体悬韧带悬挂于睫状体上。晶状体的前后轴与视轴几乎一致。当机体受到外力或其他因素影响,晶状体悬韧带部分破裂或缺损时,晶状体的位置会出现异常。晶状体半脱位时在瞳孔区可以见到部分晶状体,散大瞳孔后可见部分晶状体赤道部。此时所出现的视觉症状取决于晶状体移位的程度。如果晶状体的前后轴仍在视轴上,会出现由于悬韧带松弛、晶状体凸度增加引起晶状体性近视。晶状体半脱位后可引起单眼复视。晶状体半脱位所引起的屈光不正可尝试用镜片矫正,严重者可考虑手术。

4. 青光眼

青光眼是一组以视神经萎缩和视野缺损为共同特征的疾病。病理性眼压增高是其主要危险因素。青光眼是主要的致盲性眼病之一,有一定的遗传倾向。其造成的视力损害不能用光学的方法矫正,且视力损害是永久的不可逆转的。青光眼一般分为原发性、继发性和先天性三大类。

```
              ┌ 原发性青光眼 ┌ 闭角型青光眼 ┌ 急性闭角型青光眼
              │              │              └ 慢性闭角型青光眼
              │              └ 开角型青光眼
青光眼 ┤ 继发性青光眼
              │              ┌ 婴幼儿型青光眼
              └ 先天性青光眼 ┤ 青少年型青光眼
                             └ 先天性青光眼伴其他先无异常
```

图 1-43 青光眼的分类

　　急性闭角型青光眼是一种以眼压急剧升高并伴有相应症状和眼前段组织病理改变为特征的疾病,多见于50岁以上中老年人,女性多见。患者常有远视,眼前段解剖结构变异如眼轴较短,角膜较小,前房浅,房角狭窄,晶状体较厚、位置相对靠前等表现。双眼可先后或同时发病。情绪激动、局部或全身使用抗胆碱能药物、在暗室中停留时间过长,均可使瞳孔散大、周边虹膜松弛,使房角变窄,诱发本病。另外长时间阅读、疲劳和疼痛也是本病的常见诱因。急性闭角型青光眼发作时可表现为剧烈头痛、眼痛、畏光、流泪、视力严重减退至指数、手动甚或光感,可伴有恶心、呕吐等全身症状。眼部症状包括眼部混合型充血;角膜上皮水肿,患者可出现"虹视";角膜后沉着物;前房变浅甚至消失;瞳孔散大;呈竖椭圆形;光反射消失;眼压在50 mm Hg以上;眼底不能窥清。

　　慢性闭角型青光眼的发病特点与急性闭角型青光眼类似,但症状较其略轻微。

　　原发性开角型青光眼的特点是眼压虽然升高,但房角始终开放。眼压的升高主要是房水外流受阻于前房角小梁网 - Schle mm 管系统。开角型青光眼的视功能改变以特征性的视野缺损为主要特点。

　　5. 玻璃体混浊

　　玻璃体是一种透明的胶质体。正常的玻璃体无血管,呈特殊的透明凝胶状态。随着年龄的增长,玻璃体中发生变性,形成点状、线状、蛛网状等各种形态的漂浮物,导致飞蚊症。玻璃体出现上述改变的主要原因一般是年龄的增长、高度近视、葡萄膜炎症、穿透性眼外伤、眼内异物等。

　　6. 视网膜血管阻塞

　　视网膜血管系统分为视网膜中央动脉和视网膜中央静脉。

　　视网膜动脉阻塞是视网膜中央动脉及其分支阻塞引起视网膜组织急性缺血,出现无痛性的视力急骤下降甚至致盲的眼科危急重症。本病多见于中、老年人,特别是伴有心血管疾病的老人;多因动脉硬化等原因使动脉管壁增厚,管腔狭窄,血管内表面粗糙使血流阻力增大,血管反射性的痉挛等原因发病;多单眼发病,左右眼均可发病,双眼发病的少见。视网膜动脉为视网膜内层供氧,由于视网膜细胞的结构特点类似神经系统,对缺氧十分敏感,缺氧数分钟后即可发生视网膜细胞的死亡,产生不可逆的视觉损害。视网膜动脉阻塞的表现为:起病突然,视力骤降,甚至失明,但眼外观无异常,且无疼痛;发病时可伴有一过性的视物模糊、头晕、头痛等;瞳孔散大,对光反射迟钝或消失;眼底检查可见视乳头颜色苍白,动脉显著变细,甚至呈白线状,部分血管内血柱间断,静脉也变窄;缺血缺氧的视网膜颜色苍白,水肿,以后极部为甚,黄斑区出现樱桃红斑;如果是分支动脉阻塞,则在其相应的供血区出现灰白色水肿并有相应的视野缺损。病变后期可出现视网膜萎缩,或视神经萎缩。故本病应及早发现,争分夺秒的抢救视网膜功能,尽力挽救病人视力。

　　视网膜静脉阻塞的病因比较复杂,多在全身高血压、糖尿病和肾病,动脉硬化,导致动静脉交叉处静脉受到压迫,或静脉炎症等原因导致血循环不畅,引起阻塞。此病多见于中老年人,起病突然,视力骤降,外眼正常。眼底可见视盘充血,水肿,边界模糊,视网膜水肿,静脉迂曲扩张。视网膜可见大量火焰状出血及棉絮状渗出。日久缺血严重可导致新生血管和黄斑囊样水肿等严重并发症。

　　7. 年龄相关性黄斑变性

　　本病患者多在50岁以上,双眼可先后或同时发病,视力损害呈进行性,其发病率随年龄增加而增高。临床有干性或称萎缩性或非新生血管性年龄相关性黄斑变性,湿性或称渗出性或新生血管性年龄相关性黄斑变性。

干性者起病缓慢,双眼视力逐渐减退,可有视物变形。眼底可见后极部出现大小不一、黄白色、类圆形的玻璃膜疣、色素紊乱或萎缩等。

湿性者视力下降明显,可突然下降,伴视物变性或中央暗点。眼底后极部可见暗红色或黑红色的视网膜下出血,导致病变区隆起,有黄白色脂质渗出及玻璃膜疣,晚期后极部出现瘢痕,视力丧失。

8. 中心性浆液性脉络膜视网膜病变

本病多见于青壮年男性(25~40 岁),单眼或双眼发病,具有一定自限性,可复发。多数病例在 3~6 个月内自愈,恢复视力。本病病因不是非常明确。情绪波动、精神压力过大、全身应用糖皮质激素等因素可诱发本病。

中心性浆液性脉络膜视网膜疾病的临床表现为患眼的视力下降,视物变形、变暗、变小、变远,眼前固定的中央相对暗区。眼前节无明显异常,眼底黄斑区可见约 1~3 视盘直径(PD)大小、近圆形的盘状浆液性脱离区,眼底镜下显示为脱离边缘的弧形光晕,中心凹反射消失。病变后期,盘状脱离区视网膜下可出现许多细小黄白点。眼底荧光血管造影对本病的诊断和治疗具有极大的临床意义。造影早期即可见到盘状脱离区内出现一个或多个荧光素渗漏点,并不断弥散扩大。临床可采用激光光凝渗漏点,促进视网膜下渗液的吸收。

9. 视网膜脱离

视网膜脱离是指视网膜神经上皮层与色素上皮层的分离。一般根据发病原因分为孔源性、渗出性和牵拉性三类。

孔源性视网膜脱离的特点是视网膜裂孔形成后,液化的玻璃体侵入视网膜层间,导致视网膜分离。高度近视眼、外伤、老年人、无晶体眼等易发生孔源性视网膜脱离。发病初期眼前有漂浮物、闪光感或黑影遮挡,并逐渐变大。视网膜脱离累及黄斑后视力明显下降。眼底可见到脱离的视网膜呈灰白色隆起,大范围的脱离可呈波浪状起伏不平,散瞳检查可发现裂孔。

10. 视网膜色素变性

本病为一种遗传性疾病。表现为进行性夜盲,视野缩小,中心视力减退等特点。眼底可见视盘呈蜡黄色萎缩,视网膜血管变细,视网膜色青灰,赤道部可见大量骨细胞样色素沉着等。目前无特效疗法,可试戴助视器以提高视觉质量。

(三) 屈光不正

近视:表现为远视力缓慢或快速的下降,高可伴有视疲劳现象,是青少年视力下降的常见原因。

远视:视力表现多样,其视力状态与远视程度及调节能力相关。轻度远视可表现为视力正常或轻度下降,中度远视可表现为近视力下降,高度远视多表现为远近视力皆下降。中高度远视同时可伴有不同程度的斜视或弱视及视疲劳现象等。

散光:患者一般表现为视物模糊,看近看远均不清楚,可伴有视疲劳现象及头位不正等。

屈光参差:由于双眼屈光度差异使得视网膜融像困难,引起双眼调节异常或异常的双眼竞争导致单眼或双眼视力下降,同时常伴有视觉疲劳等表现。

（四）斜视与弱视

斜视与弱视是眼科的常见病和多发病。本部分内容是眼科学、视光学和小儿眼科学的交叉内容,对于视光从业人员而言是必须掌握的重要内容。本教程仅对此部分做简单介绍。

斜视:双眼不能同时注视目标,视轴呈分离状态,其中一眼注视目标,另一眼偏离目标,称为斜视。斜视是临床常见的眼科疾病,患病率约为 3% 左右。斜视的分类方法多样,目前尚无完善的斜视分类方法。

弱视:弱视是视觉发育期内由于异常的视觉经验,如单眼斜视、屈光参差、高度屈光不正以及形觉剥夺等原因引起的单眼或双眼最佳矫正视力下降,眼部无器质性病变。弱视的发病率约 2%～4%,是儿童视觉发育关键期的常见疾病。弱视的筛查与诊断对于儿童双眼视觉的健康具有重要的临床意义。弱视根据原因可以分为斜视性弱视、屈光不正性弱视、屈光参差性弱视及形觉剥夺性弱视。

斜视与弱视均可导致双眼视觉的异常,立体视不完善,对于患者的生活和工作带来巨大的影响。

第二章　眼镜光学

　　【主要内容】　眼镜光学是视光学的重要基础理论,其主要内容包括光学基础、眼用透镜的面型结构、光学特点以及处方变换。

　　【能力要求】　熟悉并掌握眼用透镜的成像特性及应用。

　　眼镜是用来矫正视力、改善视觉功能或保护眼睛的简单光学元件,是提高视觉生活质量的重要工具,是目前被广泛采用的一种有效手段。眼镜光学是分析、解决透镜和视觉器官之间复杂关系的一门学科。

第一节　几何光学基础

　　光的本质是一种电磁波。波长在 $380\sim760$ nm 的电磁波可以被人眼所感知,因此称为可见光。波长大于 760 nm 的为红外光或红外线,小于 380 nm 的为紫外光或紫外线。其中 555 nm 的光波人眼最为敏感。光波在真空中的传播速度为 $c=3\times10^8$ m/s,在介质中的传播速度小于 c,与介质的折射率有关。可见光随波长不同显现各种色彩,可以分为红、橙、黄、绿、青、蓝、紫七种颜色,具体波长范围如表 2-1 所示。

表 2-1　波长范围与颜色对照

波长范围(nm)	颜　色	波长范围(nm)	颜　色
723～647	红	492～455	青
647～585	橙	455～424	蓝
585～575	黄	424～397	紫
575～492	绿		

一、光源与光束

　　光自光源发出,向周围发散。当光源大小可忽略时,称这样的光源为发光点。发光点无体积和线度,只有空间位置。在几何光学中研究光的传播,并不是把光看作是电磁波,而是把光看作是"能够传播能量的几何线"。这些几何线的集合体就是光束,光束代表的是能量流,即能量既不会从光束流出,也不会从外界流入光束。按照光线的传播特性,光束可以分为同心光束和非同心光束。同心光束又分为发散光束、平行光束和会聚光束,如图 2-1

所示。

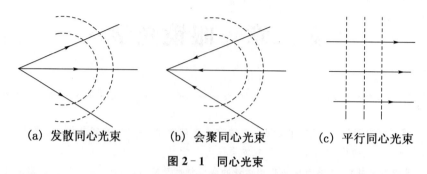

| （a）发散同心光束 | （b）会聚同心光束 | （c）平行同心光束 |

图 2 - 1　同心光束

在自然界中,所有光源发出的光都向周围散开,即全部为发散光束。当光源距离很远时,发散光束的各光线之间的光线接近于平行状态,可以近似认为平行光束。要想得到会聚光束,必须采用光学手段改变光的传播状态。

光束的会聚或者发散的程度用光束的聚散度来表述。光束的聚散度用实际光线所在介质的折射率与基准面至光束的发出点或者会聚点的距离之比来表示。其单位为屈光度。光在空气中传播时,其聚散度只与光束发出点的距离有关。无限远的光源发出的光的聚散度为零,即为平行光。

二、理想光学的基本定律

理想光学把研究光经过介质的传播问题归结为四个基本定律,分别是光的直线传播定律、光的独立传播定律、光的反射与折射定律。

（一）光的直线传播定律

光的直线传播定律就是光在各向同性的均匀介质中沿着直线方向传播的,是光学测量以及相应光学仪器诞生的基础。几何光学中在研究光的特性时都认为光是沿着直线传播的。但是直线传播定律是有局限性的,那就是当光的传播过程中遇到小孔或者狭缝时,光将偏离原来的传播方向,即形成了衍射现象。

（二）光的独立传播定律

光的独立传播定律是指不同光源发出的光在空间某点相遇时,彼此互不影响,各自沿着原来的方向独立传播。在光的交汇点上,光的强度简单叠加。离开交汇点后,各光束按照原来的方向继续传播。这一定律成立的前提是这两束光不具有相干性,即交汇后不会产生干涉现象。

（三）光的反射定律与折射定律

光的反射定律与折射定律描述的是光传播到两种均匀介质分界面后所产生的一种现象和规律。光的反射定律描述的是当一束光投射到两种均匀介质的光滑分界面上时,一部分光被光滑表面反射回原介质中,其反射角 i_2 与入射角 i_1 绝对值相等,符号相反。在视觉光学的应用中,利用反射现象来增加成像距离或者改变光路方向。

光的折射定律描述的是在两种均匀透明介质的光滑分界面上,光透过光滑表面,进入第二种介质,其折射角的正弦与入射角的正弦比值为一常数,即入射光所在介质的折射率与折射光所在介质的折射率之比值,其公式可表示为:

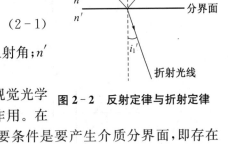

图 2-2 反射定律与折射定律

$$n\sin i_1 = n'\sin i'_1 \qquad (2-1)$$

式中:n 代表入射光线所在介质折射率;i_1 代表入射角;n' 代表折射光线所在介质折射率;i'_1 代表折射角。

在视觉光学中,折射定律被广泛应用。实际上视觉光学研究的内容之一就是眼球光学系统对光线的折射作用。在光学成像系统中,折射是主要的。而形成折射的重要条件是要产生介质分界面,即存在折射率差。如果需要产生比较大的光线偏折,则需要产生大折射率差,同时介质分界面形成弯曲。

在两种均匀介质的光滑分界面上,往往是同时产生反射、折射和吸收等多种光学作用。但是有些时候是反射作用明显,有些时候是折射作用占主要成分,有些时候是吸收为主体。在某种特殊情况下,当光线入射到两种介质分界面时,入射到介质上的光线会全部反射回原来的介质中,而没有折射光产生,这种现象即为光的全反射现象。当光线从光密介质射向光疏介质,入射角增大,当入射角正弦值大于两种介质折射率之比时即会产生全反射现象。

三、单折射球面成像

光学系统通常由许多个光学元件组成。每个光学元件都是由具有一定折射率的折射介质被球面、平面或者非平面的表面所包围。如果组成光学系统的各个光学元件的表面曲率中心在同一条直线上,则该光学系统称为共轴光学系统,该直线称为光轴。在本书后续内容中,只讨论共轴光学系统。在光学系统中,可以认为平面是曲率半径无穷大的球面,反射是 $n' = -n$ 的折射。因此在光学成像系统中,折射球面具有重要意义。

(一)物像关系

光学系统最主要的作用就是对物体成像。由每一个物点所组成的物体通过光学系统之后依然形成一个由对应物点所成的像,则称这种成像状态为完善成像。光学上称这种物像的一一对应关系为共轭关系。

根据同心光束的会聚或者发散情况,物、像有虚实之分。由实际光线相交所形成的点为实物点或者实像点。由光线的延长线或者反向延长线相交所形成的点为虚物点或者虚像点。如图 2-3 所示。

实像能用屏幕或者胶片记录,虚像只能被人眼观察,不能用屏幕来接收。物和像的关系具有相对性,针对于特定的光学系统或者光学元件,物像关系经常会转变,如前一个光学元件的像成为下一个光学元件的物。

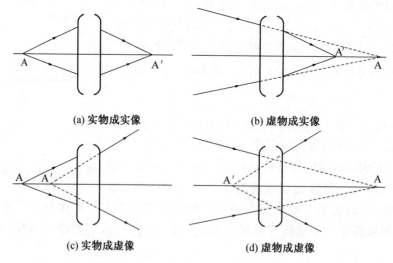

图 2-3　虚实物像

（二）单折射球面成像

1. 符号规则

在理想光学系统中,规定光线自左向右传播。如图 2-4 所示,单折射球面有下列符号规则。

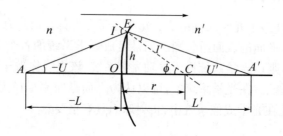

图 2-4　单折射球面符号规则

（1）线段

① 坐标方向:横坐标自左向右为正,反之为负。纵坐标由下向上为正,反之为负。

② 沿轴线段:以折射球面顶点为起点,与光线传播方向相同为正,反之为负。

③ 垂轴线段:以光轴为界,向上为正,向下为负。

（2）角度

以锐角来度量,规定顺时针为正,反之为负。在光轴、光线、法线组成的角度中,光轴具有最高优先级,法线优先级最低。即从光轴转向光线、光轴转向法线、光线转向法线来判断所夹的锐角度符号。

（3）折射面间隔

折射球面间隔自左向右为正。折射系统中,折射面间隔恒为正。

当光线在光轴附近很小的区域内以细光束成像时,其成像是完善的。此时单折射球面的物像位置关系满足如下关系式：

$$\frac{n'}{l'} - \frac{n}{l} = \frac{n'-n}{r} \tag{2-2}$$

该公式右侧的项 $(n'-n)/r$，表征了单折射球面的光学特性，称为单折射球面的光焦度（或称屈光力），用字母 Φ 表示，其单位为屈光度（D）。

当光线平行于光轴入射时 $(l=-\infty)$，即无穷远轴上物点时，被折射球面所成的像点即为像方焦点（或称后焦点），以 F' 表示。此时的像方焦点位置即为像方焦距（或后焦距），以 f' 表示，其表示式为：

$$f' = \frac{n'r}{n'-n} \tag{2-3}$$

当出射光线在像方无穷远，即像在像方光轴无穷远上时 $(l'=\infty)$，此时对应的物点称为物方焦点（或前焦点），以 F 表示。而此时的物距为物方焦距（或前焦距），以 f 表示为：

$$f = -\frac{nr}{n'-n} \tag{2-4}$$

由以上三个公式可知单折射球面的光焦度和焦距之间的关系为：

$$\Phi = \frac{n'}{f'} = -\frac{n}{f} \tag{2-5}$$

焦距或光焦度的正负决定了折射球面对光束的会聚或发散特性。即当 $\Phi>0$ 时，对光束起会聚作用；当 $\Phi<0$ 时，对光束起发散作用。

2. 单折射球面的放大倍率

在光学系统中，用放大倍率来描述像和物之间的某种关系。通常选择的放大倍率参数有垂轴放大率、轴向放大率和角放大率。

（1）垂轴放大率

又称为横向放大倍率，描述的是垂直于光轴平面上的像高与物高之比，其数学关系为：

$$\beta = \frac{y'}{y} = \frac{nl'}{n'l} \tag{2-6}$$

β 取决于共轭面的位置，对确定的一对共轭面，β 为一常数，这表明像与物相似。当 $\beta<0$ 时，表示光学系统成倒像，即物、像分居折射面两侧，像的虚实与物一致；当 $\beta>0$ 时，表示成正像，即物、像同侧，像的虚实与物相反；$|\beta|>1$ 时，表示成放大像；$|\beta|<1$ 时，表示成缩小像；$|\beta|=1$ 时，表示物像大小相同。

（2）轴向放大率 α

轴向放大率是指对于一定体积的物体，光轴上一对共轭点沿轴移动量之间的关系。如果物点沿轴移动一个微小量 $\mathrm{d}l$，相应的像移动 $\mathrm{d}l'$，则比值 $\mathrm{d}l'/\mathrm{d}l$ 即为这一对共轭点的轴向放大率，即有

$$\alpha = \frac{\mathrm{d}l'}{\mathrm{d}l} = \frac{nl'^2}{n'l^2} = \frac{n'}{n}\beta^2 \tag{2-7}$$

当 α 恒为正值时,表示物点沿轴移动时,其像点总是以相同的方向移动。当轴向放大率 α 与垂轴放大率 β 不一致,立方体物体成像后不再是立方体,物体会产生变形。

(3) 角放大率 γ

指一对共轭光线与光轴的夹角 u 与 u' 之比值,即

$$\gamma = \frac{l}{l'} = \frac{n'}{n} \cdot \frac{1}{\beta} \tag{2-8}$$

角放大率 γ 表示折射球面将光束变宽或变细的能力, γ 只与共轭点的位置有关,而与光线的孔径角无关。

(三) 高斯光学系统的基点和基面

对于任意大范围的物体以任意宽的光束成像都是完善的光学系统称为高斯光学系统,也称为理想光学系统。在理想光学系统中,物空间的光线与像空间的光线都具有一一对应的共轭关系。大多数光学系统都不可能绝对完善成像,在理想光学系统中采用数学近似方法来分析完善成像的条件。研究高斯光学系统最重要的意义在于评价实际光学系统的成像质量。

采用特殊的共轭点和共轭面来分析理想光学系统的成像性质,使成像问题简化,这些特殊的共轭点和面就称为光学系统的基点和基面。光学系统的基点分为像方基点和物方基点,分别包括主点、焦点和节点,对应的基平面为主平面、焦平面和节平面。

1. 像方基点和基面

如图 2-5 所示,平行于光轴的入射光线 AB,通过光学系统出射光线 $B'F'$,与光轴的交点 F' 就称为该光学系统的像方焦点(也称后焦点)。像方焦点是物方无限远轴上物点的共轭像。过像方焦点 F' 且垂直于光轴的平面称为像方焦平面。物方无限远处发出的与光轴斜交的平行光束,通过光学系统后一定会聚于像方焦平面上的同一点,且不在光轴上。

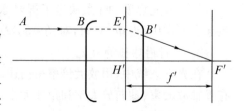

图 2-5　像方基点和基面

延长入射平行光线 AB,反向延长其共轭的出射光线 $B'F'$,得交点 E',过点 E' 作垂直于光轴的平面 $E'H'$,与光轴相交于点 H',则 H' 称为像方主点, $E'H'$ 称为像方主平面。从主点 H' 到焦点 F' 之间的距离称为像方焦距,用 f' 表示。焦距的符号规定是:像方焦距 f' 是以像方主点 H' 为原点,计算到像方焦点 F'。

2. 物方基点和基面

像方一条平行于光轴的光线其所对应的物方共轭光线与光轴的交点 F,称为光学系统的物方焦点(也称前焦点),物方焦点的共轭像点在像方无限远的光轴上。过物方焦点 F 且垂直于光轴的平面称为物方焦平面。物方焦平面上光轴外的任一点发出的光束,通过光学系统后,将以倾斜于光轴的平行光束出射。

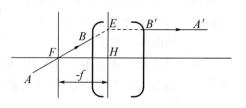

图 2-6　物方基点和基面

延长过 F 点的入射光线 FB，反向延长其共轭的出射光线 $A'B'$，得交点 E，过点 E 作垂直于光轴的平面 EH，与光轴相交于点 H，则 H 称为物方主点，EH 称为物方主平面。从主点 H 到焦点 F 之间的距离称为物方焦距，用 f 表示。焦距的符号规定是：物方焦距 f 是以物方主点 H 为原点，计算到物方焦点 F。

当光学系统的物方和像方介质折射率相同时，显然 EH 和 $E'H'$ 共轭，线段 EH 和 $E'H'$ 的高度相同，其垂轴放大率（也称为横向放大率）为 $+1$。

当光学系统的厚度可以忽略时，可以认为物方主面和像方主面重合。

除了主点和焦点之外，在实际应用中还会用到另外一对共轭点，即节点。节点满足角放大率为 1，即经过物方节点的光线其共轭光线经过像方节点且传播方向不变。在物像两侧介质折射率相同的情况下，节点与主点重合。

（四）高斯光学系统的物像关系

几何光学中的基本内容之一就是分析其物像关系，即对于确定的光学系统，给定某些参数后，求解其物体或像的位置、大小、方向等。对于高斯光学系统，不管其结构如何，只要知道其基点位置，其成像特性也就完全确定，利用三对基点或基面的位置，可以求解光学系统的物像关系。

1. 牛顿公式

在牛顿公式中，物和像的位置是相对于光学系统的焦点确定，即物距 x 是物方焦点 F 到物点的距离，像距 x' 是像方焦点 F' 到像点的距离。符号规则是以对应焦点为原点，自左向右为正，反之为负，如图 2-7 所示。

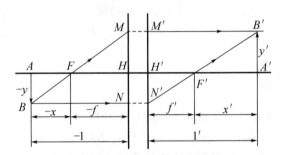

图 2-7　高斯光学系统的物像关系

由图中两对相似三角形 $\triangle BAF$ 和 $\triangle MHF$、$\triangle B'A'F'$ 和 $\triangle N'H'F'$ 可得：

$$\frac{y'}{-y} = \frac{-f}{-x} \quad \text{和} \quad \frac{y'}{-y} = \frac{x'}{f'}$$

由此导出牛顿公式为：

$$xx' = ff' \tag{2-9}$$

2. 高斯公式

高斯公式与牛顿公式的不同在于物距和像距的起始点不同。高斯公式中的物距 l 是物方主点 H 到物点的距离，像距 l' 是像方主点 H' 到像点的距离，自左向右为正，反之为负。

由图 2-7 所示的关系代入牛顿公式，可导出高斯公式如下：

物、像空间两边介质不相同时,即 $n \neq n'$ 时,即

$$\frac{f'}{l'} + \frac{f}{l} = 1 \tag{2-10}$$

当物像空间介质折射率相同,如透镜或者光学系统位于空气中时,$f = -f'$。

【例 2-1】 正透镜的像方焦距为 $f' = 60$ mm,物体位于透镜左侧 120 mm,分别用牛顿公式和高斯公式求像的位置。

解:(1)牛顿公式:$x = -6$ mm,$f = -60$ mm,$f' = 60$ mm

由 $xx' = ff'$ 得

$x' = 60$ mm

即像位于透镜像方焦点右侧 60 mm,位于透镜右侧 120 mm。

(2)高斯公式:$l = -120$ mm,$f = -60$ mm,$f' = 60$ mm

由 $\frac{f'}{l'} + \frac{f}{l} = 1$ 得

$l' = 120$ mm

即像位于透镜右侧 120 mm。

三、几何像差

光学系统中实际像和理想像的差别称为像差。在实际光学系统中,由一个物点发出的一定大小的光束通过光学系统后不能会聚成为一点,形成一定大小的弥散斑。实际光学系统所成的像都不可能与理想像完全一样,也就是说实际光学系统都存在像差。在几何光学的基础上,用几何的方式来描述像差,因此称为几何像差。几何像差可以分为球差、彗差、像散、场曲、畸变以及色差。其中球差、彗差、像散、场曲会影响成像的清晰度,畸变会引起物像变形。

四、光的物理性能

光是一种电磁波,具有波动性和粒子性的双重特性。光的波动性和粒子性是光子的本性在不同条件下的体现。在同一条件下,光子只能体现其一种特性状态,即要么体现光子性,要么体现其粒子性。从光的波动性或者粒子性入手分析光的物理性能,主要包括干涉、衍射和偏振。

(一)光的干涉

光的干涉现象是光的波动性的重要特征。当两个或多个频率相同、振动方向相同、相位差恒定的光波叠加时,某些点的振动始终加强,另一些点的振动始终减弱,形成在该区域内稳定的光强强弱分布的现象,称为光的干涉现象。利用光的干涉原理,可以精确地检测光学零件的表面曲率半径和测量微小厚度。此外,干涉理论被广泛应用在光学镀膜中。利用光波在薄膜中反射、折射及干涉叠加等达到减反、增反、分光、滤光等作用。

(二)光的衍射

光的衍射是光的波动性的主要标志之一。按照几何光学直线传播理论,当光通过一个

细小圆孔或狭缝时,在接收屏幕上应该形成边界清晰的圆形光斑或者裂隙,但是事实上是有光线进入到几何阴影区,并且形成了明暗相间的条纹。这种光线偏离直线传播的现象即为光的衍射。衍射现象的存在会使图像边缘模糊不清,对光学系统的成像质量有直接影响。如瞳孔直径较小的情况下,在分辨远处的目标时就会由于衍射的存在而无法分辨靠近的两点。

（三）光的偏振

光是一种横波。如果在光分布的平面上,光矢量只沿某一固定的方向振动,这种现象称为偏振。按照光矢量的振动状态即偏振态而言,光一般可以分为自然光、线偏振光、部分偏振光、椭圆偏振光、圆偏振光。从普通光源发出的光不是偏振光,而是自然光,必须通过一定的途径才能从非偏振光中获得偏振光。常用获取偏振光的方法有反射及折射产生线偏振光,晶体的二向色性产生线偏振光,双折射晶体产生线偏振光。视光学中普遍应用的偏振片就是利用将各向同性的介质在受到外界作用时所产生的各向异性的特点来制成的人造偏振片。

第二节　眼用透镜

视光学中最常用的光学器件是透镜。透镜是由两个折射面(至少一个面不是平面)包围一种透明介质(如玻璃、树脂等)所形成的一种光学元件。折射面可以是球面、平面、非球面。透镜按照其折射表面形状不同可以分为球面透镜、柱面透镜、环曲面透镜、非球面透镜。

球面透镜是眼用透镜的主要形式,主要用来矫正眼屈光不正中的近视和远视。球面透镜按照其表面曲率半径和折射率的不同表现为不同的镜度状态,即不同的折光能力。

柱面透镜的成像不同于球面透镜,对平行光束不是形成单一的焦点,而是形成一条与轴平行的焦线。柱面透镜在视光学中主要用来检测和矫正散光。如综合验光仪中用于视功能检查的马氏杆就是利用柱镜的成像原理。

环曲面透镜的光学作用相当于一个球面透镜与一个柱面透镜的结合,主要用来矫正散光。环曲面透镜具有球柱面透镜的光学效果,但是其成像质量、舒适度和镜片美观上都有很大提高,因此视光学中用来矫正散光的镜片都做成了环曲面形式。

非球面透镜的表面形状采用了二次或者高次非球面,根据其表面形态可以分为一面为非球面,另外一面是球面的单非球面或者双面均为非球面的双非球面镜片。由于其良好的成像质量和较薄的边缘厚度,在近几年的视光学中得到了广泛应用。

一、球面透镜面型与光焦度

（一）球面透镜面型

球面透镜的表面可以是凸球面、凹球面、平面。在不同的组合形式下,形成不同结构形式的透镜,如图 2-8 所示。

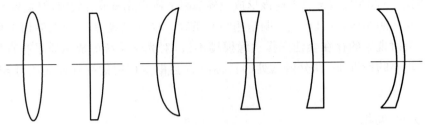

双凸透镜　　平凸透镜　　正弯月形透镜　双凹透镜　　平凹透镜　　负弯月形透镜

图 2-8　各种类型球面透镜

1. 双凸透镜

双凸透镜两面均为凸球面。双凸透镜在视力矫正眼镜中基本没有应用。

2. 平凸透镜

平凸透镜一面是凸球面，一面是平面。平凸透镜在视力矫正眼镜中主要用来矫正极高度远视。

3. 正弯月形透镜

正弯月形透镜一面是凸球面，一面为凹球面，凸球面的曲率半径小于凹球面的曲率半径。正弯月形透镜在视力矫正眼镜中比较多用于矫正远视及老花。

4. 双凹透镜

双凹透镜的两面均为凹球面。双凹透镜在视力矫正眼镜中少有应用，偶用来矫正极高度近视。

5. 平凹透镜

平凹透镜一面是凹球面，一面是平面。平凹透镜在视力矫正眼镜中主要用来矫正极高度近视。

6. 负弯月形透镜

负弯月形透镜一面是凹球面，一面是凸球面，凸球面的曲率半径大于凹球面的曲率半径。负弯月形透镜在视力矫正眼镜中比较多用于矫正近视。

（二）眼用球面透镜常用光学名词

（1）曲率半径（r）：球面弧的曲率半径。

（2）曲率（R）：球面的弯曲程度。$R = 1/r$。

（3）曲率中心：球面弧的圆心。

（4）前表面：眼镜片远离眼球的一面。

（5）后表面：眼镜片靠近眼球的一面。

（6）前顶点：眼镜片前表面与光轴的交点。

（7）后顶点：眼镜片后表面与光轴的交点。

（8）主光轴：球镜前后两表面曲率中心的连线。

（9）光学中心：光轴与镜片前表面的交点，光线通过该点后光线不发生偏折。

（10）子午面：包含有光轴的平面称为子午面。

（11）子午线：子午面与镜片表面相交的曲线称为子午线。

（12）像方焦点：平行光线通过透镜后的会聚点（实焦点）或者反向延长线的会聚点（虚焦点）称为像方焦点，也称为第二焦点。

（13）物方焦点：光轴上特定点发出的光线通过透镜后出射为平行光线，该点称为透镜的物方焦点，也称为第一焦点。

（14）前顶焦度：前顶点和前焦点距离的倒数为前顶焦度。

（15）后顶焦度：后顶点和后焦点距离的倒数为后顶焦度。

（三）透镜光焦度

1. 光焦度

透镜对光线聚散度改变的程度称为透镜的光焦度，也称为镜度或者屈光力，其单位为屈光度，用符号 D 表示。屈光度是镜片焦距的倒数，即 $F = 1/f'$，1 屈光度（D）是指焦距为 1 m 的透镜的折光能力。

2. 透镜面镜度

球面透镜有两个表面，每个表面对入射光线具有屈折能力，每个表面对光线屈折的能力用光焦度来表示就称之为面镜度，其数学表达式为：

$$F = \frac{n' - n}{r} = (n - n)R \tag{2-11}$$

式中：n 和 n' 为该表面左右两侧介质折射率；r 为该表面的曲率半径。

3. 透镜光焦度

透镜的光焦度由组成透镜的各表面的光焦度及中心厚度（表面之间的距离）所决定。

假设组成透镜的两表面光焦度为 F_1 和 F_2，由几何光学理论有：

$$F_1 = \frac{n_2 - n_1}{r_1} = (n_2 - n_1)R \qquad F_2 = \frac{n_3 - n_2}{r_2} = (n_3 - n_2)R$$

式中：n_1 和 n_2 为第一个表面左右两侧介质折射率；n_2 和 n_3 为第二个表面左右两侧介质折射率。

则透镜光焦度为：

$$F = F_1 + F_2 - dF_1F_2 \tag{2-12}$$

其中 d 为两表面曲率中心距离，即透镜的中央厚度。

当透镜厚度很小，即 d 接近为 0 时，透镜称为薄透镜。薄透镜光焦度即为两表面光焦度之和。在双光镜片的近用光度测量时会用到前顶焦度。

【例 2-2】 已知角膜前表面曲率半径为 7.7 mm，后表面曲率半径为 6.8 mm，角膜厚度忽略，角膜介质折射率为 1.376，房水折射率为 1.336。求角膜的屈光力。

解：$F = F_1 + F_2$

$$= \frac{n_2 - n_1}{r_1} + \frac{n_3 - n_2}{r_2} = \frac{1.376 - 1}{7.7 \times 10^{-3}} + \frac{1.336 - 1.376}{6.8 \times 10^{-3}}$$

$$= 48.8 - 5.8 = 43(D)$$

4. 顶焦度

在几何光学中，用主点到对应焦点的距离来表示焦距。该焦距的倒数称为主点光焦度。

在眼镜光学中,常用后顶焦度来描述镜片的光焦度。所谓后顶焦度即镜片后表面顶点到像方焦点距离的倒数。其数学表达式为:

$$F_V = \frac{F}{1 - \dfrac{d}{n}F_2} \tag{2-13}$$

式中:F_V 为后顶焦度;F 为主点光焦度;d 为透镜中央厚度;n 为镜片折射率;F_2 为后表面光焦度。显然在 d 很小时,后顶焦度与主点光焦度近似相等。随着镜片度数增加,厚度增大,后顶焦度与主点光焦度会存在差异。但是如果适当增加镜片折射率,合理设计镜片面型,后顶焦度与主点光焦度差异减小。

相应地,镜片前表面顶点到物方焦点的距离的倒数称为前顶焦度。在双光镜片的近用光度测量时会用到削顶焦度

二、镜片光学特点

(一)球面透镜

1. 球面透镜的成像特点

球面透镜是指镜片两个表面均为球面的透镜。球镜各子午线上曲率半径相等,因此球镜各子午线上屈光力相等。球面透镜的光焦度用 DS 表示,在眼镜光学中一般用 0.25DS 或者 0.125DS 描述。

球面透镜按照其对光线的偏折作用可以分为会聚透镜和发散透镜。会聚透镜也称为正透镜,发散透镜也称为负透镜。正透镜对光线起会聚作用,负透镜对光线起发散作用。正透镜将平行光线会聚形成单一焦点,负透镜将平行光发散,反向延长形成一焦点,如图 2-9 所示。

在不同物距的情况下,正透镜的成像特点如表 2-2 所示。

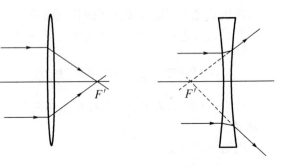

图 2-9　球面透镜成像

表 2-2　正透镜成像特点

物像位置	像的位置		像的正倒	像的大小	像的虚实
$-l = -\infty$	异侧	$l' = f'$	倒立	点物	实像
$-l > -2f$	异侧	$f' < l' < 2f'$	倒立	缩小	实像
$-l = -2f$	异侧	$l' = 2f'$	倒立	等大	实像
$-f < -l < -2f$	异侧	$l' > 2f'$	倒立	放大	实像
$-l = -f$	—	$l' = \infty$	不成像	—	—
$0 < -l < -f$	同侧	$l' > l$	正立	放大	虚像

负透镜成像时无论物距在何位置,都对物体成缩小正立的虚像。

2. 球面透镜的识别

透过球面透镜观察目标,会产生像移现象。正镜片产生逆动,负镜片产生顺动。对于正透镜而言,观察距离要小于透镜焦距。

(1)逆动:像移量的增加或缩小的方向、视像移动的方向与透镜移动的方向相反,称为逆动。

(2)顺动:像移量的增加或缩小的方向、视像移动的方向与透镜移动的方向相反,称为顺动。

透镜的屈光力越大,像的移动越快;反之,屈光力越小,像的移动越慢。

镜片前后移动也会有顺动和逆动的现象。

3. 球面透镜光学中心的确定

镜片光学中心位置的确定是识别镜片的重要方式之一。通常情况下,镜片的光学中心与几何中心重合。在眼镜装配时,要求镜片的光学中心与双眼瞳孔中心重合。透镜中心的简易确定方式就是通过透镜中某一点看到的十字线没有发生任何偏折,该点就是透镜的光心。

(二)柱面透镜

一面是柱面,另一面是平面的透镜称为柱面透镜。根据柱面的曲面形状可以分为凹柱面透镜和凸柱面透镜。

柱面透镜用如 $FDC \times \alpha$ 这样的形式表示。其中 F 代表屈光力,α 代表柱轴方向。例如:$-2.00DC \times$ 180,$+1.00DC \times 45$,一般轴位在水平位标示为 180。

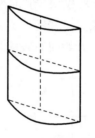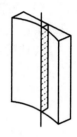

图 2 - 10　柱面透镜

1. 柱面透镜的结构特点

(1)柱镜在轴向的曲率为 0,沿轴方向无屈光力,该方向称为最小主子午线方向。

(2)与轴垂直向的曲率半径最大,表面呈圆形,具有最大的屈光力,该方向称为最大主子午线方向。

(3)柱镜各子午线上屈光力不等,且按规律周期性变化,其变化规律为:

$$F_\vartheta = F \sin^2\theta \tag{2-14}$$

式中:θ 为与轴向的夹角;F 为与轴垂直方向的最大屈光力。

【例 2 - 3】　$F = +10.00\,DC \times 180$,则其各个方向的屈光力如图 2 - 11 所示。

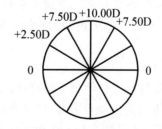

图 2 - 11　+10.00DC×180 各方向屈光力

2. 柱面透镜的光学特性

（1）当投射光平面与柱镜轴平行时，通过柱镜后形成一条与轴平行的直线。

（2）当投射光平面与柱镜轴垂直时，通过柱镜后形成一个焦点。

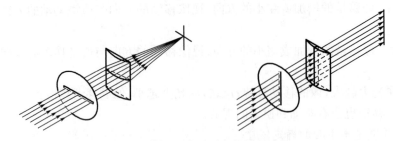

图 2‐12　光平面通过柱面透镜成像

（3）当空间光束为圆形光束时，可以将圆形光束分解成无数个平行平面或者垂直平面。圆形光束通过柱面透镜时，形成一条与轴平行的直线。

3. 柱面镜片的识别

（1）旋转柱镜会形成"剪动"的视觉像移。通过镜片观察十字线，缓缓转动镜片，镜片内直线会产生剪动现象。正柱镜形成逆剪动，负柱镜形成顺剪动。

当柱镜轴向垂直开始向右转动时，其像移情况如图 2‐13 所示。

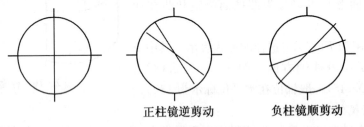

正柱镜逆剪动　　　　　负柱镜顺剪动

图 2‐13　柱面镜片的剪动现象

（2）双手持镜片边缘，正对十字标线，转动镜片，直到从镜片中看到的十字线与目标十字线完全重合为止，这时镜片上的垂直向度和水平向度，是镜片的两个主向度。

（3）保持上述位置状态不变，让镜片分别沿水平和垂直方向各移动一次，其中不呈视像移动的那一平移的直线方向就是柱镜片的轴向，而视像移动的那一平移的直线方向就是柱镜片屈光力最大的方向。

4. 柱面透镜的轴向标示法

柱面透镜各个方向屈光力不等，因此在眼用透镜中必须确定其位置，其位置的确定方式是标记其轴向位置。柱面透镜的轴向表示法包括国际标准标示法（TABO 法）、鼻端轴向标示法、太阳穴轴向标示法。

（1）国际标准标示法（TABO 法）

该标示方法是 1929 年阿姆斯特丹眼科学会上确定，后被德国国家眼镜技术标准 TABO 采用，目前国际上广泛使用。该方法是以面对患者，以患者眼睛的位置为参考，左、右眼从水平线左侧按逆时针方向标记至另一水平线方向。0 和 180 可以代替，在实际书写中为避免混淆一般采用 180，如图 2‐14 所示。

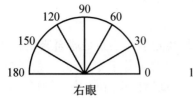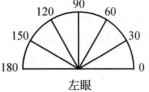

图 2‑14　柱面透镜 TABO 法轴向标示

（2）鼻端轴向标示法

鼻端轴向标示法目前已比较少用，其采用方法与 TABO 法的不同点在于其从双眼鼻侧水平线为起始点，向颞侧标记，如图 2‑15 所示。

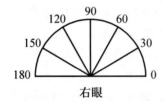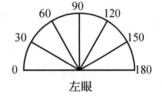

图 2‑15　柱面透镜鼻端轴向标示

（3）太阳穴轴向标示法

太阳穴轴向标示法目前已比较少用，其采用方法与 TABO 法的不同点在于其从双眼颞侧水平线为起始点，向鼻侧标记，如图 2‑16 所示。

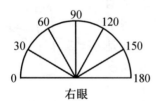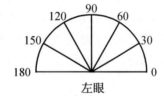

图 2‑16　柱面透镜太阳穴轴向标示

（三）球柱面透镜

柱面透镜的光学性质简单，其中一个主子午线没有偏折光线能力。在视光学中，经常需要使用两个主子午线都有屈光能力的透镜，即将球面透镜和柱面透镜叠加的球柱面透镜。球柱面透镜是两个主子午线的屈光力不等且均不等于零的透镜。

1. 球柱面透镜的形式

根据组成球柱面透镜两个表面的形状特点，球柱面透镜可以分为球面正柱面透镜、球面负柱面透镜以及正交柱面透镜三种形式。

（1）**球面＋正柱面**：球面正柱面透镜是凸面为柱面、凹面为球面的透镜。例如：$-2.00DS/+1.00DC\times180$。

（2）**球面＋负柱面**：球面负柱面透镜是凸面为球面、凹面为柱面的透镜。例如：$-2.00DS/-1.00DC\times180$。

（3）**正交柱面**：正交柱面透镜是两个面均为柱面，且其柱轴相互垂直的透镜。例如：

－1.00DC×180/－2.00DC×90。

2．球柱面透镜的光学特性

球柱面透镜是球面和柱面的结合，因此其光学特性亦是球面透镜和柱面透镜的叠加。球柱面透镜的两个主子午线方向的屈光力不等且不等于零，因此一束平行光束垂直于球柱面透镜投射时，在空间形成互相垂直的两个焦线，且这两条焦线不在同一个平面内。

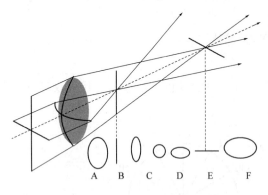

图 2－17　球柱面透镜的光学特性

如图 2－17 所示，一束光通过球柱面透镜后，形成底相对的、两条直线为顶的光锥，称为 Sturm 光锥，也称为史氏光锥。图中水平方向屈光能力最强，先会聚，在会聚点处形成一条垂直焦线。垂直方向屈光能力最弱，后会聚，在会聚点处形成一条水平焦线。如果在透镜后放一接收屏于不同位置，可以分别接收到不同的影像。从近到远分别为垂直轴长的椭圆、垂直焦线、垂直轴长的椭圆、弥散圆、水平轴长的椭圆、水平焦线、水平轴长的椭圆。前后两条焦线之间的距离称为 sturm 间隔，代表了球柱面透镜的柱面部分的折光能力。

（四）环曲面透镜

环曲面有互相垂直的两个主要的曲率半径，形成两个主要的曲线弧。柱面的轴的方向具有屈光力且不等于与轴垂直方向的屈光力，则柱面变成了环曲面。一面是环曲面，另一面是球面的透镜称为环曲面透镜，如图 2－18所示。

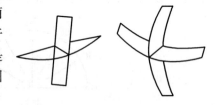

图 2－18　柱面透镜与环曲面透镜

1．环曲面透镜的特点

（1）具有两个相互垂直的曲率半径，曲率半径大的方向具有最小的屈光力，称为基弧；曲率半径小的方向具有最大的屈光力，称为正交弧。

（2）两个相互垂直的子午线上具有最大和最小的屈光力量。

（3）与球柱面透镜相比，环曲面透镜无论在外观上还是在成像质量上都优于球柱面透镜。

2．环曲面镜片的分类

环曲面镜片根据镜片形式可以分为凸（外）环曲面透镜与凹（内）环曲面透镜。将环曲面制作在透镜的外表面（内表面为球面），称为凸环曲面，通常称之为外散片。将环曲面制作在透镜的内表面（外表面为球面），称为凹环曲面，通常称之为内散片。

因为内环曲面透镜的外表面是球面，所以外观比外环曲面镜片好看，更主要的是内环曲面透镜在消像差及提高成像质量等方面都明显优于外环曲面。因此目前在眼镜行业普遍使用内环曲面镜片。

3．环曲面透镜的识别

（1）环曲面透镜与球面透镜的区别

球面透镜的前后表面都是球面，所以透镜的边缘厚度是一样的。环曲面有两个互相垂直且不同的曲率，这就使得环曲面透镜的边缘厚度不同。曲率大的方向厚度薄，相反曲率小的方向厚度厚。

（2）凸环曲面与凹环曲面的区别

环曲面透镜前后两表面的边缘，成波浪状的那面是环曲面，平的那面是球面。将透镜内面朝下放在平面上，不平稳出现晃动的是凹环曲面透镜，平稳不出现晃动的是凸环曲面透镜。

4. 环曲面透镜的书写形式

环曲面透镜的书写需要标示两个表面的屈光力，表达形式为：

$$\frac{\text{前表面屈光力}}{\text{后表面屈光力}}$$

凸环曲面透镜的球面为负球面，凹环曲面透镜的球面为正球面。一般用如下的表达方式。

（1）凸环曲面透镜

$$\frac{\text{基弧屈光力×轴向/正交弧屈光力×轴向}}{\text{球面屈光力（凹球面）}}$$

如：$\dfrac{+2.00DC×90/+3.00DC×180}{-3.00DS}$

（2）凹环曲面透镜

$$\frac{\text{球面屈光力（凸球面）}}{\text{基弧屈光力×轴向/正交弧屈光力×轴向}}$$

如：$\dfrac{+2.00DS}{-2.00DC×180/-3.00DC×90}$

5. 环曲面透镜的片形转换

环曲面透镜的片形转换与球柱面透镜的片形转换原理基本一样，原则就是保证转换前后光学性质不变即可。眼用透镜中会根据不同的镜片度数选择不同环曲面透镜的镜片形式。

（五）非球面透镜

非球面设计在光学设计中具有悠久的历史，在视光学中随着镜片材料和工艺方面的突破，在近年才成为一种流行的镜片设计。严格意义上的非球面镜片可以指任何表面不是球面的镜片，包括普通的散光镜片、渐进多焦点镜片等。现在通常所说的"非球面"是指那些为了消除或减少镜片的像差，而将镜片表面按照一定的规律和原则而设计的非球面。

目前的非球面镜片的设计，基本是由光学中心区域到边缘部分，屈光度不断变化，该类镜片从光学中心到周边区域的光度一般是逐渐减小。非球面镜片使镜片边缘厚度减少，使镜片更薄，消除周边像差。镜片视野开阔，成像清晰，变形较小，影像十分自然。

最初的非球面设计是由二次函数曲线（例如椭圆、抛物线、双曲线）沿对称轴旋转产生的二次曲面。新一代的非球面设计往往采用高次函数曲面，这样就具有了更复杂的形状。对于正镜片，如果是前表面非球面，则其表面曲率必须从中心到边缘处逐渐变小，以此来抵消斜向散光;后表面非球面设计则要求自镜片中心向周围有逐渐增大的曲率。表2-3列出了直径70 mm的+4.00D镜片三种设计形式的参数对比。

表2-3　+4.00D镜片三种设计形式的参数

设计方案　　指标	最佳基弧球面设计	小球面基弧设计	非球面设计
基弧	9.75D	4.25D	4.25D
中心厚度	6.6 mm	5.9 mm	5.1 mm
质量	20.6 g	17.7 g	5.1 g
镜片总高	13.7 mm	6.0 mm	5.1 mm
离轴30°时屈光度	+3.78DS	$\dfrac{+5.18DS}{0.99DC}$	+3.77DS

非球面设计未来发展的一个重要方向就是如何将瞳距、镜眼距、镜片倾角、镜架面弯等个性化参数引入镜片设计,这种非球面设计可以使得配戴者真正能够获得接近理论计算的优秀的周边视力。

第三节　透镜联合(处方变换)

透镜的联合就是指两块或两块以上的球面透镜、柱面透镜、球柱面透镜叠合密接,用符号"/"或者"⌒"来表示。将多块透镜的联合转化成处方形式就称为处方变换。透镜联合或者处方变换的原则是在转换过程中保证其光学性质不变,即各个方向的屈光力不变。透镜的联合可以采用光学十字线表示法和解析法两种。

光学十字线表示法就是在一个以垂直和水平相交的十字线区域内标出主子午线方向上的柱面或球面透镜的屈光力。

柱面透镜其轴向方向屈光力为零,与轴垂直的方向屈光力最大。在十字线表示法中,首先在轴位方向标示屈光力为零,然后在与轴垂直方向标示出最大屈光力。

【例2-4】　-1.50DC×180　　　　　　【例2-5】　-1.00DC×30

有时为了方便起见,亦会采用水平轴代表小于90°的方向,垂直轴代表大于等于90°的方向,如下方式标示-1.00DC×30。

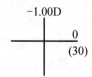

球面透镜各个方向屈光力相同。在十字线标示法中,任意两个方向标示相同的屈光力。

【例2-5】 -1.00DS可以采用以下两种标示法进行标示。

一、柱面透镜的联合

柱面透镜的联合分为同轴向联合、正交联合以及斜交联合,本单元只介绍同轴向联合和正交联合。

(一)同轴向柱面透镜的联合

轴向相同的两柱镜密接组合的镜度为原两柱镜镜度的代数和,轴向不变。

【例2-6】 $-1.00DC\times90/-2.00DC\times90=-3.00DC\times90$

(二)轴位互相垂直的柱面透镜的联合

两柱镜轴向互相垂直的密接称为正交联合。

(1)两柱镜正交联合,若柱镜度相等,则联合后其等效透镜为一球面透镜,其镜度与原柱镜相同。

【例2-7】 $-1.00DC\times30/-1.00DC\times120=-1.00DS$

(2)两柱镜(A和B)正交联合,若柱镜度不等,则联合后其等效透镜为一球柱面透镜,形成交替球柱。

① 球镜度为A的球镜和柱镜度为(B-A)的柱镜组合,轴与柱镜B相同;

② 球镜度为B的球镜和柱镜度为(A-B)的柱镜组合,轴与柱镜A相同。

转换前后的关系可以用如公式(2-15)表示:

$$F = A\times\theta + B\times(90+\theta) = A + (B-A)\times(90+\theta)$$
$$= B + (A-B)\times\theta \tag{2-15}$$

【例2-8】 $-1.00DC\times60/-2.00DC\times150=-1.00DS/-1.00DC\times150$

−1.00D　　0　　−1.00D　　0
　0　+　−2.00D　=　−1.00D　+　−1.00D

$-1.00DC\times 60/-2.00DC\times 150$ 亦可转换为 $-2.00DS/+1.00DC\times 60$

−1.00D　　0　　−2.00D　+1.00D
　0　+　−2.00D　=　−2.00D　+　0

二、球柱面透镜的联合

1. 同轴位球柱面透镜的联合

同轴位球柱面透镜的联合，分别对球镜和柱镜代数求和。

【例2-9】　$-1.00DS/+2.00DC\times 45$ ⌣ $-1.50DS/-1.00DC\times 45 = -2.50DS/+1.00DC\times 45$

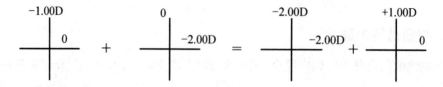

在实际处方变换中，需要将结果转换成负柱面的形式。

2. 一种球柱镜形式转换为另一种球柱镜形式

（1）新球镜屈光力等于原球镜与柱镜屈光力之和，即新球面透镜的顶焦度为原球面透镜与柱面透镜顶焦度之代数和。

（2）新柱镜屈光力等于原柱镜屈光力的相反数。

（3）新柱镜轴的方向与原柱镜轴的方向垂直，即若原轴位小于或者等于90°时加90°，大于90°的减90°。

总结上述三项的结果可以简单写成：代数和—变号—转轴。

【例2-10】　$-1.00DS/-2.25DC\times 135 = -3.25DS/+2.25DC\times 45$

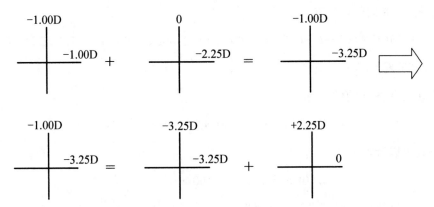

3. 球柱镜形式转换为正交柱镜形式

(1) 其中一个新柱镜屈光力等于原球镜屈光力,轴与原柱镜轴的方向垂直。

(2) 另一新柱镜屈光力等于原球镜与柱镜屈光力之和,其轴与原柱镜轴的方向相同。

【例2-11】　$-1.00DS/-2.25DC×135=-1.00DC×45/-3.25DC×135$

4. 正交柱镜形式转换为球柱镜形式

(1) 选任一柱镜屈光力作为球镜屈光力。

(2) 另一柱镜屈光力减去球镜屈光力为新柱镜屈光力。

(3) 新柱镜轴与另一柱镜轴的方向相同。

【例2-12】　$-1.00DC×15/-2.25DC×105=-1.00DS/-1.25DC×105$

三、案例

【案例2-1】

求$-3.00DS/-1.50DC×60/+2.00DC×150/+1.00DS/-0.75DC×60/-2.00DS/-2.50DC×60/+1.00DC×150/+2.00DS/+1.50DC×60$的最简球柱镜形式。

分析:对于多个透镜的密接联合,首先可以把球镜单独进行代数加减,然后将轴位方向相同柱镜的进行加减。

在该例中,球镜有:

$$(-3.00DS)+(+1.00DS)+(-2.00DS)+(+2.00DS)=-2.00DS$$

轴位在 60°方向的柱镜有：

$$(-1.50DC\times60)+(-0.75DC\times60)+(-2.50DC\times60)+(+1.50DC\times60)$$

$$=-3.25DC\times60$$

轴位在 150°方向的柱镜有：

$$(+2.00DC\times150)+(+1.00DC\times150)=+3.00DC\times150$$

则原式可以转换为：

$$-2.00DS/-3.25DC\times60/+3.00DC\times150$$

再对上式进行变换得其最简球柱镜形式为：

$$+1.00DS/-6.25DC\times60$$

【案例 2-2】

求$-2.50DS/-1.50DC\times60/+1.00DS/-1.50DC\times150/+2.00DS/-2.50DC\times60/$ $-2.50DC\times150$ 的最简球柱镜形式。

分析：在该例中，可以采用案例一的解决办法。但是该例比较特殊，垂直轴位的柱镜其数值相同，所以可以先对垂直轴位进行转换。

$$-1.50DC\times60/-1.50DC\times150=-1.50DS$$

$$-2.50DC\times60/-2.50DC\times150=-2.50DS$$

再把所有的球镜进行相加：

$$(-2.50DS)+(+1.00DS)+(+2.00DS)+(-1.50DS)+(-2.50DS)=-3.50DS$$

从上述案例可以看出，对于多个透镜的联合，有多种转换方式可以选择。在转换过程中的唯一原则就是保证转换后的光学性质不变。

第四节　棱　镜

一、概述

棱镜在视光学中是用来改变光线方向的重要光学元件，按照其成像特点与结构形式可以分为反射棱镜和折射棱镜。反射棱镜在视光学的应用主要是用在如电脑验光仪等视光仪器中。在视觉功能检查与治疗中用到的棱镜主要是折射棱镜中的三棱镜。在本单元后续内容中只介绍三棱镜的相关内容。三棱镜的成像特点是只改变光线的方向而不改变光束的聚散度，在眼科学和视光学中用来测量与治疗集合功能异常与眼位变化等。

（一）三棱镜的结构特点

三个互不平行的平滑表面所围成的具有三个棱的均匀透明体称为三棱镜。每个面均称为屈光面。屈光面相交所形成的线称为棱。通常将两侧屈光面所形成夹角较小的棱称为顶。顶两侧屈光面相交所形成的夹角称为顶角。正对顶的面称为底。通过顶且垂直于底的直线称为底顶线。垂直于棱的截面称为主截面。

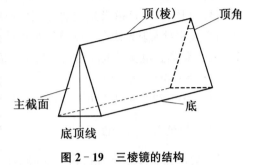

图 2-19　三棱镜的结构

（二）三棱镜的光学特性

三棱镜的光学特性主要为偏向性和色散性。

1. 偏向性

三棱镜的偏向性体现在只对光线产生偏折，不改变光束的聚散度，因此棱镜没有会聚或发散光线的能力。物体通过三棱镜偏折后光线向底的方向偏折，所成的虚像向顶的方向移动，如图 2-20 所示。在视觉光学中利用棱镜的这一特性实现辐辏功能或者眼位的矫正与治疗。

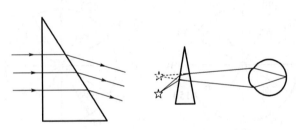

图 2-20　三棱镜的偏向性

2. 色散性

三棱镜的色散性体现在不同波长的光线发生不同程度的偏折。同一透明介质对于不同波长的单色光具有不同的折射率。以同一个角度入射到折射棱镜上的不同波长的单色光，具有不同的偏向角。

二、棱镜的度量与标记

（一）棱镜的度量

1. 偏向角

描述棱镜偏向作用的物理量称为棱镜屈光力，用偏向角表示。偏向角的单位可以是一般角度单位，如度、弧度等。

棱镜在空气中，棱镜屈光力：

$$\varepsilon = (n-1)\alpha$$

式中：ε 为棱镜屈光力(°)；α 为棱镜的顶角(°)；n 为棱镜材料的折射率。

2. 棱镜度

此单位系 C. F. Prentice 于 1888 年所倡导，其符号为 P$^\triangle$。1$^\triangle$ 是指当光线通过该棱镜时，使出射光线相对入射光线在 100 单位距离处，偏移 1 单位的距离。也就是偏向角正切的 100 倍。

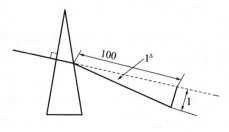

图 2-21　棱镜度

$$P^\triangle = 100\tan\varepsilon = 100\tan(n-1)\alpha$$

$$1^\triangle = 0.5729° = 34.376' \quad 100^\triangle = 45°$$

（二）棱镜的标记

棱镜的位置决定了其偏折光线的方向。在视觉光学中，棱镜与柱镜一样，不但要标记其度数，同时要标记其位置。棱镜的位置标记是记录棱镜底所在的方向。棱镜的标记有三种标示方法，分别为老式英国标记法、新式英国标记法、360°标记法。三种方法的相同之处是对于检查者而言，是以患者为参考标准，标记其右眼和左眼。三种方法从写法上容易分辨。

1. 老式英国标记法

老式英国标记法将眼分成四个象限，分别为上内、上外、下内、下外，采用 BU、BD、BI、BO 表示上下内外四个方向。具体标示方法如图 2-22 所示。

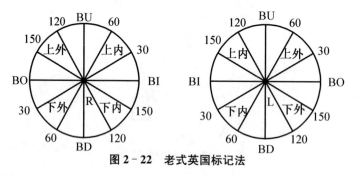

图 2-22　老式英国标记法

【例 2-13】　R：3$^\triangle$B 上内 60°；L：4$^\triangle$B 上外 30°。

2. 新式英国标记法

新式英国标记法将眼分成上、下两个象限，亦采用 BU、BD、BI、BO 表示上下内外四个方向，具体标示方法如图 2-23 所示。

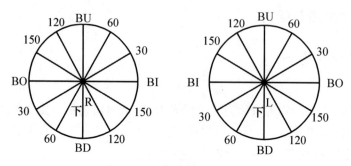

图 2-23　新式英国标记法

【例 2-14】　R：3$^\triangle$BU60°；L：4$^\triangle$BD30°。

3. 360°标记法

360°标记法没有进行象限分割,从水平位开始,按照逆时针方向递增数字标记。在实际中亦采用 BU、BD、BI、BO 分别代替 90、270、右眼 0(左眼 180)、右眼 180(左眼 0)。具体标示方法如图 2-24 所示。

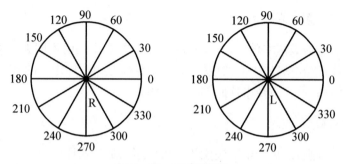

图 2-24　360°标记法

【例 2-15】　R：$3^{\triangle}B60°$；L：$4^{\triangle}B240°$。

三、棱镜的合成与分解

在实际工作中,经常需要将多个棱镜叠加或者用多个棱镜来代替某一棱镜以满足特定的光学需求,这就称为棱镜的合成与分解。

(一)棱镜的合成

多个眼用棱镜叠加在一起,使光线的偏向作用可以用一个棱镜所代替,这种等效作用称为合成。合成原则采用公式(2-16)进行计算。

$$
\begin{aligned}
P_H &= P_1\cos\theta_1 + P_2\cos\theta_2 \\
P_V &= P_1\sin\theta_1 + P_2\sin\theta_2 \\
P &= \sqrt{P_H^2 + P_V^2} \\
\theta &= \arctan\frac{P_V}{P_H}
\end{aligned}
\tag{2-16}
$$

【例 2-16】　眼用棱镜 $3^{\triangle}$ 基底 90°($3^{\triangle}$90°)与 $4^{\triangle}$ 基底 0°合成一等效棱镜。

$$OR = \sqrt{OV^2 + OH^2} = \sqrt{3^2 + 4^2} = 5 \quad \tan\phi = \frac{3}{4} = 0.75$$

$$\phi = 36.87°$$

所以　$3^{\triangle}B90°/4^{\triangle}B0°=5^{\circ}B36.87°$

(二)棱镜的分解

一个棱镜对光线的偏向作用也可以用多个棱镜所分担,这种等效作用称为分解。分解原则满足如下公式:

$$
\begin{aligned}
P_H &= P\cos\theta \\
P_V &= P\sin\theta
\end{aligned}
\tag{2-17}
$$

【例 2‑17】 将 $5^{\triangle}B30°$ 的棱镜分解为垂直与水平方向的两棱镜。

$$OH = OR\cos\phi = 5\cos30° = 4.3^{\triangle}B0°$$

$$OV = OR\sin\phi = 5\sin30° = 2.5^{\triangle}B90°$$

四、透镜的棱镜效果

棱镜是组成透镜的最基本单元,球镜和柱镜都可以看作是由不同大小的棱镜按一定规则组合而成。正球镜是由底向中心的棱镜组成;负球镜是由顶向中心的棱镜组成;正柱镜是由底向轴的棱镜组成;负柱镜是由顶向轴的棱镜组成。

(一)透镜的棱镜效果

根据 Prentice 规则,镜片产生的棱镜效应可以用以下公式计算:

$$P = dF \tag{2-18}$$

式中:P 为透镜上某点的棱镜屈光力($\triangle$);d 为透镜上某点与中心的距离(cm);F 为镜片后顶点屈光力(D)。

1. 球面透镜上任一点的棱镜效果

球面透镜上任一点的棱镜效应可以直接应用 Prentice 规则进行计算,如果需要可以采用棱镜分解原则将其分解成水平和垂直两个方向。

【例 2‑18】 求眼用透镜 $F=+3.00D$ 的光学中心正上方 4 mm 处具有的棱镜度以及底向。

解:$P = dF = 3 \times 0.4 = 1.2^{\triangle}$

棱镜度以及底向为:$1.2^{\triangle}$ BD

【例 2‑19】 求眼用透镜 $F=-3.00D$ 的光学中心正上方 4 mm 处具有的棱镜度以及底向。

解:$P = dF = 3 \times 0.4 = 1.2^{\triangle}$

棱镜度以及底向为:$1.2^{\triangle}$ BU

【例 2‑20】 求右眼用透镜 $F=-5.00D$ 的光学中心颞侧 1 cm 上方 1 cm 处具有的棱镜度以及底向。

解:$P_H = xF_s = 5.00^{\triangle}$,$P_V = yF_s = 5.00^{\triangle}$,则

$$P = \sqrt{P_H^2 + P_V^2} = 5\sqrt{2}^{\triangle}$$

$$\theta = \arctan\frac{P_V}{P_H} = 45°$$

棱镜度以及底向为:$7.07^{\triangle}B135°$

2. 柱面透镜上任一点 Q 的棱镜效果

柱面透镜上任一点的棱镜效果需要首先计算该点到柱镜轴的垂直距离,然后采用 Prentice 规则进行计算,其可以采用公式(2‑19)进行计算:

$$d = y\cos\beta - x\sin\beta$$
$$P = dF_c \tag{2-19}$$

式中：d 为 Q 点至柱镜轴的距离（cm）；P 为 Q 点棱镜屈光力（△）；β 为柱镜轴的方向值；F_c 为柱镜屈光力（D）；x,y 符号遵循坐标原则。

【例2-21】　求眼用透镜 $F=+3.00DC\times90$ 的光学中心正上方 4 mm 处具有的棱镜度以及底向。

解：$P=dF=0\times0.4=0^{\triangle}$

结果：$0^{\triangle}$

【例2-22】　求眼用透镜 $F=-3.00DC\times180$ 的光学中心正上方 4 mm 处具有的棱镜度以及底向。

解：$P=dF=3\times0.4=1.2^{\triangle}$

结果：$1.2^{\triangle}$ BU

【例2-23】　求右眼用透镜 $F=+2.00DC\times30$ 的光学中心颞侧 5 mm 上方 10 mm 处具有的棱镜度以及底向。

解：$d=y\cos\beta-x\sin\beta=1.0\cos30°-0.5\sin30°=0.62(cm)$
　　　　$P=dF_c=0.62\times2=1.24^{\triangle}$

方向为 $30+90+180=300$

棱镜度为 $1.24^{\triangle}$ BU300°

3. 球柱面透镜上任一点的棱镜效果

球柱镜上任一点的棱镜效果可以按球镜在该点产生的棱镜效果和柱镜在该点产生的棱镜效果的合成方法计算，也可以按照两个正交的柱镜的棱镜效果合成计算。

（二）透镜的移心

棱镜是组成透镜的最小单元，因此透镜的中心偏移必然产生棱镜效应。在实际工作中可以利用球面透镜这一特点进行移心操作以得到一定的棱镜效应。

1. 球面透镜的移心

正透镜的移心方向与所需三棱镜底向相同；负透镜的移心方向与所需三棱镜底向相反。

【例】　求眼用透镜 $F=+3.00D$ 产生 $1.5^{\triangle}$ 底向下所需的移心量及方向。

解：$F=-3.00D$；$P=1.5^{\triangle}$（BD）

$C=1.5/3=0.5(cm)$，向下移心

【例】　求右眼用透镜 $F=-2.00D$ 产生 $1.5^{\triangle}$ 底向外所需的移心量及方向。

解：$F=-2.00D$；$P=1.5^{\triangle}$（BD）

$C=1.5/2=0.75(cm)$，向内移心

2. 柱面透镜的移心

单柱面透镜可以通过移心产生棱镜底的方向与柱轴方向相垂直的棱镜度。

球柱面透镜的移心是球面透镜和单柱面透镜移心的结合。

第三章　眼屈光学

【主要内容】　眼屈光学把眼科学基础和光学理论有机结合,进行人眼成像状态分析,是视光学中最重要的基础理论。其主要研究屈光不正的识别与矫正、调节与集合的特点以及对视觉成像的影响。

【能力要求】　熟悉并掌握屈光不正的辨别与矫正手段,应用调节与集合指导验光配镜中处方的确定。

眼屈光学又称为视觉光学,是用光学理论来分析、解释人眼成像的一门科学。眼球光学系统是指从角膜到视网膜的眼球屈光系统和感光系统,具体包括:角膜、房水、晶状体和玻璃体四个屈光结构;通过控制瞳孔直径以调整进入眼内光量的虹膜以及形成感光功能的视网膜。自然界所有动物的眼睛虽然生理结构各不相同,但基本都由光学系统和神经生理学系统两部分组成,其共同作用完成视觉功能。

第一节　屈光系统与屈光不正概述

一、视觉的形成

当可见光作用于人眼视觉器官,使其感受细胞兴奋,其信息经视觉神经系统加工后产生的人的主观的感觉称为视觉。通过视觉,人感知外界物体的大小、明暗、颜色、动静,获得对机体生存具有重要意义的各种信息,至少有 80% 以上的外界信息通过视觉获得,视觉是人最重要的感觉。良好视觉的形成由三个重要因素决定:

(1)眼球光学系统是完全透明,从而保证光线到达视网膜的通路存在。

在眼球光学系统透明时,$380\sim760$ nm 的可见光能够通过屈光系统并到达视网膜。视觉形成过程中,保证每一个结构的透明是形成良好视觉的前提。影响视觉通路透明最常见的眼部疾病有白内障、角膜翳等。

(2)外界物体在视网膜上所成的像能够准确成在黄斑中心凹上,并且清晰可分辨。

在视觉通路透明的前提下,像的清晰度取决于眼的屈光状态以及调节状态。对于远距离物体而言,屈光状态决定了像的位置。对于近距离物体而言,屈光状态和调节能力都影响成像位置。只有外界物体通过眼屈光系统所成的像位在视网膜的黄斑中心凹上时才有可能形成良好的视觉。

(3)整个视觉神经系统,即从视网膜开始到大脑皮层的视觉通路必须完整并具有正常功能。

在人类视觉的形成过程中,视网膜起着至关重要的作用,既是视觉光学系统的终点,又是视觉神经生理学系统的起点。视网膜一方面是接收器,用来接收外界光线通过眼球光学系统到达其上的光信息,同时又是处理器,即把接收到的光信息转变为生物电信息并传递给大脑皮层视觉中枢。视网膜同时承担着感受光的强度和颜色的重要任务。

二、眼球光学系统的光学常数

1. 角膜

角膜处于眼球光学系统的最前缘,是人眼最重要的屈光结构之一。角膜直径大约 12 mm,中央区厚度大约为 $0.5\sim$ 0.6 mm。角膜的折射率为 1.376,前表面曲率半径为 $7.7\sim$ 7.8 mm,后表面曲率半径为 6.8 mm。角膜的整体屈光力大约为 $+43$ D,具体计算过程见图 3-1 所示。

$$D_1 = \frac{n_2 - n_1}{r_1} = \frac{1.376 - 1}{0.0077} = +48.8(D)$$

$$D_2 = \frac{n_3 - n_2}{r_2} = \frac{1.336 - 1.376}{0.0068} = -5.8(D)$$

$$D = D_1 + D_2 = (+48.8) + (-5.8) = +43(D)$$

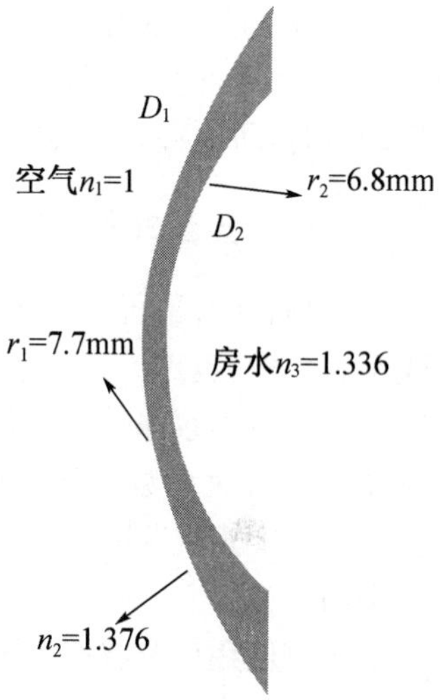

2. 房水

角膜后表面与虹膜、晶状体之间的空腔称为前房,前房深度约为 3 mm 左右。前房内充满无色透明的液体即为房水。房水中 98% 是水分,房水的折射率为 1.336。房水对眼球光学系统的屈光作用很小,主要起到供给角膜和晶状体营养的作用。但是前房深度是保证晶状体位置的重要支撑,其深度改变会影响到人眼的总屈光力。

图 3-1　角膜屈光力计算图解

3. 晶状体

晶状体屈光系统的重要成分,是一个高度复杂的组织,是参与人眼调节作用的最重要的结构。晶状体厚度在无调节时约为 3.6 mm,极度调节时增至 4.0 mm。晶状体从中心到周边折射率逐渐增加。晶状体静止时的屈光力约为 $+16.0$ D$\sim+20.0$ D。

4. 玻璃体

玻璃体的折射率约为 1.336,对人眼的屈光作用很小,主要是为了撑起眼球的大小。

表 3-1　眼球光学系统部分常数

名　称	参　数	名　称	参　数
角膜前表面曲率半径	$7.7\sim7.8$ mm	晶状体前表面曲率半径	10 mm
角膜前后面曲率半径	6.8 mm	晶状体后表面曲率半径	6 mm
角膜中心厚度	0.5 mm	晶状体厚度	$4\sim5$ mm
角膜介质折射率	1.376	晶状体直径	$9\sim10$ mm
角膜屈光力	$+43$D	眼轴长度(成年)	24 mm

三、静态屈光与屈光不正

屈光学中的重要光学理论就是折射与成像。不过光学中所讨论的成像是清晰像的绝对位置,屈光学中所讨论的成像是一种相对成像,即讨论眼球光学系统所成像的位置与视网膜的相对关系。因此视网膜上所接收到的像可能是清晰的,也可能是模糊的。

人眼的屈光状态分为静态屈光与动态屈光。静态屈光是指眼睛在静止状态即没有调节时,无穷远目标经过屈光系统所形成的像点与视网膜的位置关系。动态屈光是指人眼在动用调节时,所注视目标经过屈光系统所形成的像点与视网膜所体现的位置关系。

(一)静态屈光

在静止时,平行光束通过眼屈光系统折射后恰聚焦于视网膜黄斑中心凹的状态称为屈光系统正常,也称为屈光正常或正视状态。从屈光学的角度来说,正视状态的眼称为正视眼。各种不同眼球轴长和各种不同屈光系统如配合适当,都可以形成屈光学上的正视状态。正视状态在大多数情况下只具有理论意义,因为严格来说,真正意义上的正视状态比较少见。临床上正视眼的标准值不为零度,而是把视功能正常具有轻微屈光异常者包括在正视范围内。

没有使用调节状态的眼,如不能把垂直投向眼球的平行光束聚焦于视网膜上,则此眼的光学情况称为非正视状态,也就是一般所谓"屈光不正"。屈光学上称非正视状态的眼为屈光不正眼。屈光不正主要是由于眼球光学系统的折光能力与视网膜位置失去匹配关系,即焦点没有准确成像在视网膜上。屈光系统是视觉形成的重要组织结构,一旦形成屈光不正,会形成不同程度的视力下降以及其他视觉障碍。

屈光不正的评价指标是平行光束经眼球光学系统折射后所形成的焦点与人眼视网膜之间的位置关系。焦点与视网膜之间的距离代表了屈光不正的程度,即眼睛的屈光不正度。按照视觉光学系统成像的情况,人眼可以分为正视眼和非正视眼。正视眼是指眼在休息时,平行光经过眼屈光系统的作用之后在视网膜的黄斑中心凹处形成焦点,称这种眼的屈光度为零。非正视眼是指眼在休息时,平行光经过眼屈光系统的作用之后不能在视网膜的黄斑中心凹处形成焦点,称这种眼为非正视眼。非正视眼又可以分为近视眼、远视眼和散光眼。

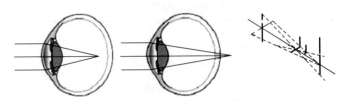

图 3-2 非正视眼及成像

特别指出的是在视光学中,近视、远视和散光都不是描述它们自身的屈光状态,而是通过各类屈光异常需要配戴的矫正眼镜来描述其屈光状态,例如近视-2.00DS 表示该眼需要配戴-2.00DS 的负透镜。

1. 远视眼

调节静止时眼屈光系统能使正向射入眼球的平行光束聚成焦点,但此焦点不位于视网膜上而落于视网膜后方。这可能是由于眼球前后径太短或眼屈光系统某屈光介质曲率过小而导致折射力太弱。这种光学情况的眼称为远视眼。

2. 近视眼

调节静止时眼的屈光系统使平行光束聚成焦点,但此焦点不位于视网膜上而落于视网膜前方。其原因可能为眼球前后径太长或眼屈光系统屈光介质曲率过大而引起折光能力太强。这种光学情况的眼称为近视眼,亦称为短视眼。

3. 散光眼

调节静止时眼屈光系统不能使正向的平行光束聚成单一焦点,而是形成两条位置不同的焦线或者多个不同的位置的光点。这种光学情况的眼称为散光眼。

(二)屈光不正形成因素

1. 屈光状态与年龄的关系

人眼的屈光情况,随着年龄的增长不断改变,其变化状态可以归纳为:

(1)人类从出生到眼球发育成熟,眼轴的长度增长 8 mm(20D 的屈光改变)。

(2)晶状体和角膜的弯曲度逐渐变扁平。

(3)7~10 岁为儿童眼屈光系统发育基本完成阶段。

(4)儿童和青少年可能是从远视到正视,由正视转变为近视。

2. 屈光因子与屈光不正

平行光线经眼屈光系统偏折后所形成的焦点与视网膜之间的位置关系决定了眼屈光不正的性质,即眼的屈光状态取决于眼球的轴长和屈光系统中各屈光力量之间的关系。其屈光因子与屈光不正之间的关系比较复杂,大致可以包括几个方面:

(1)眼轴长变化是人眼屈光不正形成的决定性因素。屈光不正与轴长之间存在高度相关,高度的屈光不正主要是由眼轴过长或过短所引起,轴长每变化 1 mm,可以引起约 3D 的屈光状态改变。

(2)角膜的屈光力在屈光不正的形成中占有重要地位。角膜对屈光不正的影响主要是角膜前表面弯曲度。角膜的曲率半径每改变 1 mm,大概可以引起约 6D 的屈光状态改变。

(3)其他如晶状体表面弯曲度、晶状体的位置等都会对屈光不正的形成带来影响。

(三)屈光不正的分类

按照焦点与视网膜位置之间的关系,屈光不正可以分为单眼屈光不正和双眼屈光不正。单眼屈光不正又分为近视眼、远视眼和散光眼。双眼屈光不正主要指屈光参差。

单眼屈光不正按照视觉光学系统中各屈光结构的情况差异,可以分为如下几类:

1. 轴性屈光不正

从眼球接收光线的最外层,即从角膜、房水、晶体状、玻璃体、视网膜的中心看成是眼球光学系统的一条中轴线,这就是所谓的"眼轴"。从角膜到视网膜最里一层的距离称为轴长,轴长的变化会引起轴性屈光不正。按照轴长的变化可以分为:

轴性远视:眼球轴长太短导致成像焦点在视网膜后称为轴性远视;

　　轴性近视：眼球轴长太长导致成像焦点在视网膜前称为轴性近视。

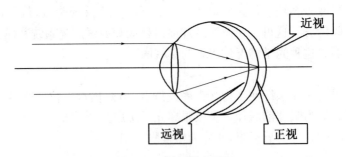

图 3－3　轴性屈光不正

　　眼轴每增加 1 mm，近视度将会增加－3.00D，在高度近视眼特别是极高度近视眼中，眼轴的延长尤为严重，往往可以看到明显的眼球突出。

　　2．曲率性屈光不正

　　屈光系统中对成像有重要作用的分界面是角膜前表面、角膜后表面、晶状体前表面和晶状体后表面，任何一个表面曲率发生变化都会引起成像改变，其中尤其以角膜前表面的曲率变化较为常见。按照曲率的变化屈光不正可以分为：

　　（1）曲率性远视：角膜或晶状体曲率太小即曲率半径太大导致成像焦点在视网膜后称为曲率性远视。

　　（2）曲率性近视：角膜或晶状体曲率太大即曲率半径太小导致成像焦点在视网膜前称为曲率性近视。

　　（3）曲率性散光：角膜或晶状体各方向曲率变化不等，导致不能形成单一焦点，形成前后两条焦线的状态称为曲率性散光。

　　3．指数性屈光不正

　　屈光学系统中屈光介质的屈光指数即折射率变化同样会引起成像位置偏离视网膜从而形成屈光不正。屈光指数的变化主要体现在房水、晶状体和玻璃体的折射率变化。

　　（1）指数性远视：房水或者整个晶状体折射率太低或者玻璃体折射率太高，形成指数性远视，也称为折射率性远视。

　　（2）指数性近视：房水或者整个晶状体折射率太高或者玻璃体折射率太低，形成指数性近视，也称为折射率性近视。

　　（3）指数性散光：房水、晶状体、玻璃体的各部分折射率变化不等，多数为没有规律，形成指数性散光。

　　4．屈光成分位置偏斜或缺失性者屈光不正

　　（1）晶状体位置偏斜：晶状体半脱位或者人工晶体位置偏斜，形成偏斜性散光。

　　（2）视网膜位置偏斜：黄斑中心凹处呈隆起或者凹陷时引起视网膜位置偏斜，形成偏斜性散光。

　　（3）晶状体缺如：晶状体摘除后的无晶状体眼形成高度远视。

　　（四）屈光不正的发生率

　　对于屈光不正的发生率的研究，一般是利用群体普查的方法，辅助采用各种仪器以及实验方法,对于屈光系统各屈光成分进行屈光力量检测,并分析各屈光成分在屈光系统中所起的作用,以便应用于屈光不正的临床防治中。

1. 屈光不正的发生率与种族和地区的关系

屈光不正发生率与种族、地区有一定的相关性。一般来说,欧美各国远视眼较多,中国、日本以及东南亚国家近视眼较多。在人类种族中,黑种人和白种人发生近视的比例较小,黄种人近视发生率较高。

2. 屈光不正的发生率与遗传因素

研究人眼屈光状态的遗传规律,对了解屈光不正的发病、病因和防治有重要意义。一般认为高度近视眼属常染色体隐性遗传,正视、配合性屈光不正属多基因遗传,因子性屈光不正属单基因遗传。

四、简化眼

简化眼是为了便于理解和实用,而将复杂的眼球光学系统按照一定规律进行简化,能够基本模拟人眼的成像特点的简单光学结构。在不同的研究领域,有不同的简化原则。

比较典型的简化眼是将眼睛简化为曲率半径为 5.73 mm 的单一折射面,该曲面位于角膜后 1.35 mm。曲面左侧为空气,右侧为折射率为 1.336 的屈光介质。曲面曲率中心为结点和光学中心(距角膜 7.08 mm),总屈光力为 +58.64 D,其前焦距为 −17.05 mm,后焦距为 +22.78 mm。

第二节　调节与集合

调节与集合是人眼的重要生理机能,调节、集合、瞳孔缩小称为近反射三联运动。调节是形成单眼清晰视觉的重要条件,集合是形成双眼单视和立体视觉功能的重要生理基础,瞳孔缩小是保证在不同光强度的情况下能正常注视物体。

一、调节

在视觉的形成过程中,注视目标与人眼的距离不断改变,因此人眼需要不断自我调整以保证不同距离的目标都能清晰地成像在视网膜上。这种自我调整的过程即为调节。调节是人眼的重要生理机能,是完成视觉过程不可缺少的重要条件之一。人眼的调节与光学相机的调焦情况类似,是为了保证形成清晰的像而自动完成的一种屈光能力改变的过程。准确地说,调节是指人眼在注视远点以内的物体时,为了保证视标像的清晰所产生的屈光能力改变的现象。产生调节的前提条件是注视目标在视网膜上成像模糊。模糊不清的目标像刺激人眼晶状体产生形变增加屈光能力来改变目标像的位置,使其向视网膜黄斑中心凹移动,最后成像在黄斑中心凹上。在调节为零,即调节静止时与眼视网膜黄斑中心凹共轭物点称为此眼的远点。调节完全静止时,只有位于远点处的物体才能在视网膜上结成清晰的像。因此对于正视眼而言,远点位于眼前无穷远处;对近视眼,远点位于眼前一定距离处;对于远视眼,则远点位于眼主点后方(一般通称位于眼球后方),为虚性。

（一）调节的生理与神经支配

1. 调节的生理

晶状体表面曲率的变化是调节的主要特征，这种变化主要体现在晶状体的前表面。当调节静止时，晶状体的前表面的曲率半径约为 10 mm；当产生调节时，曲率半径可变化到 6 mm。晶状体前表面曲率半径的变化使得晶状体会聚光线能力可以变化，因此能有效地保证不同距离的目标都能清晰成像在视网膜上。晶状体是柔软并有很强的可塑性，因此在外力的影响下其形状可以产生变化。晶状体的外面包裹着一层有弹性的囊膜，囊膜的厚度体现为周边部较厚，前后两极较薄。在调节静止时，睫状肌悬韧带和晶状体囊膜绷紧。在调节过程中，睫状肌收缩，引起悬韧带松弛，从而受到悬韧带牵拉的晶状体囊变松弛。晶状体内容物受到囊膜的压力消失，其可塑性体现为向囊膜较薄处突出。由于玻璃体的存在使得晶状体向后移动受到限制，睫状肌后端牵拉的脉络膜把玻璃体轻微向前推移。几种作用力的共同效果使得调节过程中晶状体变成一个前表面中央突出的非球面状态。

无论调节的过程是如何错综复杂，但可以肯定的是在调节静止时，睫状肌放松，晶状体扁平，眼屈光能力减弱。在调节产生过程中睫状肌收缩，晶状体弯曲，眼屈光能力增加。

2. 调节的神经支配

人眼调节的过程，是对某种特殊的综合性视刺激的反应。睫状肌是由自主神经系统支配，同时接受交感神经和副交感神经的支配，副交感神经的作用占有绝对优势。睫状肌的全部肌纤维上均分有副交感和交感神经纤维，两者在进入肌肉前形成神经丛。两种神经在睫状肌内全部肌纤维的分布显示其存在这一个全面的相互拮抗的神经活动。其组成为支配看近时调焦的占优势的副交感机制，以及支配看远时调焦的次要交感机制。交感神经对睫状肌的支配作用较小，其最大幅度为 $-1.50\,\mathrm{D}$ 左右，主要起到抑制作用。

（二）调节的定量分析

无论调节的生理过程与神经支配问题具有多大的争议，可以肯定的是在调节过程中，晶状体厚度增加，曲率半径变小，屈光力增加。调节时屈光系统的改变可以通过图 3-4 所示。

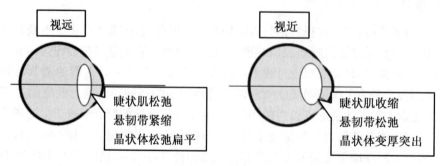

图 3-4 调节状态

1. 调节的范围和程度

调节范围就是指眼睛通过调节作用后能够清晰成像的物点范围，即眼睛在完全放松时能看到最远的点和使用最大调节时能看到的最近点之间的距离。调节幅度即在调节范围内眼睛的屈光度的变化。

（1）调节远点（punctum remotum）

当调节完全放松时，与视网膜黄斑中心凹相共轭的视轴上的物点称为调节远点。即调节静止时，自远点发出的光线恰好聚焦在视网膜黄斑中心凹上。通常来说，调节远点亦指眼睛在完全休息时，所能看清楚物体的最远距离。当眼睛注视远点时，睫状肌松弛，眼的屈光力最小。调节远点距离的倒数称为静态屈光度，即眼睛的屈光不正度。

（2）调节近点（punctum proximum）

眼睛使用全部调节力量时与视网膜黄斑中心凹相共轭的视轴上的物点称为调节近点。即使用最大调节时，自近点发出的光线恰好成像在视网膜黄斑中心凹上。当眼睛看近处物体时，使用最大调节力量所能看清楚的那一点叫近点。当眼睛注视远点时，睫状肌收缩，眼的屈光力最大。近点距离的倒数为最大动态屈光度。

（3）调节范围（range of acco mmodation）

调节远点和近点之间的距离称为调节范围。在这一范围内，眼可以利用不同程度的调节看清不同距离的目标。即在眼睛使用不同的调节时，此范围内的所有目标都可清晰地成像在视网膜的黄斑中心凹上。

（4）调节幅度（amplitude of acco mmodation）

眼睛注视远点和近点时两种情况下的屈光力的差别称为调节幅度。调节幅度即为眼睛最大动态屈光与静态屈光之差，代表了眼睛的最大调节量。调节范围与调节幅度关系如图3-5所示。

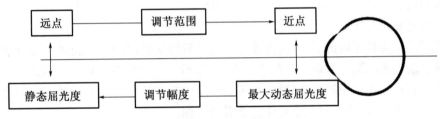

图 3-5　调节范围与调节幅度关系图

调节范围以距离单位米表示，调节幅度以屈光力单位屈光度表示。

如果用 r 代表远点，p 代表近点，R 代表注视远点时的屈光度，P 代表注视近点时的屈光度，a 代表调节范围，A 代表调节幅度，则：

调节范围 $a = r - p$

调节幅度 $A = R - P = 1/r - 1/p$

【例3-1】　经测量，某眼远点为 1 m，近点为 0.1 m，求调节范围和调节幅度。

解：远点 (r)：1 m　　　　静态屈光 $(R) = 1/1 = 1.00(D)$

近点 (p)：0.1 m　　　　最大动态屈光 $(P) = 1/0.1 = 10.00(D)$

调节范围 $a = 1 - 0.1 = 0.9(m)$

调节幅度 $A = P - R = 10.00 - 1.00 = 9.00(D)$

2. 不同屈光状态眼的调节

不同屈光状态的眼在尚未矫正的情况下，具有不同的调节状态，其调节范围和调节幅度与其静态屈光有关，具有显著差异。

（1）正视眼的调节

正视眼的远点位于无限远,其静态屈光为零,因此不需使用调节即能看到无限远目标。注视近点处物体时使用的全部调节力量即为调节幅度。调节范围为从近点至无限远的全部区域。

【例3-2】　求正视眼的调节范围和调节幅度。假设近点为 0.1 m。

解：远点(r)：∞　　　　静态屈光 $(R)=1/\infty=0$

近点(p)：0.1 m　　　最大动态屈光$(P)=1/0.1=10.00(D)$

调节范围 $a=\infty-0.1=\infty$

调节幅度 $A=P-R=10.00-0.00=10.00(D)$

（2）近视眼的调节

近视眼患者在无其他眼部疾病的情况下,其平均调节力与一般同年龄人群无显著差异,但由于近视眼的远点位于眼前有限距离,其调节范围较小。调节范围缩小严重影响近视眼具有清晰视力的目标范围。但近视眼患者若选择合适的镜片矫正,其调节范围基本可以恢复正常。对于近视眼而言,在看近处某一目标时可以不使用调节。在看远处目标时,近视眼不能用调节弥补自身的屈光缺陷。

【例3-3】　求$-3.00D$的近视眼的调节范围和调节幅度。假设近点为 0.1 m。

解：静态屈光$(R)=3.00D$　　　远点$(r)=1/3=0.33(m)$

近点(p)：0.1 m　　　　　最大动态屈光$(P)=1/0.1=10.00(D)$

调节范围 $a=0.33-0.1=0.23$

调节幅度 $A=P-R=10.00-3.00=7.00(D)$

（3）远视眼的调节

远视眼的远点位于眼的后方,为虚物点。为了看清无限远的目标,远视眼必须使用调节来使之矫正为正视状态。其调节范围失去意义,即不使用调节的情况下,远视眼看不清眼前任何距离的目标。当远视眼度数较轻时,可以使用调节弥补其屈光缺陷;当远视度数超过眼睛的最大调节力时,必须通过光学补偿才能看清目标。

【例3-4】　求$+3.00D$的远视眼的调节范围和调节幅度。假设近点为 0.1 m。

解：静态屈光$(R)=-3.00D$　　　远点$(r)=1/-3=-0.33(m)$

近点(p)：0.1 m　　　　　动态屈光$(P)=1/0.1=10.00(D)$

调节范围自眼后 0.33 m 至眼前 0.1 m

调节幅度 $A=P-R=10.00-(-3.00)=13.00(D)$

在相对静态屈光状态下,正视眼调节范围无限大,近视眼调节范围很小,远视眼的调节范围没有意义。在注视相同目标的情况下,远视眼所用的调节最大,近视眼所用的调节最小。

3. 调节力的计算

在实际工作中,一般并不需要计算调节范围和调节幅度,而更关心在工作状态或者阅读状态下人眼的调节状态。在近距离视物的情况下,所使用的调节力对于判断视疲劳以及确定老视处方具有重要意义。

此时的调节力 $D_A=1/X-D_E$

其中 X 为工作距离或阅读距离。

【例3-5】　求$-3.00D$的近视眼注视 33 cm 的目标所用的调节量。

解： $D_A = 1/X - D_E = 1/0.33 - 3.00 = 0(D)$

【例 3 - 6】 求 $+3.00D$ 的远视眼注视 33 cm 的目标所用的调节量。

解： $D_A = 1/X - D_E = 1/0.33 - (-3.00) = 6.00(D)$

【例 3 - 7】 求正视眼注视 33 cm 的目标所用的调节量。

解： $D_A = 1/X - D_E = 1/0.33 - 0 = 3.00(D)$

从以上三种情况可以看出，调节力与静态屈光和注视目标的距离有关。在相同注视目标的情况下，不同屈光状态所使用的调节量与静态屈光相关，近视眼所使用的调节力最小，远视眼所使用的调节力最大。当然，在相同屈光状态下所使用的调节力与注视目标距离有关，即注视目标越近，所使用的调节力越大。

（三）调节的测定

眼的调节的测定可以采用客观或主观的方法进行。客观测定的方法即为动态的视网膜检影，主观的测定方法包括测定调节近点或者测定调节幅度。由于影响测定的因素很多，如照明、瞳孔大小、视标、对比度等都会对结果产生影响。因此不论何种方法测定，其结果都存在差异。

1. 调节幅度

（1）移近法/移远法测定调节近点

粗略的检查方法是将阅读字体或近视力表向被检眼从远处移近或由近点逐渐移远。移近法测得的调节幅度高于移远法测得的调节幅度。测量结果可以选择移近法和移远法的平均值。更为准确的方法是选择精细视标。如 Donders 于 1864 年设计的发丝视力计。该仪器呈小竖琴状，琴弦为若干细发丝组成。检查时背景为白色，将仪器向眼接近，当眼开始看不清发丝时，即达到调节近点。Duane 于 1909 年设计的调节卡片使用方便。在卡片上画有一视标 3 mm 长、0.2 mm 粗的细线，将卡片缓慢移近眼睛，同时注视该线，当线开始模糊时的距离即为近点。一般测量的另外一个端点可以选择角膜顶点或者眼睛平面顶点。

（2）负镜片法测定调节幅度

将近视力表固定于 40 cm，打开近用灯，保证良好的照度，遮盖左眼，检查右眼，嘱患者注视近视力表中最佳视力的上一行视标，能看清加负镜片刺激调节，直至视标持续模糊，此时的负镜片度数的绝对值加上 $+2.50D$ 即为最大调节幅度。

负镜片法测定调节幅度时，视标位置固定。在增加负镜片的过程中，被测者看到的视标逐渐缩小。在移近法中，随着视标位置移近，被测者看到的视标逐渐增大。因此两种测量方法的结果会有差别。

（3）调节幅度经验公式

调节幅度随年龄的增加有下降趋势，以下公式表示调节幅度随年龄下降的最大、最小及平均值。

最小调节幅度 =（15 - 0.25）× 年龄

平均调节幅度 =（18.5 - 0.30）× 年龄

最大调节幅度 =（25 - 0.40）× 年龄

2. 调节反应的测定

调节刺激为诱发个体产生调节的物体,一般指放在眼前有限距离的注视视标,以该视标至眼镜平面的距离的倒数来表达调节刺激的量。调节反应为个体应对某调节刺激所产生的实际调节量。以调节反应与调节刺激之间的关系来分析个体对同一调节刺激所做出的调节反应的准确性。调节反应大于调节刺激称为调节超前;调节反应小于调节刺激称为调节滞后。

对于一定量的调节刺激,不同个体有不同的调节反应。对于近点视标的调节反应通常比调节刺激低,即存在调节滞后。调节超前不常见。调节反应的测定可以选择动态检影或者融合性交叉圆柱镜(FCC)测量。动态检影法包括 MEM 动态检影法、Nott 动态检影以及低度中和动态检影。

(1) MEM 动态检影法

MEM 动态检影法是采用将带有窥孔的测试卡安装在普通检影镜上,检查从窥孔中观察被测者接近视轴的反光影动。通过判断检影反光的宽度、速度和亮度确定调节滞后的量。测试卡和检影镜离被测者的眼镜平面 40 cm,被测者配戴习惯性矫正眼镜。如果检影镜以平行光或发散光的形式,则顺动表示调节滞后,逆动表示调节超前,中和现象表示调节刺激和调节反应相等。

(2) Nott 动态检影

与 MEM 动态检影不同的是将测试卡放置在综合验光仪的阅读杆上而不是将其粘在检影镜上,同时检影镜在测量视标卡平面后做移动以测量调节滞后。测试卡离被测者的眼镜平面 40 cm,被测者通过远距主观验光处方注视测试卡上的视标,检测者发现顺动说明有调节滞后。检测者慢慢后移直至看到中和反光,调节反应屈光度即为检测距离的倒数。

(3) 低度中和动态检影

低度中和动态检影即测量出使调节刺激和调节反应屈光度相等的镜片度数。检影镜和测试卡保持与患者相同的距离,离被测者的眼镜平面 40 cm。测者通过远距主观验光处方注视测试卡上的视标。如果发现有调节滞后,以 0.25D 的幅度增加正镜片直至出现中和点,记录所增加的正镜片度数。

(4) FCC 试验

FCC 试验是检查双眼注视状态下,观察近距离物体时患者的调节状态,调节超前亦或调节滞后。调整近用视力表盘上的十字条栅视标位于眼前,在两眼前放置屈光力量为+/-0.50D交叉圆柱镜,注意负柱轴位于垂直方向,正轴位于水平方向,十字条栅通过这样放置的交叉柱镜形成前后两条焦线,横线在前,竖线在后。令患者报告是横线清楚还是竖线清楚。如横线清晰,在双眼前以+0.25D 为一挡逐渐增加正镜片,直至横竖线一样清晰。记录此时正镜片度数。如竖线清晰,翻转交叉圆柱镜,如患者报告横线清晰,则结束,如仍报告竖线清晰,则患者对竖线优先选择,该实验对这类人群不适合。

3. 调节灵活度的测定

调节灵活度代表了调节反应的准确性和灵敏性,是在不同水平变化的调节刺激下所做出的调节反应速度,通过交替变换两个不同水平的调节刺激,来计算每一分钟内调节水平变换的次数。一般采用±2.00D 的镜片翻转拍进行镜片摆动测试。

（四）调节与年龄的关系

1. 年龄与调节

随着年龄的增长，晶状体不断老化，其调节力逐渐下降直至完全丧失。一般来说，青少年时眼的调节力为 14.0D，其近点在 7 cm 左右。随着年龄的增长，其近点逐渐远移，36 岁左右其近点为 14 cm，调节力下降到 7.00D。到 45 岁时，近点移至 25 cm，调节力只有 4.00D。到 60 岁时，调节力只有 1.00D。在多数情况下，近距离工作距离一般为 30 cm 左右。正视眼患者在 45 岁时在近距离工作中须使用其全部的调节力，长时间工作必然会带来不适。但实际情况并非完全如此，个体会有差别，很多患者在 50 岁尚未出现老视，而部分患者在 30 几岁亦产生老视症状。这与个人屈光状态、用眼习惯、工作性质、照明条件等都有关系。

2. 老视与调节

老视是随着年龄增长而出现的正常生理现象，其产生原因在于随着年龄的增长所带来的晶状体硬化，调节力下降而导致视近物困难。

人由中年转为老年，虽然眼睛没有产生病理变化，但会逐渐产生视近困难。此时即为发生老视，俗称老花眼。准确地说，老视是随着年龄增长，在一般近距离工作中，需要在其静态屈光矫正之外另加凸透镜以提高其近视力。随着年龄增长，晶状体逐渐硬化，弹性下降，睫状肌的功能也变弱，引起眼的调节作用减退造成阅读或近距离工作困难，视力模糊，即由于年龄增长所致的生理性的调节减弱称为老视眼。

老视为正常的生理现象而非疾病。老视是逐渐产生并随年龄发展，一般首先体现为阅读或近距离工作困难，看不清小字或者物体细节，习惯性将书或者注视目标远移，初期只在晚间或者昏暗处有视物困难表现，视近物不能持久，持续阅读短时间内即出现目标模糊，字体串行，有重影，最后无法坚持阅读。

老视的近视力状态不仅与年龄有关，还与患者本身的屈光状态相关。远视眼患者的调节近点比同龄正视眼患者远，当调节力减退情况相当的情况下，远视眼患者的老视症状较早出现。而对于近视眼患者情况恰恰相反，对于没有矫正的低度近视，老视症状显现的时间较晚。

没有屈光异常的老视眼患者采用正透镜矫正，远视眼患者亦采用正透镜矫正，但两者具有本质区别。没有屈光异常的老视眼的屈光系统正常，晶状体硬化，睫状肌功能较弱，调节近点远移。远视眼患者晶状体没有硬化，睫状肌功能亦正常，调节近点正常。老视眼患者的矫正正透镜是用于矫正其近视力，远视眼患者的矫正眼镜是矫正其远视力。

表 3-2 远视眼与老视眼对比

类　别	远视眼	老视眼	类　别	远视眼	老视眼
屈光系统	异常	正常	调节近点	正常	变远
晶状体	正常	老化	调节远点	在眼后	正常
睫状肌	正常	减弱	矫正眼镜	远用（可近用）	近用（不可远用）

理论上来说，老视的检查与处理需要首先考虑眼的静态屈光，调节时屈光情况的改变，

单眼及双眼的调节幅度,工作距离的正、负相对性调节。在实际工作中,一般根据静态屈光和工作距离即可以确定患者的近用眼镜度数。虽然个体之间调节力随年龄下降差异不大,可以按照调节与年龄的关系来确定老视患者的近用眼镜度数,但实际中需要针对患者的用眼习惯与工作性质验配舒适的老视眼镜。配戴近用眼镜尽量不要过矫,一方面度数过高会破坏调节与集合的关系,一方面近用眼镜度数过高导致远点移近过多,形成调节范围过小。一般按照年龄确定近用眼镜度数时,在患者为45岁左右时可按照远用处方基础上增加+0.75D用于第一副近用眼镜度数。二次增加近用眼镜度数一般不宜超过+0.75D。正视眼患者根据年龄确定老视眼镜的度数可以参考如下:45岁1.00D,48岁1.50D,50岁2.00D,55岁2.50D,60岁3.00D。3.00D以上的老视眼镜需要考虑调节范围以及与集合的关系。

老视的发生并不是以近距离阅读完全不能进行为标准,而是当随着调节力的下降而导致近距离阅读不能持久且出现疲劳症状为老视产生的开始。一般来说,阅读时所需调节力如果大于调节储备量的一半,则可能出现老视症状。

例如调节幅度为5.00D的患者,如果阅读距离为33 cm,则其使用调节力3.00D大于调节幅度的一半,可能出现不舒适症状,需要近附加。如果阅读距离为40 cm,则可能不会出现阅读不适。

(五)调节功能异常

正常的调节功能,是使眼能迅速适应注视目标距离的改变,并能够维持该动态屈光状态稳定的良好的视力。当调节功能出现异常时,眼或不能清晰视物,或不能自如地维持,或改变调节状态,以致造成视物不清。异常的调节状态可能带来相对固定的屈光异常,由此造成持续的视力障碍。若调节状态不断变化,则表现为间歇性视力障碍。调节功能异常包括调节疲劳、调节痉挛、调节麻痹、调节反应时延长等。本节只介绍调节疲劳、调节痉挛、调节麻痹。

1. 调节疲劳

调节过度可以促使调节力的增强,但亦可以导致调节疲劳。如果长时间连续在接近近点的距离工作,则有可能出现疲劳。造成调节疲劳的重要因素有年龄、全身疲劳状态、所用调节在全部调节力中所占比例以及眼的屈光情况和集合能力等。

调节疲劳主要由屈光异常以及调节和集合关系失调所引起,其中屈光异常是引起调节疲劳的主要因素。

正视眼只有在近距离注视时才使用调节,未矫正的远视眼不仅看远时需用调节,看近时还需另加调节。近视者不但看远时不用调节,看近时所用调节亦低于正视眼。年轻的正视者或轻度远视者可轻松运用调节看清远近不同距离。高度远视患者如不戴镜,从事近距离工作非常困难。近视眼调节区域很小。因而即使运用全部调节力也只能看清很小一段远近范围内的物体,故极易引起调节疲劳。远视或混合散光患者由于想获得清晰视力,因而不停地调节。由于两眼调节基本相等,所以屈光参差无法用调节纠正。屈光参差在没有正确矫正的情况下至少有一眼模糊。当两眼屈光差别不大时,眼也倾向于努力调节,以图获得清晰视力,这种不断调节造成疲劳且无法提高视力的状况与散光时努力调节的状况相同。

调节疲劳的治疗首先需要充分矫正屈光不正,必要时纠正眼肌不平衡。由于静态眼散光与调节状态散光可能不同,对于散光度数可适当调整以适应工作距离。高度近视患者可以低矫以适应近距离工作需求,应将调节幅度的 1/3 留做储备。AC/A 比值过大,可增加正球镜以减少调节对集合的刺激,反之则减少正球镜度数。工作状态时集合位于舒适区之外,应适当增加棱镜。

2. 调节痉挛

1856 年,Von Graefe 首先描述调节痉挛。调节痉挛表现为发病时睫状肌张力增加,副交感神经处于持续兴奋状态,使远点及近点均移近,造成假性近视,以致远视眼度数变浅,正视眼成为近视,近视眼度数加深。痉挛较轻时,睫状肌张力增加常为间歇性,近距离工作时加重。重症者睫状肌呈持续性痉挛,使眼屈光力大幅度增加。调节痉挛患者的视力减退一般并不严重,一般体现为假性近视所带来的远视力模糊,可能伴有调节性散光,近视力一般不受影响。其主要症状为眼部不适、头痛、易疲劳、畏光、复视、视物不能持久。调节痉挛容易发生误诊,按近视配镜而使痉挛程度加重。一般来说,存在调节痉挛会有以下表现:① 主、客观验光结果差异较大;② 检影时中和点不稳定;③ 雾视法无法提高远视力;④ 较弱睫状肌麻痹无效。可靠诊断方法为在睫状肌麻痹前后检影验光,两者结果差别超过 1.00D。

调节痉挛的病因可分两大类:一类为功能性调节痉挛,主要是对过度调节和疲劳的反应;另一类为器质性调节痉挛,为副交感神经刺激所引起。器质性调节痉挛比较少见,本节只介绍功能性调节痉挛。

功能性调节痉挛多由睫状肌功能不全和过度使用调节所引起。比较常见的是对调节疲劳的反应,与其他肌肉的疲劳性痉挛相似。调节疲劳时可不出现调节不足,而代之以调节痉挛。它主要是疲劳造成的一种持续的兴奋状态,其诱发原因通常有以下三种:① 在不良的卫生条件下过度用眼;② 光学缺陷或眼肌力异常造成的视力困难;③ 易引起功能性紊乱的健康情况和精神状态。

功能性调节痉挛不易治疗,治疗时主要从诱发病因入手,可以考虑如下原则:① 改善视觉卫生环境;② 除去全身因素;③ 矫正屈光不正和眼肌力不平衡;④ 症状较重者应用解痉药物;⑤ 因近距离工作引起,应减少近业工作时间,增加户外体育锻炼;⑥ 假性近视应及时诊断和治疗。

3. 调节麻痹

看近时的调节麻痹可能由先天异常、神经性或者药物作用、感染、中毒、外伤等眼局部或全身因素引起,可出现为单眼或双眼。

调节麻痹的症状一般表现比较典型。主要特点为近点远移,向远点靠拢,合并瞳孔放大。原有屈光不正表现更为突出,且感觉眩目。调节麻痹后对视力的影响,随着屈光状态不同有所差异。正视眼远视力影响较小,近视力下降;近视眼远、近视力均影响不大;远视眼远、近视力均下降,近视力下降尤为明显。远视散光视力最差。无屈光异常的老视眼其近点已向远移,故对视力影响并不显著。本病合并视物显小。

调节麻痹最常见的致病原因是睫状肌麻痹剂的使用。调节麻痹不但可有局部点用阿托品引起,其他全身使用此类药物的副作用亦可引起。除药物作用外,调节麻痹还可能由于先天异常所引起,如睫状肌先天异常、感染与中毒、影响睫状肌的眼病等。

引起调节麻痹的原因很多,对此病要认真全面地检查,力求正确诊断。

二、集合

人眼为了能把远近不同的物体准确成像在视网膜上并形成双眼单视,两眼不停地调整其屈光度和两眼视轴的集散度。当双眼看近时,调节增加、视轴向内集合和瞳孔缩小的联合运动称为近反射三联运动。当两眼向无限远注视时,称之为功能性休息状态。随着被观察物体向眼移近,两眼即向内集合。当两眼看远时,视轴即向外散开,实际上,两眼观察物体时,是不停地进行集合和散开运动。当人眼为了看清近处物体时,两眼的视轴要转向内侧,使两眼的视轴正对所看的物体,物体在视网膜上所成的像正位于双眼黄斑中心凹部位,这种作用叫做集合,也称为辐辏。

(一)集合的分类

集合可以分为自主性集合和非自主性集合。自主性集合即随意的使两眼向鼻侧集合。这是视觉反射运动中唯一能用人的意志控制的功能,由人的意志使两眼视轴向鼻侧集合,由大脑额叶司理。非自主性集合是一种视觉反射,它是通过大脑枕叶知觉中枢建立的条件反射,不受主观意愿控制,是一种反射性集合。其包括:强直性集合、融像性集合、调节性集合和近感性集合四种。

1. 强直性集合

当清醒睁眼时,双眼内直肌经常接受一定量的神经冲动,使其保持一定的张力,克服视轴的发散,以维持第一眼位,双眼视轴平行,这是无意识性的眼肌紧张作用。强直性集合保证了集合与散开处于平衡时的眼球位置状态。如集合过度,眼处于内隐斜状态,集合不足则表现为外隐斜。

2. 融像性集合

融像性集合也称为合像性集合,是对视网膜分离像的反应而产生的双眼向内或向外的运动。当双眼注视同一目标而物像落在两眼视网膜对应点稍鼻侧或颞侧时,为将两单眼的视标融合为一,不致发生复视,视觉运动反射会引起融像性集合,使物像落在两眼视网膜对应点上。

3. 调节性集合

眼的调节可以刺激两眼视轴向内集合。双眼注视近距离目标产生调节变化时,双眼视轴会相应内转,这种集合运动就是调节性集合,因此我们会发现在出现复视前,往往视标先变模糊,这就是调节性集合的参与所致。

4. 近感知集合

由于感知注视物在近处而发生的集合现象,亦称为心理性集合、邻近性集合。通过光学仪器将视标成像在远处时,由于心理上感知视标不断移近以及观察视标就在眼的近处,所以引起一定集合。临床上,近感知集合被认为是调节性集合的一部分。

(二)集合的测定

1. 集合近点与集合远点

集合近点即为保持双眼单视的最近点。当物体慢慢靠近眼睛时,集合的程度也慢慢增加,但到最后集合达到极限时,两眼就放弃集合,眼球突然向外转动,形成不可抑制的双眼复视。在放弃集合之前双眼所能保持集合的最近点,称为集合近点。

集合近点的计算是指注视目标距离到两眼旋转中心连线中点的距离。在实际应用中,眼的旋转中心定为角膜顶点后 14 mm。

当注视无限远处物体时,不用集合作用,集合作用完全静止,此时物体所在的点称为集合远点。

2. 集合范围

集合近点和集合远点之间的距离称之为集合范围。集合范围的单位通常用米来表示。

阳性集合范围:在无限远至近点之间的距离称之为阳性集合范围,实际上指集合存在的部分。

阴性集合范围:超过无限远,即双眼实现集合于眼球后面的部分,称之为阴性集合范围。此时两眼视线是向外分开的。

3. 集合程度

集合近点和集合远点之间集合能力的差别称之为集合程度。集合程度的单位为米角或者棱镜度。

米角是一个定义性单位,注视 1 m 处物体的双眼的集合力量称之为 1 米角(MA)。由集合点求米角的公式为:$C = 1/d$,d 为双眼注视点至眼的距离,单位为米。当两眼处于看远状态,两眼视线平行,其集合程度为零。当两眼注视 1 m 处物体时集合程度为 1 米角,注视 0.5 m 处物体时集合程度为 2 米角。

集合米角是一个只与注视目标距离相关的量,在不同的双眼中心距的情况下,相同的集合米角具有不同的圆弧角度。集合米角亦与被测眼视轴间距无关。不同视轴间距的双眼注视相同距离的目标,其集合米角是相同的。

如若准确描述注视目标距离以及被测眼的中心距之间的关系,需要采用棱镜度来讨论集合程度。米角描述集合最大的意义是对于正视眼而言,用米角表示集合与用屈光度表示调节达到集合与调节的一致。这为判断集合与调节的关系提供了直观的对比。

4. 集合的测定

(1) 集合近点的测定

测定集合近点所用的设备及方法与测定调节近点相同。唯一不同的是判断指标不同。测定调节近点的判断条件是视物模糊,而测定集合近点的判断条件是产生双眼复视。集合近点是指注视目标到两眼旋转中心连线中点的距离。因此测定集合近点可以首先测定视标至眼镜平面的距离 d_1,再测定眼镜平面至角膜顶点的距离 d_2。d_2 一般为 12～14 mm。选择角膜顶点至旋转中心连线中点的距离为 13.5 mm,则集合近点的距离为 $d = d_1 + d_2 + 13.5$(mm)。

(2) 集合程度的测定

集合程度的测定采用在眼前加基底向内或向外的三棱镜来进行。当将三棱镜置于双眼注视的一眼之前,随着三棱镜的度数不断增加,双眼不断改变视轴方向以避免产生复视。当所用三棱镜度数高于双眼的耐受能力时,即将集合破坏形成双眼复视。在保持双眼单视时所使用的最强的三棱镜度,即为该眼的最大集合力量。当增加基底向外的三棱镜时,眼球内转,以保证通过三棱镜后能看到目标。当增加基底向内的三棱镜时,眼球外转。基底向外所用三棱镜测定眼的内收作用,即集合可以增加的程度,也称之为正集合或阳性集合。基底向内所用三棱镜测定眼的外展作用,即集合可以减少的程度,也称之为负集合或阴性集合。如图 3-6 所示。

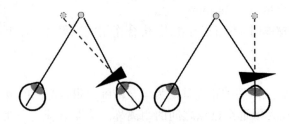

图 3-6　集合程度的测定

集合力量是由双眼共同负担的。无论全部三棱镜度数放在一眼之前,或者将其分开放在双眼之前,其结果是相同的。一般来说,眼的正集合力量比负集合力量要大得多。

当注视目标距离不同时,所测得的集合力量亦不同。所以在集合的测定中分为远距离集合的测定和近距离集合的测定。在所有测定集合前,都需要完全矫正屈光不正。一般采用单一独立的视标于 6 m 处(近距离视标在 40 cm),此视标为患者视力较差眼最好矫正视力的上一行。随着棱镜度的增加,可能会出现注视视标模糊但没有产生复视的模糊点状态。此即为患者不能代偿由棱镜引起的视网膜移开,但仍然保持稳定的调节。继续增加棱镜度会出现复视,即注视视标破裂。破裂表示患者无法用集合能力来保持双眼单视。减少棱镜度数,会再次恢复到双眼单视状态。

一般由于患者的远用屈光度已被完全矫正,因此观察 6 m 处物体时,调节已放松为零,也就是没有可以放松的调节性集合,所以应该不会出现模糊点。若出现了模糊点则说明患者的远用屈光矫正存在远视欠矫(正镜不足)或近视过矫(负镜过大),应重新核查远用处方,在模糊点缺乏的情况下,破裂点代表着负融像集合的极限。

三、调节与集合的关系

为了保证两眼既可看远又可看近,经常保持双眼单视经过长期的锻炼和演化所形成。虽然它们之间存在着极为紧密的联动关系,但为了适应某些生理或病理的需要还具有一定程度的单独活动范围。

这种单独活动,临床上甚为多见。远视眼的调节超过集合,近视眼的集合超过调节。如果超过的范围过大,在调节与集合两者之间只能保持一种正常功能时,因为一个清楚的影像,比保持双眼单视对于工作和学习更为重要,最终只好放弃双眼单视使一眼偏斜成为斜视。

四、相对性调节

相对性调节也称为比较性调节,是把集合固定起来,调节可以单独分开运动的力量称为相对性调节。或者说以相应的集合为标准,用测得的调节和集合比较,也称为比较性调节。

相对性调节分为负相对性调节(negative relative acco mmodation,NRA)和正相对性调节(positive relative acco mmodation,PRA)。以正视眼为标准,超过集合固定点所使用的调节,称为正相对性调节,也称为阳性比较性调节。以正视眼为标准,低于集合固定点所使用的调节,称为负相对性调节,也称为阳性比较性调节。

(一)相对性调节的测定

相对性调节的测定首先需要把被测眼矫正为正视眼,然后选择特定注视目标,即集合保持不变,在双眼前同时加正镜片测定负相对性调节,加负镜片测定正相对性调节。

【例 3-8】 正视眼,注视 40 cm 的近距离视标,知道患者注视近距离视力表上最佳视力上一行或者两行的视标:

(1)在双眼前同时加+2.00D 的镜片物体开始持续模糊;

(2)在双眼前同时加-2.50D 的镜片物体开始持续模糊。

判断其相对性调节。

分析:(1)注视 40 cm 视标时存在 2.50D 的调节刺激;

(2)眼睛放松了 2D 的调节来弥补+2.00D 镜片引起的会聚作用,此时眼睛共使用了 0.50D 的调节就能看清楚视标;

(3)眼睛增加了 2.50D 的调节来弥补-2.50D 的镜片引起的发散作用,此时眼睛共使用了 5D 的调节方能看清楚视标。

结论 1:正相对性调节为 2.50D;

结论 2:负相对性调节为 2.00D;

结论 3:相对性调节程度:4.50D;

结论 4:比较调节近点:1/5=0.20(m);

结论 5:比较调节远点:1/0.5=2(m);

结论 6:比较调节范围:200-20=180 cm,其中负相对性调节范围:200-25=175 cm,其中正相对性调节范围:33-20=13 cm。

当被测眼矫正为正视眼时,所能够接受的最强的负镜片,即眼睛在当前注视状态下能够增加的最大调节量,即为正相对性调节(阳性比较性调节);所能够接受的最强的正镜片,即眼睛在当前注视状态下能够放松的最大调节量,即为负相对性调节(阴性比较性调节)。

视标越靠近眼球,正相对性调节范围就越小,而负相对性调节范围就越大。

对于正视眼而言,当视标放在无限远时,无负相对性调节,即在眼前加任何凸镜片都会引起视觉模糊;当视标放在近点时,无正相对性调节,即在眼前加任何凹镜片都会引起视觉模糊。

(二)相对性调节的临床意义

相对性调节的测定能够帮助调整眼镜处方,以提高注视舒适度。为了保持其舒适状态,在配镜时尽量使阳性调节大于阴性调节,以保证有足够的调节剩余量。因此,从相对性调节的角度而言,近视矫正需要浅配,远视矫正需要足,老视处方中尽量满足正负相对性调节相等。

五、相对性集合（比较性集合）

与相对性调节类似，也可以测定相对性集合。同样把视标距离固定时，集合可以进一步增加或放松的程度，称为相对性集合。

以正视眼为标准，超过固定点所使用的集合，称为正相对性集合（阳性比较性集合）。低于固定点所使用的集合，称为负相对性集合（阴性比较性集合）。

【例3-9】　正视眼，瞳距60 mm，注视33 cm的视标；在左眼前加底向内的三棱镜 $4^{\triangle}$ 视标破裂；在左眼前加底向外的三棱镜 $8^{\triangle}$ 视标破裂。判断其相对性集合。

分析：（1）注视33 cm视标，使用 $9^{\triangle}$ 的集合；

（2）眼睛放松了 $4^{\triangle}$ 的集合来弥补底向内的三棱镜引起的像移作用；

（3）眼睛增加了 $8^{\triangle}$ 的集合来弥补底向外的三棱镜引起的像移作用。

结论1：阳性比较性集合为 $8^{\triangle}$；

结论2：阴性比较性集合为 $4^{\triangle}$；

结论3：比较集合程度为 $12^{\triangle}$。

与调节一样，为了保证近距离用眼的舒适性，要保证近距离注视时使用相对性集合的中间1/3的部分。相对性集合的中1/3称为集合的舒适区。在上例中，对于33 cm注视而言，可以耐受基底向内的三棱镜 $4^{\triangle}$，基底向外的三棱镜 $8^{\triangle}$，注视点位在舒适区之内，长时间近距离注视不会因为集合问题而产生视觉干扰症状。当注视点位在舒适区之外时，需要增加棱镜以调整注视状态的集合量在舒适区之内。

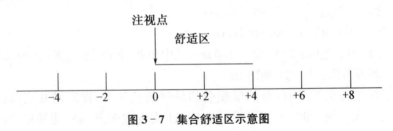

图3-7　集合舒适区示意图

六、调节性集合与调节的比值（AC/A）

AC/A是调节性集合与调节的比值，即当调节变化1D时，调节性集合的变化量，单位为棱镜度/屈光度。AC/A的分布范围一般在 $3^{\triangle}/1.00D \sim 5^{\triangle}/1.00D$，平均值为 $4^{\triangle}/1.00D$。

【例3-10】　（1）瞳距60 mm，双眼注视33 cm的视标，矫正后测定；

（2）用基底向外的三棱镜测定初始集合 C_0 为 $12^{\triangle}$；

（3）双眼前加 $-1.00DS$ 的凹透镜再注视33 cm的视标，测定诱发后集合 C_a 为 $16^{\triangle}$；

（4）通过计算 $AC/A = (C_a - C_0)/1.00$

结论：$AC/A = (C_a - C_0)/1.00 = 4^{\triangle}/1.00D$

AC/A是分析双眼视觉问题的参考指标。AC/A过大或者远视未矫正，视近发生内隐斜；AC/A过小或者近视未矫正，视近发生外隐斜，并有向显性斜视发展的可能。

第三节　屈光不正

单眼屈光不正包括近视眼、远视眼、散光眼，双眼屈光不正主要指屈光参差，下面进行分述。

一、近视眼

人类对近视眼的认知时间很长，中国是全球近视眼人数和比例最多的国家。但实际上是不是我们真的了解近视眼呢？

（一）定义

近视眼的英文单词为 myopia，源于希腊文，my 意"靠近的"，opia 意"眼"，指远物模糊，近物清晰的一种视觉现象。近视指眼在不使用调节时，平行光线通过眼的屈光系统屈折后，焦点落在视网膜之前的一种屈光状态。所以近视眼不能看清远方的目标。

（二）近视眼的诊断

1. 视力诊断

近视力≥1.0，远视力<1.0 者属近视（25 cm 检查）。

2. 屈光诊断

睫状肌麻痹下视网膜检影为近视屈光（≥−0.25D）。

3. 理论诊断

远视力<1.0，眼球轴长>24 mm，睫状肌麻痹下视网膜检影为近视屈光（至少≥−0.125D）。

（三）近视眼的发生率

近视眼发生率的研究一直是各近视眼研究机构的重点项目，希望能从发生率的特点中找到近视的产生原因。

近视眼的发生具有种族差异。一般认为中国，尤其是汉族人口和日本是近视眼多发的国家。2010 年 6 月，由中国、美国、澳大利亚合作开展的防治儿童近视研究项目前期调查结果数据显示：我国人口近视发生率为 33％，近视高发群体青少年的近视发病率达 50％～60％。我国是世界上近视发病率最高的国家之一，近视眼人数世界第一。在中国近视眼的发生率依然有地区差异。中山大学附属眼科医院 2009 年对广州市 10～15 岁青少年调查统计表明：近视者占青少年总体人群 75％，农村同年龄段青少年近视比率仅为此数据一半，约为 38％。近视眼发生还与性别、种族以及身体状态等因素相关。

（四）形成近视眼的原因

近视眼的形成主要有两方面因素，一是遗传，二是环境。一般认为高度近视眼为常染色体隐性遗传；一般近视眼为多因子遗传。

环境因素是目前认为青少年近视眼形成的主要原因，主要包括以下几个方面：

1. 视近负荷因素

用眼过近、目标过小、不清；在动荡的车厢内阅读、边走边读；在阳光直射或昏暗的光线下阅读；躺在床上阅读；玩游戏机（包括电脑游戏）等视近负荷都是近视眼形成的原因。

2. 长时间用眼

每天学习时间长，一次持续用眼时间长，睡眠时间短。课外作业多，考试多，课外活动少。

3. 照明

照明光源的亮度、均匀度、舒适度等因素都认为与近视眼的形成有关。

近视的形成还可能与身体状况、饮食与营养、全身性疾病、中毒等因素相关。可使视网膜上影像模糊的眼部疾病都有可能引发近视眼。

（五）近视眼的分类

在不同的研究体系和目标下，按照不同的标准，形成了多种近视眼的分类方法。下面简单介绍几种近视眼的分类。

1. 按程度分类

表 3 - 3　近视眼的分类（按程度）

名　　称	成　　人	儿童
低度近视	＜3.0D	＜2.0D
中度近视	＞3.0D & ＜6.0D	＞2.0D & ＜4.0D
高度近视	＞6.0D & ＜10.0D	＞4.0D & ＜6.0D
重度近视	＞10.0D	＞8.0D

2. 按屈光成分分类

（1）轴性近视：眼球前后轴过长，其他屈光成分基本正常。大多数单纯性近视眼均属于轴性近视。

（2）弯曲性近视：也称为曲率性近视，由于角膜或晶状体表面弯曲度过强，即曲率半径变小导致眼屈光力过强而形成的近视。

（3）指数性近视：屈光介质屈光指数异常，多由于房水、晶状体屈光指数增高而导致的屈光力增强，多见于白内障早期、老年晶状体核硬化或混浊及糖尿病患者。

（4）晶状体移位性近视：晶状体向前移位。晶状体移位一般合并着偏斜，会形成散光。

3. 按病程进展和病理变化进行分类

（1）单纯性近视眼：一般是眼球在发育基本稳定之后而形成的近视，一般屈光度在
－6.00D以内，眼的屈光系统与视网膜两者匹配不正常，远视力明显降低，近视力正常，其他
组织亦正常，易于矫正。

（2）病理性近视：也称为进行性近视，除了屈光系统异常外，还合并着其他组织的病理
改变，难矫正，一般出现在 20 岁以后眼球仍在发展变化并有病理性改变。

4. 按发生的时间进行分类

（1）先天性近视眼：习惯上指眼球具有明显的器质性病变的一类生来具有的原发性近
视眼。

（2）后天性近视眼：

① 发育期近视眼：指在生长发育期，为适应外界环境的影响而形成的近视眼，通常在
成年时静止。

② 成年期近视眼：明确发生在成年期，早年无近视病史，属于原发性，以眼轴延长
为主。

5. 按诱发因素分类

（1）继发性近视眼：由于全身性疾病或其他眼部疾病诱发的眼部进行性病变，表现以
近视性屈光为主，或者由于某一屈光成分形状或位置异常而造成的近视现象。继发性近视
包括角膜接触镜引起的角膜水肿、外伤导致的角膜水肿、白内障膨胀期、血糖不稳定、药物诱
发近视、调节与集合异常所诱发的近视等。

（2）并发性近视眼：指在某种内外因素作用下引起的眼调节功能障碍或屈光指数异常
而出现的一种近视现象。这类近视本质上不是近视眼，其只表现为近视症状，具有可逆性、
突发、短暂、低度或中度等特点。

6. 按是否由动态屈光（即调节）参与分类

（1）假性近视：指使用阿托品后，近视消失，呈现正视或远视。

假性近视一般是指由于异常视觉负荷等因素引起的眼调节紧张或调节痉挛，而表现出
的一时性近视现象。假性近视眼会呈现以下特点：

① 以视力诊断为依据，近视力正常，远视力异常，且波动性较大；

② 多见于青少年，时常伴有视疲劳症状；

③ 有明显（眼或全身）的诱发因素；

④ 采用睫状肌麻痹后，视力可以改善或恢复；

⑤ 主觉验光的近视眼镜可明显提高视力；

⑥ 视力变化是可逆的。

（2）真性近视：指使用阿托品后，近视屈光度未降低，或降低的度数小于 0.5D。

（3）混合性近视：指使用阿托品后，近视屈光度明显降低（大于 0.5D），但仍未恢复
为正视。

（六）近视眼的病理变化与并发症

近视眼的主观症状主要体现为远视力降低，近视力正常。低度近视眼会有一些眼部特
征及功能变化，但并不是所有近视眼都会有全部体现。

1. 近视眼的眼部特征和功能变化

近视眼一般体现为睑裂增大，常见眼球饱满、较大、多向前突。角膜比正视眼和远视眼薄，眼球后半部巩膜壁及脉络膜变薄。近视眼前房一般较深，瞳孔一般较大，瞳距宽于远视眼。近视眼的睫状体环状肌发育不全。各类近视眼的玻璃体变化表现在不同程度的液化、变性、混浊及后部脱离。

有一定比例的近视眼的周边视野异常。一些近视眼可能存在色觉异常，但先天性色觉异常与近视屈光无明显关系，近视眼的光觉敏感度降低。高度近视眼高频区的对比敏感性降低。中度以下的近视眼一般无异常。屈光参差、近视伴有弱视及高度近视或散光的双眼同视功能可能出现障碍。由于近视眼的屈光力量较强，因此看近处物体比正视眼的使用的调节力量少，相应的集合力量也少。

2. 高度近视眼病理变化和并发症

由于高度近视眼所用调节量明显减少，因此会出现比较明显的睫状体尤其是环状部分纤维呈萎缩状态。

高度近视眼眼轴延长，眼球向后扩展，使血管变细变直，视网膜萎缩和色素上皮细胞以及视细胞的消失，显现明显的脉络膜血管，即俗称的豹纹状眼底。

视网膜和脉络膜萎缩发生在视乳头的颞侧形成近视弧。变薄区后陷形成巩膜圆锥或巩膜后葡萄肿。

高度近视眼还会出现一些由于眼轴延长，玻璃体腔增大，促使玻璃体进行变性，相继发生液化、混浊及后脱离。不同程度的视网膜裂孔、出血以及范围或大或小的剥离可能会出现在高度近视眼的眼底变化中。未矫正的高度近视眼可能出现弱视或斜视。

（七）近视眼的预防、矫正与治疗

1. 近视眼的预防

（1）预防近视眼的发生

由于近视眼的确切发生原因和发展规律是目前研究领域的空白，因此对于近视眼的预防尚未有科学有效的确定性手段。近视眼的预防可以采用下列措施进行尝试，如注意高发期的视力保健、避免长时间近距离用眼、定期监测视力变化、定期进行视力检查等。

针对假性近视，可以采用放松调节的办法进行预防。具体包括如穴位按摩疗法、针灸疗法、扩瞳药物治疗、解痉药物治疗、雾视法、组合棱镜、利用图像距离的远近变换，锻炼睫状肌的功能，以增强眼睛的调节机能等方式。目前来说尚都处于探索、研究和试验阶段。

（2）预防近视眼的发展

一般性近视眼没有比较明显的病理变化，但随着近视度数的增加，可能会产生病理改变和并发症。因此采用适当的手段合理控制近视的发展是重要的。一旦产生近视，要正确对待，科学验光配镜，积极认真采取各种防止近视眼加深的方法。

（3）预防近视眼的并发症

近视眼的并发症是导致矫正视力不良甚至致盲的主要原因。如弱视、视网膜病变、青光眼等都是主要的近视眼并发症。对于高度近视眼，要注意视力变化，加强检查早期异常视觉症状，如飞蚊症、视野缺损、近视力异常等，必要时可以采用药物或手术进行治疗。

2. 近视眼的矫正

提高近视眼视力最有效的方式是采用框架眼镜或者隐形眼镜矫正。矫正的基本原则是在感觉舒适的同时达到视力最佳状态,并尽可能保证持续性用眼时间。矫正状态受到个体差异的影响。如屈光度大小、调节与集合状态、年龄因素、个体习惯、敏感性差异等都会影响近视眼的矫正效果。

对于远视力矫正效果不佳的高度近视患者,角膜接触镜是最佳矫正方式。角膜接触镜不仅有效避免负镜片的过度缩小效应,同时提供了相对较大的视野。对于不适合角膜接触镜的患者近附加是一个可选方式。近附加度数根据患者对近视力的要求而定。

对于继发性近视眼,不能简单地进行矫正,要查明原因。针对不同的诱发因素,采用合理的治疗和控制手段,然后进行正确的验光,小心谨慎地进行处方调整或者增加负镜片。

3. 近视眼的治疗

(1) 激光手术

激光治疗近视眼手术经过近二十年的发展已经达到了相当高的水平,全球上千万近视眼患者通过准分子激光手术摘掉了眼镜。此项技术经历了激光光学角膜切削术(PRK)、准分子激光角膜切削术(LASIK)、准分子激光上皮下角膜磨镶术(LASEK)、虹膜识别旋转定位+波前像差引导的准分子的激光近视手术(TK)四个发展阶段。

PRK 多应用于治疗$-7.00DC$以下中低度近视,术后可能出现角膜浑浊、眩光和屈光回退等并发症。LASIK 是一种透过激光改变眼角膜的弧度,以改善视力的准分子激光近视手术。LASIK 手术是在 PRK 的基础上发展起来的,该手术避免了 PRK 手术后的角膜上皮过度增生和角膜雾状混浊现象,适应范围更广、效果更加稳定。LASIK 可治疗近视、远视、散光等屈光不正,最高可矫正的度数受制于患者的角膜厚度,一般最高可矫正的近视度数达$-12D$。LASEK 是针对不能通过 LASIK 手术进行矫治的较薄角膜、高度、超高度近视患者的一种激光治疗近视手术。LASEK 是解决高度和超高度近视、角膜厚度不足患者有效的屈光手术方法,术后屈光度波动极少、屈光回退最少。TK 手术是 LASIK 技术的最新进展,是根据患者眼球的各项屈光数而设计出最佳方案。它不但考虑患者的屈光状态,更重要的是根据每一个患者具体的角膜地形情况、像差情况,进行个体化的综合治疗,使得手术后视力有可能达到或接近人正常视力的极限。

(2) 角膜塑形镜

角膜塑形镜治疗采用一种特殊逆几何形态设计,其内表面由多个弧段组成。镜片与泪液层分布不均,由此产生的流体力学效应改变角膜几何形态,在睡觉时戴在角膜前部,逐步使角膜弯曲度变平,从而有效地阻止了近视的发展。角膜塑形镜治疗近视是通过使用特殊设计的角膜塑形镜,对称地、渐进式改变角膜中央表面形状来减低近视。虽然角膜塑形镜能帮助大部分人提高视力(包括散光患者及中高度近视患者),但它对特定光度处方范围内的效果更为良好。其他因素包括个体的角膜硬度、角膜形状、眼压水平、角膜散光情况和能否适合配戴隐形眼镜。使用先进的现代化眼科检查设备的完整检查,才能决定配戴者是否适合配戴角膜塑形镜。

二、远视眼

远视眼在中国不是特别多发的一类屈光不正,但是远视是每一个人都会经历的视觉状态。正常情况下,婴幼儿时期都是处在远视状态,随着年龄的增长,眼轴不断延长,远视才渐渐消失。

(一)远视眼及屈光情况

1. 远视眼及其分类

处在休息状态的眼使平行光线在视网膜后方形成焦点,这样的眼称为远视眼。从屈光系统结构状态来说,远视眼可以分为轴性远视和曲率性远视。轴性远视是指眼的前后轴过短;曲率性远视是指眼屈光系统中任何屈光体的表面弯曲度较小。

2. 远视眼的屈光情况

在休息状态,正视眼使平行光线在视网膜上聚焦,远视眼使平行光在视网膜后方聚焦(图3-8)。

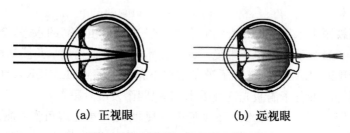

(a) 正视眼　　　　　　　　(b) 远视眼

图3-8　正视眼远视眼屈光情况图

远视患者可以通过配戴正透镜或者自身晶状体调节使平行光线在视网膜上形成焦点,从而获得较清晰的远视力状态。

远视眼:晶状体调节,平行光在视网膜上聚焦(图3-9);眼前放置凸透镜代替调节,平行光在视网膜上聚焦(图3-10)。

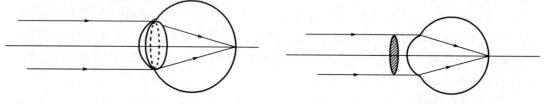

图3-9　晶状体调节矫正远视眼　　　　**图3-10　正透镜矫正远视眼**

3. 远视眼的远点

由眼底反射出的光线经眼屈光系统之后向外散开,这散开光线的反向延长线的交点,即为远视眼的远点。该远点是眼底点的共轭点,为一虚像点。

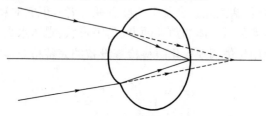

图3-11　远视眼的远点

（二）远视眼与调节

远视眼与调节具有密切关系。远视早期及低度远视状态,用调节代偿其远视度数,其远视力可以达到正常状态。因此轻度远视不容易被发现。对于远视患者来说,过多地使用调节导致其极容易出现视疲劳。随着远视度数的增加或者年龄增长等因素导致的调节力下降,当调节不能代偿其屈光缺陷时,显现为远视力下降,插片验光即呈现为远视状态。由于远视眼经常需要使用调节,因此在常规屈光检查时会有部分远视度数难以发现。远视按照调节可以分为:

1. 可矫正远视

可以用自身调节的办法来矫正远视力的那部分远视度数,称为可矫正远视,又称为能动性远视、随意性远视。

2. 绝对性远视

通过镜片才能提高视力的那部分远视度数,称为绝对性远视。

3. 隐性远视

使用睫状肌麻痹剂才能暴露的那部分远视度数,称为隐性远视,又称为潜伏性远视。

4. 显性远视

可矫正远视和绝对性远视之和称为显性远视。

5. 全远视

显性远视和隐性远视之和称为全远视。

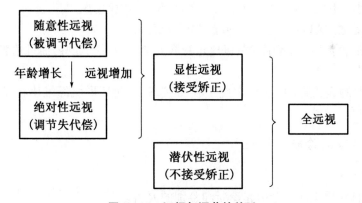

图 3-12 远视与调节的关系

下面以一个案例来说明远视和调节的关系。

【例3-11】 某20岁远视眼患者,远视力0.8,近视力0.4,调节近点20 cm,无其他眼部疾病。

（1）加+2.50DS,远视力1.5,近视力0.6～0.7;再加正镜片,远视力不变。

（2）再增加+3.00DS,远视力1.5,近视力达到0.9;再加正镜片,远视力降低。

（3）用睫状肌麻痹剂后,所加镜片总度数为+6.50DS,远视力达1.5。

分析:+2.50DS——最好矫正视力的最小正镜度;

　　　+5.50DS——最好矫正视力的最大正镜度;

　　　+3.00DS——用调节替代的屈光不正度。

因此,在该例中,各类远视度数分别为:

绝对远视:+2.50DS;可矫正远视:+3.00DS;隐性远视:+1.00DS;显性远视:+5.50DS;全部远视:+6.50DS。

(三)远视眼病理变化与并发症

1. 远视眼的主观症状

远视眼大多数情况下首先体现为视疲劳,然后才是视力下降。

(1)视力及视力障碍:绝大多数发生明显的裸眼视力障碍,体现为远视力减退,近视力出现明显的视力障碍。远视程度的轻重以及调节力量的强弱与裸眼视力有密切关系。一般来说用镜片矫正远视可以提高视力,但中高度远视使用镜片矫正视力有时不能达到正常标准。

(2)视疲劳及全身症状:远视眼非常容易产生视疲劳。一般闭目休息、暂停用眼或戴上合适的凸透镜后症状消失或明显减轻,继续用眼又会出现。严重的视疲劳远视眼容易引起全身症状,特别是神经系统变化。

(3)调节和集合联动失调:远视眼所用调节常常大于集合,造成调节和集合联动关系的失调,轻者可成为内斜位,重者出现内斜视。因此远视眼也需要正确矫正,以防止发生眼位偏斜。

2. 远视眼的病理变化

远视眼的病理变化一般出现在高度远视,主要体现在:

(1)眼球小:不仅前后径短,整个眼球各部都小,角膜也小。

(2)眼底变化:黄斑部发育异常或假性视神经炎。

(3)眼的α角增大:远视眼的黄斑比正视眼要离开视乳头远些,而且角膜明显地偏离中央,假性外斜视。

(4)远视眼的睫状肌:由于经常处于收缩状态,致使环形肌纤维比在正视眼和近视眼者明显肥大变厚。

(四)远视眼的诊断及矫正

1. 远视眼的诊断

远视眼的自我矫正能力会引起诊断和鉴别的混淆。

(1)和近视的鉴别:青少年轻度远视,由于用眼过多,导致睫状肌异常紧张收缩而痉挛,导致假性近视的产生。此时远视力下降,用凹透镜使视力增进,用凸透镜使视力下降。但此时凹透镜加深调节痉挛,出现明显的视疲劳。

(2)和老视的鉴别:远视和老视都是用正透镜矫正。但远视属屈光不正,戴正透镜后既可看远又可看近。而老视是一种生理性障碍,戴正透镜后只能看近不能看远。

(3)和正视的鉴别:主要是轻度远视和正视,从视力上无法准确分辨。

2. 远视眼的矫正与治疗

屈光不正矫正镜片度数的选择是在验光处方过程中的一个难题,远视的矫正镜片的选择尤其突出。因为远视患者一般不会体现为远视力明显下降,因此矫正镜片的作用更多的是缓解其视疲劳的主观症状。因此对于大多数远视患者而言,由于正镜片对视力的提高不明显,导致其不愿接受正镜片矫正。因此,在远视患者正镜片的选择上,需要适度降低其度数,以保证患者使用一定量的调节,降低其不舒适程度。

因此对远视患者的处方原则多数情况下是以缓解主诉不适症状为主,如果没有主观症状,且不存在调节与集合异常,则可不需矫正。如果存在主观症状,可以部分矫正。在远视矫正过程中,要充分考虑年龄因素,对于不同年龄段的人群可以参考如下意见:

(1)6～7岁以下儿童,轻度远视是生理性的,不予处理。只有在度数较高或出现双眼视功能异常等主观症状时,否则+3.00DS以下均不需矫正。

(2)7～20岁之间,如果主观症状明显,可以给予正镜片矫正。一般选择部分矫正,否则可能由于过分活跃的习惯性调节导致视物模糊。

(3)对于20～40岁的成年人,如果出现远视症状,可以采用远距离眼镜部分矫正,近距离眼镜全矫。

(4)对于40岁以后的远视眼患者,由于其调节力下降,老视症状的出现和显性远视的增加,导致其看远、看近都需要正镜片矫正。可以采用远距离部分矫正,近距离全矫,对于需求较高的患者可以采用双光或者渐进多焦点进行矫正。

对于已经发生斜视,或者有明显的视力减退或者视疲劳,应仔细检查屈光不正。对于远视伴有内斜的患者,需要全部矫正,在近距离用眼时可以考虑近附加。对于远视伴有外斜的患者,可以部分矫正以减少继发外斜的因素。

三、散光眼

散光眼不同于近视、远视,其光学特点相对复杂,但是对视力的影响相对较小,一般情况下都合并近视、远视产生。

(一)散光眼及形成原因

当眼调节静止时,平行光线经眼屈折后,由于屈光系统各子午线屈光力不同,引起不同的聚散度,故不能在视网膜上聚成焦点,而是在不同距离处形成两条焦线,两焦线间距离代表散光程度。

散光眼的形成主要由表面曲率变化、屈光介质偏离、屈光指数变化等引起,具体包括:

(1)曲率性散光:屈光体的表面弯曲度不均一。

(2)光学偏离性散光:晶状体的位置轻度偏斜。

(3)指数性散光:屈光介质不同区域的屈折率不同引起。

(二)散光眼的分类

1.按照主子午线的位置状态可以分为规则散光和不规则散光

(1)规则散光:凡是两个主径线互成直角的散光称之为规则散光。规则散光容易接受柱镜矫正。

(2)不规则散光:一条子午线的弯曲不规则所形成的散光就称之为不规则散光。

一般来说不规则散光的矫正效果较差,选择角膜接触镜矫正好于框架眼镜。在散光的研究中,我们只分析规则散光。

2. 规则散光按照生理类型可以分为顺规散光和逆归散光

在正常生理状态,由于受到眼睑的压迫,多数眼都存在轻微散光,一般为 0.25D 左右,体现为垂直方向屈光力较大,对视力基本没有影响,通常不需要矫正。

(1)顺规散光:垂直方向的屈光力较大的散光称之为顺规散光,或直接散光,顺例散光;一般以垂直方向为标准,30°以内屈光力大的都称之为顺规散光。

(2)逆规散光:水平方向的屈光力较大的散光称之为逆规散光,或间接散光,反例散光;一般以水平方向为标准,30°以内屈光力大的都称之为逆规散光。

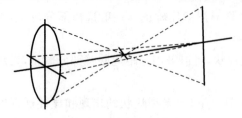 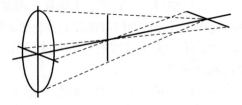

图 3-13　顺规散光　　　　　　　　　　　　图 3-14　逆规散光

3. 规则散光按照子午线位置也可分为斜散光和双斜散光

(1)斜轴散光:两条主子午线是相互垂直,但均不在水平和垂直位置的散光称之为斜散光;顺规散光和逆归散光以外的规则散光均为斜轴散光。

(2)双斜散光:两条主子午线不相互垂直,而是斜向交叉的散光称之为双斜散光。

(三)散光眼光学成像情况分析

根据视网膜位置和整个眼的屈光状态的匹配关系,形成不同的成像状态。以图3-15的逆规散光为例,平行光束到达人眼后经过散光面,在散光面后方会聚。如果 A、B、C、D、E、F、G 代表 7 个不同的视网膜的位置,即形成了七种屈光状态的散光眼。在每一种状态下,平行光束在视网膜上形成不同的影像,分别为垂直轴长的椭圆(A)、垂直焦线(B)、垂直轴长的椭圆(C)、弥散圆(D)、水平轴长的椭圆(E)、水平焦线(F)、水平轴长的椭圆(G)。

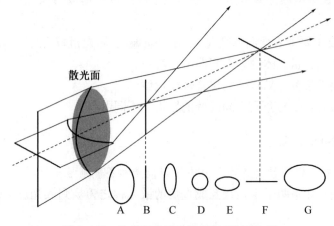

图 3-15　散光眼光学成像情况(逆规散光)

（四）散光的屈光状态

散光的形成是由于屈光系统中某一个面的曲率异常，形成在两个主子午线方向具有不同的屈光状态。在两个主子午线方向分别会形成近视、远视、正视状态。其中近视的屈光力大于正视，正视的屈光力大于远视。把正视、近视、远视两两组合即形成了正视近视（单纯性近视）、正视远视（单纯性散光）、近视近视（复性近视）、远视远视（复性远视）、近视远视（混合性）五种散光状态。五种散光状态存在两类位置上的差异，即分别存在位于水平、垂直方向，即顺规和逆规散光，因此散光共计五种顺规散光、五种逆规散光。

（1）单纯远视散光：一条子午线为正视，另一条子午线的焦线在视网膜之后，称为单纯远视散光。

（2）单纯近视散光：如果一条子午线为正视，另一条子午线的焦线在视网膜之前，称为单纯近视散光。

（3）混合性散光：一条焦线在视网膜之前，而另一条焦线在视网膜之后，称为混合性散光。

（4）复性远视散光：两条焦线均在视网膜之后，称为复性远视散光。

（5）复性近视散光：两条焦线均在视网膜之前，称为复性近视散光。

将上述内容汇总成表格，如表3-4所示。

表3-4　散光分类及影像情况

生理类型	散光类型	垂直子午线		水平子午线		视网膜上接收影像情况
		屈光状态	成像位置	屈光状态	成像位置	
顺规散光	单纯远视散光	正视	视网膜上	远视	视网膜后	水平焦线　—
	单纯近视散光	近视	视网膜前	正视	视网膜上	垂直焦线　|
	混合性散光	近视	视网膜前	远视	视网膜后	弥散圆或椭圆 ○
	复性远视散光	远视	视网膜后	远视	视网膜后	水平轴长的椭圆 ○
	复性近视散光	近视	视网膜前	近视	视网膜前	垂直轴长的椭圆 ○
逆规散光	单纯远视散光	远视	视网膜后	正视	视网膜上	垂直焦线　|
	单纯近视散光	正视	视网膜上	近视	视网膜前	水平焦线　—
	混合性散光	远视	视网膜后	近视	视网膜前	弥散圆或椭圆 ○
	复性远视散光	远视	视网膜后	远视	视网膜后	垂直轴长的椭圆 ○
	复性近视散光	近视	视网膜前	近视	视网膜前	水平轴长的椭圆 ○

由上表可以看出，视网膜接收到的影像情况包括焦线、椭圆或者弥散圆。其中焦线是由单纯散光所形成，且其方向与屈光异常的子午线方向一致。椭圆是由复性散光或者混合性散光所形成，其长轴是由远离视网膜的子午线方向所决定。弥散圆只有混合性散光中视网膜位在唯一特定位置才会形成。

（五）散光眼的临床表现

根据散光的度数及轴位，散光眼可能出现视物变形、视力降低及视疲劳症状。一般来说，在散光未矫正之前，最小弥散环处的视力是相对较好。低度散光或者顺规散光视力出现轻微下降，一般主观症状不明显。高度顺规散光远近视力都下降，出现视物模糊症状。逆规散光会出现近距离视物疲劳，轻微视近模糊症状，矫正相对困难。混合性散光，远视力和近视力都降低。高度散光有时会伴有弱视、斜视、斜颈等现象。

（六）散光的矫正

散光的矫正中特别注意在提高视力的同时要保持双眼舒适，并且保证双眼视功能的完整。因此，在散光的处理中，验光师针对个体情况的处理方式显得特别重要。散光的矫正一定要针对具体情况具体分析，最主要的要看患者接受情况和矫正视力情况。

（1）轻度的规则散光，如无视力疲劳或视力减退，可不必矫正。一般低度散光对视力影响较小，更容易引起视力疲劳。因此在实际处理中，对舒适度的关注不可忽视。对于成年人的原有处方进行轻度散光度数或轴位改变时，需要特别谨慎。对于引起视力下降且增加散光度数后视力有明显提高的散光患者需要进行矫正。

（2）高度散光患者，如不能适应全部矫正，可先给予较低度数的矫正，以后再逐渐增加。长期高度数散光的未矫正或欠矫正将影响验光过程和完全矫正处方效果。对于高度散光或斜轴散光需要排除圆锥角膜。

（3）对于以前并未矫正过的散光，部分矫正的差异效果患者感觉不敏感的散光，病人对戴或不戴散光矫正镜的差异不敏感的低度散光，都可以考虑部分矫正或者利用等效球镜进行矫正。

（4）不规则散光以及用框架眼镜矫正效果不理想的散光都可试配角膜接触镜，尤其是硬性角膜接触镜具有较好的矫正效果。

四、屈光参差

前面所有讲到的都是单眼屈光不正，双眼屈光不正主要指屈光参差。屈光参差是比较常见的屈光异常，要注意选择合理的处理方式。

（一）屈光参差概述

广义来说两眼的屈光度数不相对称或者散光轴位不同，称为屈光参差。全国儿童弱视斜视防治学组 1985 年提出统一标准为两眼屈光度球镜大于 1.50D，柱镜大于等于 1.00D 为屈光参差。在屈光参差大于 2.50D 时可能会出现矫正障碍。按照屈光状态的差异，屈光参差可以分为：

（1）单纯性远视（近视）屈光参差：一眼正视，另一眼远视或近视。

（2）复性远视或近视屈光参差：两眼都是远视或都是近视但度数不等，也称同种屈光参差。

（3）单纯散光性屈光参差：一眼正视，另一眼散光。

（4）复性散光性屈光参差：两眼都有散光，程度不等。

（5）混合性屈光参差：一眼为远视，另一眼为近视，也称异种屈光参差。

（二）屈光参差的视觉状态

轻度屈光参差的视觉状态可能不受到影响，依然可以维持双眼单视功能。随着屈光参差程度的增加，融像功能无法完成时，则形成单眼视力或交替视力。

1. 双眼单视

在屈光参差度数较小时，能够依然维持双眼视觉功能。两眼屈光度每差1.00D，双眼影像相差2%。看远中枢能耐受的最大的影像不等为5%，即最大为2.50D。为了看清楚外界物体，形成立体视觉，就要双眼合像，为了调整调节与双眼合像的矛盾，容易引起视疲劳。

2. 交替视力

在不能维持双眼视觉功能的情况下，如果单眼视力能够满足特定需求时，就会出现交替视力状态，即放弃完成合像功能，交替地使用其中一只眼进行注视。远视力好的眼看远，近视力好的眼看近，例如一眼为正视或轻度远视，另一眼为轻度近视。交替视力状态看近不用或少用调节，亦不会产生集合，因此感觉舒适。

3. 单眼视力

单眼视力一般出现在高度屈光参差，表现为视力较好眼注视，屈光缺陷较高的眼受到抑制。受到抑制的眼产生废用性弱视。屈光参差本身不会形成斜视，但是屈光参差一旦形成弱视，可能引起废用性外斜视。

（三）屈光参差的矫正

屈光参差的矫正会存在以下几个问题：① 双眼不等的放大率；② 双眼需要不等量的调节；③ 通过镜片旁中心注视时的棱镜差异。

屈光参差的矫正原则是尽量实现双眼单视功能，并达到最佳视力状态。一般来说如果能够接受充分的光学矫正眼镜，并能够经常配戴，可以保持双眼单视功能。屈光参差的矫正采用隐形眼镜效果好于框架眼镜。

一般在6.0D以下的屈光参差要尽量全部矫正，并保证能实现双眼单视及立体视觉功能。若不能接受镜片矫正，可暂时降低屈光程度较高眼的光度以降低不舒适程度；无法接受框架眼镜矫正时，可采用隐形眼镜矫正。

当屈光参差程度较高时，难以全部矫正，并且可能已经丧失立体视觉功能。较差眼的视力提高后可能产生视觉干扰，甚至产生复视。此时可以将屈光不正程度较低的眼矫正到最佳视力，对于屈光程度较高的眼可以部分矫正，在不产生视力干扰的前提下，尽量提高该眼视力。

对于有明显隐斜的屈光参差患者在一段时间后尚不能接受并有复视者，可附加三棱镜，仍不能接受可以采用手术矫正隐斜视再用光学矫正。

对于有斜视的屈光参差，要充分矫正，经常戴镜，并配合遮盖等提高视力。对于数月后斜视不能消失且视力不能改善者，应先行眼肌手术再用光学矫正。

第四章 角膜接触镜基础知识

> **【主要内容】** 角膜接触镜是矫正视力的重要手段。角膜接触镜特殊的配戴方式对其验配及配适评估提出非常高的要求。本部分主要介绍角膜接触镜的发展与分类、验配流程及对眼部的影响。
>
> **【能力要求】** 熟悉并掌握角膜接触镜的验配流程及护理手段。

第一节 角膜接触镜的发展与分类

一、接触镜的历史与现状

（一）历史

接触镜(Contact Lens)或称角膜接触镜、角膜接触镜，它是根据人眼角膜的形态制成的，直接附着在角膜表面的泪液层上，并且能与人眼生理相容，从而达到矫正视力、美容、治疗等目的的一种特殊类型的镜片。

迄今可以追溯到的关于角膜接触镜的最早的构想，来源于意大利天才科学家、著名画家达·芬奇(Leonardo Da Vinci)的一幅手稿，他发现将头伸进盛满水的玻璃缸，从缸里观察外面的景物，可以改变眼的视觉功能，于是将这一设想画出草图，并阐述了相关理论。在此后的几百年中，眼科及视光学界、甚至材料化学或光学领域的众多专家学者不断改良出新，接触镜的发展历经几代变革，逐步成为一类能为戴镜者提供健康、舒适又安全的视觉体验的视力矫正工具。表4-1简要概括了接触镜材料、设计及功能演变发展的简史。

表4-1 接触镜发展大事记

1508 年	达·芬奇第一个介绍并描绘出角膜接触镜草图
1887 年	由 Müller 制造的第一只真正的角膜接触镜问世，用于保护病人患眼的暴露区
1920 年	Carl Zeiss 公司生产用于矫正圆锥角膜的镜片系列，这是世界上第一个试戴镜片系统
1937 年	PMMA(聚甲基丙烯酸甲酯)作为角膜接触镜材料使用
1948 年	Tuohy，第一副全天配戴的 PMMA 角膜接触镜问世
1951 年	捷克科学家 Wichterle 发明旋转成形法
1963 年	Wichterle 的 HEMA 材料获得专利

1971 年	博士伦公司开始在美国上市第一种商品化软镜 Soflens 水凝胶角膜接触镜
1974 年	Gaylord，硅酮丙烯酸酯(acrylate)材料获得专利
1978 年	BOSTON 第一副 CAB(醋酸丁基纤维素)为基本材质的 RGP 镜片在加拿大问世
1981 年	Dow Corning，第一副硅弹性镜片问世
1981 年	Dow Corning，第一副无晶状体眼长戴硅镜片问世
1981 年	视康公司设计制作了第一副软性散光角膜接触镜
1981 年	Barnes－Hind，第一副美容长戴 HEMA 镜片问世
1982 年	视康公司推出第一副着色软镜
1983 年	PTC 公司在美国推出 RGP 使用的 BOSTON 护理液
1983 年	Dow Corning，第一副硅树脂(resin)镜片问世
1983 年	视康公司推出第一副双焦点软性角膜接触镜
1984 年	Wichterle 研制出含水量 55% 的软镜
1985 年	Synoptik，第一副抛弃性镜片问世
1985 年	亲水性软镜进入中国市场
1986 年	强生公司引进 DANA 镜片专利，提出了角膜接触镜配戴方式的新概念：抛弃式配戴方法，降低了角膜接触镜并发症的发生率
1987 年	博士伦公司推出角膜接触镜全功能护理液
1988 年	Vistakon、Bausch & Lomb 和 CIBA Vision 生产抛弃型镜片。
1989 年	美国 FDA 限制角膜接触镜长戴时间在 7 天内
1990 年	视光界提出角膜接触镜的定期更换的概念
1992 年	北京博士伦公司第一家将角膜接触镜全功能护理液引入中国市场
1994 年	强生 Vistakon 首先上市日抛型角膜接触镜
1995 年	PTC 公司推出第一款用于 RGP 镜片的单瓶护理系统
1997 年	美尼康株式会社推出高强度、高透氧、兼具紫外线吸收功能的 MeniconZ，更贴合亚洲人眼表设计
1998 年	视康公司采用全新突破性材料 lotrafilcon A，推出第一副长戴型软性角膜接触镜 NIGHT & Day
1998 年	博士伦公司推出功能更加齐全的"ReNu 润明新概念除蛋白全功能护理液"
1999 年	硅水凝胶软镜在美国批准使用

在我国，自 1948 年上海吴良材眼镜公司引进 PMMA 镜片开始，不仅实现了国产镜片的生产和销售，众多国际知名角膜接触镜品牌也逐渐进入中国市场。人们对角膜接触镜从了解到接受，越来越多的人愿意选择和配戴角膜接触镜，现已广泛应用于各类屈光不正的矫正及美容、医疗等特殊用途。

（二）现状

目前，全球角膜接触镜配戴人群约 8 700 万，欧、美、日本等发达国家占据了 3/4 以上的份额，而众多中等发达和发展中国家只占其中一小部分。美国、日本和中国台湾地区角膜接触镜配戴人群占总人口的 11%，在中国内地的这个比例却不足 1%。中国城市中的近视人口大约 8 000 万，其中接触镜配戴者约 320 万，占近视人群的 4%左右，其中多数为软镜使用者。透气硬镜及角膜塑形镜因其验配技术要求高，非医疗机构和大型配镜中心无法验配，因此使用者较少。据不完全统计，全国目前每年售出角膜接触镜 200 万副左右，以软镜为主，每年的销售递增率约 15%，亦有分析称实际使用量超过 500 万人次，其中 55%～60%为忠实配戴者，另有 25%～30%的人群因麻烦、不适、经济限制等原因中断使用。角膜接触镜作为一项特殊的医疗器械产品，其推广过程面临着生产、流通、验配、使用等各个环节的考验。

此外，由于眼镜行业传统的师徒相授的技术模式，验配水平参差不齐，有些眼镜店缺乏规范化管理，甚至将角膜接触镜完全作为普通商品或者礼品随意出售或赠送，从业人员中掌握基本验配技术的人不足 10%，而维系着人民群众眼部健康问题的大多数眼科医生对接触镜验配工作缺乏关心与理解，很少参与其中，因此需要众多基层验配人员通过职业技能培训来掌握验配技术，加强对行业规范及验配标准的理解。

另一方面，一项针对国内接触镜配戴者依从性的调查显示，近半数配戴者购买前不做任何眼部检查，超过 1/3 的传统型镜片使用者超时配戴，有 13%的戴镜者摘镜后不冲洗或揉搓镜片，此外还有为数众多的使用者不定期更换镜盒，配戴普通水凝胶镜片午睡或过夜等，上述结果表明国内接触镜配戴者的依从性不高或缺乏相关知识，存在很多安全隐患。

解决以上问题，需要从接触镜的生产、流通、验配、使用等各环节入手，一是需要由生产商、经销商和验配单位共同进行质检控制，保证镜片的产品质量，控制非正规渠道的镜片销售；二是需要专业人员高水平的验配技术与经验，因人而异地选择适宜的镜片材料、设计和配戴方式，同时发挥监督指导作用，有效培训戴镜者，并为其制订可行的复查随访计划；三是戴镜者的密切配合，要有较好的依从性和良好的卫生习惯。

二、接触镜的分类、光学特质与功能优势

（一）分类

接触镜作为一类光学矫正镜片的总称，具有多种功能类型，下面根据不同的分类方式将镜片类型进行简单介绍。

1. 按材料分类

（1）硬镜：透氧性差，现已弃用。

（2）透气硬镜：含氟、硅等成分，透氧性能好，但配戴不及软镜舒适，需一定的适应时间。

（3）硅弹镜：透氧性能极佳，表面湿润性差，抗沉淀性差，配戴后极不舒适。

（4）软镜：水凝胶材料制成，质地柔软，配戴舒适，有一定的透氧性，但镜片材料强度低，易吸附沉淀物。

（5）软硬组合式镜片：即在软镜的前光学区嵌入透气硬镜材料。

2. 按配戴方式分类

镜片一次持续配戴的时间称为镜片的配戴方式。

(1) 日戴型：配戴者在不睡眠睁着眼的状态下配戴镜片，通常每天不超过16～18小时。

(2) 长戴型：配戴者在睡眠状态下仍配戴镜片，持续数日方取下镜片(通常不超过7天)。

(3) 弹性配戴：戴着镜片午睡或偶然配戴镜片过夜睡眠，每周不超过2夜(不连续)。

3. 按使用周期分类

镜片自使用至抛弃的时限称为镜片的使用周期。

(1) 传统型：传统意义的角膜接触镜使用周期较长，软镜通常为10～12个月，透气硬镜通常为1.5～2年。

(2) 定期更换型：镜片的使用时限超过3～6个月。

(3) 频繁更换型：镜片的使用时限为1周至3个月。

(4) 抛弃型：每次取下镜片即抛弃，通常持续配戴不超过7天，无需使用护理产品。包括日抛镜片及长戴型1周或2周抛镜片。

4. 按含水量分类

镜片充分水合后含水的质量百分比称为含水量，通常针对水凝胶材料接触镜进行如下分类。

(1) 低含水量：30%～50%。

(2) 中含水量：51%～60%。

(3) 高含水量：61%～80%。

美国食品和药物管理局(FDA)结合镜片的含水量和材料表面离子性，将含水量50%作为界限，对亲水性软性镜片材料进行了更具体的划分。

(1) Ⅰ类：低含水非离子性材料。这类材料因其电中性及低含水量，成为最不易吸附沉淀物的材料，也是一般传统型镜片的理想材料。

(2) Ⅱ类：高含水非离子性材料。这类材料含水量高、透氧性好，其非离子性质比同等含水量的离子性材料对沉淀物的形成具有较高抵抗力，是制作抛弃型镜片的理想材料。

(3) Ⅲ类：低含水离子性材料。这类材料含水量低、DK值低，镜片表面负电荷对泪液中的蛋白质、脂质等具有较大吸引力故易吸附沉淀物。

(4) Ⅳ类：高含水离子性材料。这类材料的高含水和离子性使之成为四类材料中最易吸附沉淀物的材料。该材料对环境更敏感、易脱水、过早老化、对pH很敏感，在酸性溶液中易出现镜片大小、基弧等参数的改变。

5. 按中心厚度分类

通常指软镜几何中心厚度的计量参数，单位为mm。

(1) 超薄型：厚度<0.04。

(2) 标准型：厚度0.04～0.09。

(3) 厚型：厚度>0.09。

6. 按直径分类

指镜片边缘两点间最大的线状距离，单位为mm。

(1) 硬镜：直径约7.0～9.5。

(2) 透气硬镜：直径约8.0～10.5。

(3) 软镜：直径约13.5～15.0。

7. 按处方分类

(1) **球面镜**：供无散光或低度散光眼使用。

(2) **散光镜**：供球面镜不能矫正的散光眼使用。

(3) **双焦或多焦镜**：供老视眼使用。

8. 按功能分类

(1) **视力矫正镜片**：供屈光不正、无晶体眼或圆锥角膜患者使用。

(2) **美容镜片**：供希望加深和改变眼睛颜色者使用。

(3) **治疗镜片**：供以角膜接触镜作为治疗手段的各种眼疾病者使用。

(4) **色盲镜片**：供色盲患者改善辨色力使用。

(二) 光学特质

作为一种矫正屈光异常的医疗、光学器具，角膜接触镜具有其独特的光学特性，与普通框架眼镜镜片相比，在有效屈光力、矫正散光、放大效应、调节与集合等方面都存在差异，既有优势、又存在难以避免的光学缺陷。

1. 顶点屈光度的换算

框架眼镜与角膜的距离一般为 10～15 mm，而角膜接触镜贴在角膜上，镜片后表面到角膜前表面的距离几乎为零，这种镜眼距的差异导致矫正相同屈光不正度数眼时，所需角膜接触镜的度数和框架眼镜的度数不同。可以将接触镜与框架眼镜对屈光不正的矫正理解为两种不同的透镜系统：框架眼镜的矫正是在眼无调节的情况下，镜片使像侧的焦点与患眼的远点相重合；而接触镜则修正了角膜原有的屈光状态，通过镜片、泪液和角膜的综合屈光结构体系，使戴镜者的远点移到无限远。

因此在角膜接触镜的应用验光中，要充分考虑到距离效应的影响，合理地换算接触镜顶点屈光度。常用的换算方法有三种：

(1) 公式法

根据光学镜片的后顶点屈光度计算公式可换算出不同验光处方(框架眼镜度数)所需的接触镜屈光度。

$$D' = D / (1 - d \times D) \tag{5-1}$$

式中：D' 表示接触镜屈光度；D 表示验光试片的等效球镜度或框架眼镜度数；d 为镜眼距(以mm 为单位)。

例如，一眼镜处方为 $-6.00D$，镜眼距为 12 mm，则此时眼的顶点屈光度为

$$D' = -6 / [1 - 0.012 \times (-6)] = 5.597(D)$$

同样，眼镜处方为 $+8.00D$ 时，眼顶点的屈光度为 $+8.93D$；再如，眼镜处方为 $-4.00D$，眼顶点的屈光度为 $-3.80D$。通过上述公式计算可以得知，屈光度低于 $+4.00D$ 时顶点屈光度与验光处方的差异较小，临床上可以忽略距离效应，大于 $+4.00D$ 时，要考虑镜片的距离效应，进行顶点屈光度的换算。

(2) 表格法

在实际应用中若对每一个验光处方进行公式换算则太过繁琐，影响工作效率，因此将不同等效光度及不同镜眼距的顶点屈光度换算结果列成表格(见表 4-2)，方便及时查对。

表 4－2 顶点屈光度换算表

框架眼镜度数	镜眼距(mm)							
	10	11	12	13	10	11	12	13
	正镜				负镜			
4.00	4.12	4.12	4.25	4.25	3.87	3.87	3.87	3.87
4.50	4.75	4.75	4.75	4.75	4.25	4.25	4.25	4.25
5.00	5.25	5.25	5.37	5.37	4.75	4.75	4.75	4.75
5.50	5.75	5.87	5.87	5.87	5.25	5.12	5.12	5.12
6.00	6.37	6.37	6.50	6.50	5.62	5.62	5.62	5.50
6.50	7.00	7.00	7.00	7.12	6.12	6.00	6.00	6.00
7.00	7.50	7.62	7.62	7.75	6.50	6.50	6.50	6.50
7.50	8.12	8.12	8.25	8.25	7.00	6.87	6.87	6.87
8.00	8.75	8.75	8.87	8.87	7.37	7.37	7.25	7.25
8.50	9.25	9.37	9.50	9.50	7.87	7.75	7.75	7.62
9.00	9.87	10.00	10.12	10.25	8.25	8.25	8.12	8.00
9.50	10.50	10.62	10.75	10.87	8.62	8.62	8.50	8.50
10.00	11.12	11.25	11.37	11.50	9.12	9.00	8.87	8.87
10.50	11.75	11.87	12.00	12.12	9.50	9.37	9.37	9.25
11.00	12.37	12.50	12.75	12.87	9.87	9.75	9.75	9.62
11.50	13.00	13.12	13.3	13.50	10.37	10.25	10.12	10.00
12.00	12.62	13.87	14.00	14.25	10.75	10.62	10.50	10.37
12.50	14.25	14.50	14.75	15.00	11.12	11.00	10.87	10.75
13.00	15.00	15.25	15.50	15.62	11.50	11.37	11.25	11.12
13.50	15.62	15.87	16.12	16.37	11.87	11.75	11.62	11.50
14.00	16.25	16.50	16.75	17.12	12.25	12.12	12.00	11.87
14.50	17.00	17.25	17.50	17.87	12.62	12.50	12.37	12.25
15.00	17.75	18.00	18.25	18.62	13.00	12.87	12.75	12.50
15.50	18.25	18.75	19.00	19.37	13.50	13.25	13.00	12.87
16.00	19.00	19.37	19.75	20.25	13.75	13.62	13.50	13.25
16.50	19.75	20.25	20.50	21.00	14.12	14.00	13.75	13.62
17.00	20.50	21.00	21.50	22.00	14.50	14.25	14.12	14.00
17.50	21.25	21.75	22.25	22.75	14.87	14.75	14.50	14.25
18.00	22.00	22.50	23.00	23.50	15.25	15.00	14.75	14.62
18.50	22.75	23.25	23.75	24.50	15.62	15.37	15.12	14.87
19.00	23.50	24.00	24.75	25.25	16.00	15.75	15.50	15.25

（3）经验法

在身边没有表格、或者不方便查表的情况下，可以使用更加简便的经验法换算（见表4-3）。近视者角膜接触镜屈光度为验光结果减换算差值，远视者角膜接触镜屈光度为验光结果加换算差值。

表4-3　经验法顶点屈光度换算表

验光结果（D）	换算差值（D）	验光结果（D）	换算差值（D）
＜4.00	0	9.25～10.00	±1.00
4.00～5.00	±0.25	10.25～11.00	±1.25
5.25～7.00	±0.50	11.25～12.00	±1.50
7.25～9.00	±0.75	12.25～13.00	±1.75

2. 矫正散光

对于有散光的戴镜者，验配接触镜时还要合理地选择镜片的球镜与柱镜度数。由于接触镜散光镜片的特殊设计原理导致其验配成功率明显低于球性接触镜，而且价格较贵、定镜时间较长，因此能用球面接触镜矫正视力的散光眼，原则上不采用散光镜片。

用球面软镜矫正散光，需符合以下原则：

（1）若散光≤0.75D，且球镜度：柱镜度≥3：1，则可用球面软镜矫正并获得良好的矫正视力。

（2）若散光≥1.00D，且球镜度：柱镜度≥4：1，则可用球面软镜矫正并获得良好的矫正视力。

（3）若散光＞1.75D，则无望用球面软镜进行全矫正。

为散光性屈光不正者验配球面软镜，需要先进行等效球镜度的换算，再换算接触镜的顶点屈光度。等效球镜度等于原球镜度与原柱镜度一半之和。

若用球面软镜无法获得良好的矫正视力，则考虑验配散光软镜（环曲面软镜）或透气硬镜（RGP镜片）。

3. 优点和缺点

相对于框架眼镜，配戴角膜接触镜减少了图像变形失真、色像差、视野限制等众多问题，在屈光参差病人中没有棱镜性不平衡现象，在无晶体眼中没有框架镜片的放大作用，因此总体光学矫正效果较好。但另一方面，对于某些特殊群体，接触镜的应用却受到了限制。例如瞳孔较大者配戴接触镜、或配适不理想镜片偏位者容易从镜片周边区产生"鬼影"或眩光的现象；当验配不良、散光镜片旋转时会影响矫正视力；镜片移动度过大会引起视力波动；对轴性屈光不正，由于眼镜相对放大率的差异，更适合配戴框架眼镜。

（三）功能优势

角膜接触镜不仅在视觉和视野等方面具有独特的优势，而且相对于框架眼镜而言，接触镜通常能为配戴者带来更加舒适、方便、美观和安全的戴镜体验。

1. 视觉更清晰

配戴框架眼镜，每增加屈光度1.00D可产生约2%的影像放大或缩小，屈光参差患者如戴框架眼镜,由于双眼像差过大,使双眼融合发生障碍。高度屈光不正者在配戴框架眼镜时,由于镜片的球面像差和色散会影响物像的质量,甚至损失部分深径觉(立体视觉)。而角膜接触镜直接接触角膜表面,仅有瞳孔区的镜片接受入射光线,因而镜片的球差和色散极其轻微,且在所有注视方向均保持光学矫正性能,通过镜片看到的影像大小接近于物体的真实大小。屈光不正的患者在配戴框架眼镜时,会发生折射像差和斜交位差等现象,使影像发生畸变,而角膜接触镜的光线入射区域各部分厚度差极小,且视轴始终与镜片几何中心保持一致,故几乎不产生此类影像失真。

2. 视野更开阔

角膜接触镜比框架眼镜具有更大的视野。框架眼镜因受框架的遮挡和镜片周边部棱镜效应的影响,使配戴者视野相应缩小;而角膜接触镜不受框架的遮盖,且始终能跟随眼球转动,故能保持与正常人相同的开阔视野。

3. 感觉更舒适

框架眼镜,尤其是高屈光度的框架眼镜使配戴者鼻梁部负重,镜架压迫鼻梁部和耳廓部常引起接触性皮炎,而角膜接触镜则没有上述缺点。戴着框架眼镜从寒冷的室外初到温热的室内会有蒸气在镜片上凝聚,造成视物模糊;而角膜接触镜的表面完整地覆盖着泪液层,不会有水蒸气凝聚。

4. 使用更方便

框架眼镜在鼻梁上时常下滑,不慎掉到地上时玻璃镜片容易打破,而角膜接触镜则没有这些问题。

5. 感觉更美观

对于年轻的接触镜配戴者来说,可以避免框架眼镜遮盖眼部,便于眼神交流和感情表达。框架眼镜的框架形状和边框会修改配戴者的面形,久戴框架眼镜常发生鼻梁塌陷等问题,而角膜接触镜则不会如此。

6. 配戴更安全

框架眼镜配戴者遇到剧烈撞击时,镜片破碎常导致眼球损伤,而接触镜则比较安全。

第二节　角膜接触镜的验配流程

角膜接触镜的验配是一个科学而严谨的过程,配戴前必须了解配戴者的一般健康状况、相关病史和戴镜史,对眼部有关组织作全面的检查和评价、检测视力、精确验光,并对与验配有关的相应眼部参数作特殊检测,开出科学合理的接触镜处方,指导配戴过程;配戴后要进行配适评价、戴镜验光,选择合适的护理方案、发放镜片,同时要制订随访计划,对配戴者进行配戴教育等。这样才能科学地确定镜片类型、配戴方式和护理系统,较准确地预见配戴效果,并能及时预防和有效避免戴镜不良反应和并发症的出现。

一、配镜前检查

(一)接待问诊

通过与配戴者交谈和询问病史,可以了解配戴者戴镜目的、配戴要求和健康状况,有助

于镜片和配戴方式的选择,也避免重复以往发生过的问题。接待问诊的主要内容有:

1. 一般资料

包括姓名、性别、文化程度、年龄、职业、住址、电话等项目。从年龄可以判断是否适宜配戴接触镜,超过45岁应考虑老视对戴镜的影响,不足15岁应注意能否自己正确操作镜片及选择合适的镜片类型。从文化程度可判断配戴者的素质及能否依从镜片的护理程序。从职业可判断其工作性质、工作环境和娱乐爱好是否对戴镜有不良影响。从住址可以了解其生活环境和卫生条件是否符合戴镜需求等。

2. 配镜目的

如全日配戴用、体育运动、社会交际、美容目的等,从配戴者的戴镜目的可以预料其是否会间断戴镜,应提醒其在停戴期间正确护理镜片,同时能预料其依从性的好坏、是否能持之以恒的戴镜,通常为了改善眼的视觉和出于美容目的的配戴者不易半途而废。

3. 病史采集

了解配戴者的全身健康状况、眼病史、家族史、过敏史和用药史。如是否患严重的糖尿病、甲状腺异常、关节炎、副鼻窦炎、精神病和正在孕期等;有无眼部感染、外伤或手术、青光眼、白内障等,有无眼部不适感,如畏光、刺激等;是否过敏体质或正在服用安定、免疫抑制剂、阿托品类药物等,是否正在使用滴眼液等。

4. 戴镜历史

记录原先的视力矫正方式,如框架眼镜或角膜接触镜;过去戴框架眼镜的情况;如果曾经配戴过角膜接触镜,还需了解镜片类型,配戴方式(日戴、长戴、更换频率等),护理方式,曾发生过的配戴问题等。

5. 综合评估

结合配戴者眼部和全身的健康状况、理解能力和依从性来预测其将来是否能正确地护理镜片,是否会因戴镜诱发眼部并发症,并填写完整的保健资料卡,以便将来随访复查时核对之用。

保健卡的基本内容包括:配戴者的一般情况(姓名、年龄、性别、职业、联系方式等),既往病史(全身、眼部),既往配戴史,眼部健康检查结果,验光结果(裸眼视力、矫正视力),配发镜片和护理系统类型,复查时间表。

(二)眼部常规检查

在验配角膜接触镜之前,除需了解配戴者的基础情况和全身情况之外,还要着重进行眼部尤其是眼前段的健康检查。用裂隙灯显微镜作为常规设备观察被检眼,在没有裂隙灯的情况下也可以用放大镜加照明的方法进行检查。裂隙灯检查需遵循从外到内、从前到后的顺序,依次观察眼睑、睑缘、睫毛、角膜、虹膜、瞳孔、晶状体等,通常先检查被检者的右眼、后检查左眼。

眼部检查时,主要检查以下几方面内容:

1. 观察眼外观

注意是否有一眼或双眼突出,如诊断为甲亢眼病或眼眶肿瘤则须谨慎配戴接触镜。注意是否有斜视或眼球震颤,该类眼病会影响接触镜配戴的稳定性和有效性。

2. 观察眼睑

注意双眼位置是否对称,眼睑是否下垂,瞬目周期是否正常,瞬目是否完全。严重的上睑下垂可导致形觉剥夺性弱视影响矫正视力,严重的眼睑闭合不全和瞬目质量不良会导致干眼和软镜脱水,均不宜配戴接触镜。观察眼睑皮肤有无结节、红肿、缺损等,若有眼睑皮肤病、麦粒肿、霰粒肿等,需先治疗相关疾病再配戴接触镜。

3. 观察睑缘和睫毛

注意睑缘有无红肿、油脂分泌物、鳞屑、溃疡等。睑缘炎患者应先治疗相关疾病再配戴接触镜。观察睫毛卫生状况及生长方向,注意有无睫毛脱落稀疏、睫毛倒生、睑缘内翻、睑缘外翻、溢泪等刺激角膜的情况。

4. 观察泪液和泪器的情况

有无溢泪、粘性分泌物,按压泪囊部位有无压痛或分泌物从泪小点溢出,若有慢性泪囊炎或泪道狭窄阻塞,则不能配戴接触镜。正常眼下睑缘上方可见一条均匀、连续的泪液呈线状分布,称为泪河。若泪河出现断裂、泡沫,泪新月(泪棱镜)高度过低,则提示泪液质、量不良,对怀疑有干眼的患者还需进行泪液分泌量和泪膜稳定性的检查。

5. 观察球结膜和巩膜

注意球结膜有无充血、水肿等结膜炎的表现。观察有无睑裂区黄白色局限性隆起或向角膜浸润性生长,一般睑裂斑对接触镜的配戴影响不大,而隆起明显并浸润角膜的翼状胬肉患者则不宜配戴接触镜。

6. 观察睑结膜

翻转并充分暴露上、下眼睑,注意结膜面是否光滑,有无充血、水肿、结石、异常分泌物、乳头增生、滤泡形成等慢性结膜炎的表现。若结膜面凹凸不平则易与接触镜表面摩擦,分泌物污染镜片产生沉淀物或影响视力,则不宜配戴接触镜。

7. 观察角膜

注意角膜的透明度,有无新生血管、白斑、云翳、溃疡灶及异物,若角膜上皮损伤或出现浸润灶、新生血管应治愈后再戴镜,发现角膜异物应及时剔除。注意角膜形态有无异常,如圆锥角膜应考虑验配特殊类型接触镜。观察角膜是否曾有过病毒性角膜炎或细菌性角膜炎,感染期间不宜戴镜。

8. 观察前房

如有房水闪辉则提示前房存在炎症细胞,前房积血或积脓均提示感染性炎症,有虹膜睫状体炎者不适宜配戴接触镜。

9. 观察虹膜与瞳孔

注意虹膜颜色和纹理,有无后粘连、膜闭、萎缩等。如有虹膜睫状体炎或慢性青光眼、虹膜肿瘤等均不适宜配戴接触镜。观察瞳孔形态、大小及双侧对称性。例如,瞳孔呈椭圆形,则提示虹膜后粘连或青光眼,不宜配戴接触镜。观察瞳孔直接和间接对光反射是否存在。

10. 观察晶状体

注意晶状体表面有无色素沉着和粘连组织,若有则可能曾患有虹膜睫状体炎。晶状体反光增强,呈白灰色调,为晶状体混浊或白内障,均不适宜配戴接触镜。注意有无晶状体脱位导致的单眼复视。

（三）眼部特殊检查

对于接触镜配戴者,简单的眼前段健康检查还不足以提供完整的配镜依据,通过其他辅助手段进行必要的特殊检查,可以识别配戴接触镜的禁忌症,为配戴者选择适当类型的接触镜。包括角膜相关检查,如角膜荧光素钠染色、角膜感觉的测定、角膜直径和角膜曲率的测量;泪液相关检查,如泪液破裂时间、泪液分泌量的测定;其他眼外部辅助检查,例如观察眼睑与角膜的位置关系,检查眼睑张力、瞬目质量、睑裂高度、瞳孔直径等。必要时进行这些检查,有助于帮助戴镜者选择适当参数的接触镜,提供理想的镜片配适、安全的配戴环境和舒适的戴镜体验。

1. 角膜的检查

（1）角膜直径

配戴软性接触镜时镜片直径应略大于角膜直径,才能与角膜稳定附着。若镜片直径过小,则易出现定位不良或覆盖不全的情况;若镜片直径过大,镜片曲率较小的部分压迫角膜缘,易引起角膜缘血液供应障碍。

通常以水平虹膜可见径（HVID）代替角膜直径,可在裂隙灯显微镜上安装带有刻度尺的目镜,也可用瞳距尺或特制比较尺直接测量。根据经验,角膜直径＜11.5 mm 可选择镜片直径为 13.5 mm;角膜直径＞11.5 mm,可选择直径 14.5 mm 的镜片。

（2）角膜曲率

人眼角膜的曲率半径存在显著的个体差异,同一个人两眼的曲率往往不同,而即使是同一只眼的两条主子午线上的曲率也大多不同,因此无法给所有眼配戴统一弯曲度的接触镜镜片。为了使镜片配戴舒适、稳定、充分透氧,软镜的基弧应比角膜前表面曲率大一些,一般选择软镜基弧的弯度比角膜的弯度略平 10% 左右。

可先使用角膜曲率仪测定配戴眼的角膜曲率,按公式计算所需配戴的角膜接触镜的基弧。

$$BC=1/2(HB+VB)+0.8$$
$$或\ BC=1/2(HB+VB)\times1.1$$

式中：BC 为适合配戴眼的镜片内基弧曲率半径;HB 为实测配戴眼的水平曲率半径;VB 为实测配戴眼的垂直曲率半径。

值得注意的是,因为角膜曲率仪只测量角膜中心 3 mm 范围,而接触的配适应与整个角膜相互配合才可以。所以在实际工作中,特别是验配旋转成型工艺制成的软镜时,角膜曲率半径与镜片基弧的对应关系可适当放宽,以实际戴镜后配适评估的判定结果为准。

（3）角膜染色

角膜染色是一种常用的检查角膜完整性的方法。当眼部组织如结膜或角膜的上皮完整性被破坏时,染色剂会渗入并附着于创面的上皮细胞间隙,在某种照明条件下显示特定的颜色,称为着色现象。角膜染色检查有助于准确判断角膜炎症浸润或角膜损伤的程度,常用 2% 荧光素钠染色。在裂隙灯钴蓝光或放大紫光灯（Burton 灯）照明下,被染色部位显示黄绿色荧光。

观察角膜上皮或基质着染的位置、深度及颜色的深浅,常见的与接触镜配戴相关的角膜染色有：异物或镜片导致的机械性擦伤、护理液过敏反应导致的角膜上皮弥漫性点状染色、睑裂区暴露性干燥性损伤导致的上皮点染、角膜感染性炎症的溃疡灶等。

2. 泪液的检查

泪液不仅在镜片移动时提供氧交换,而且含有溶菌酶,可抑制细菌的繁殖。接触镜的配戴使泪膜重新分布,稳定性降低,加速泪液蒸发和泪膜破裂。泪膜缺陷者泪膜保护屏障被破坏,受微生物感染的危险性增加,配戴接触镜后易出现不适,所以最好在配戴前进行泪膜评估检查。检查通常包括两个方面:一是对泪膜质的判定;二是对泪液量的衡量。

(1)泪膜破裂时间(BUT)

空气中泪液蒸发使局部泪膜变薄,泪液退缩形成干燥点。检查采用滤光式投照法,在裂隙灯钴蓝光下进行,用无菌生理盐水湿润过的荧光素钠眼科检测试纸轻触被检者的上球结膜或下睑结膜,嘱其缓慢瞬目数次,使荧光素钠染色液均匀分布于眼表。自被检者睁眼时开始计时,直至泪膜逐渐挥发变薄、出现第一个黑色干燥斑的时间定义为泪膜破裂时间。该检查用于衡量泪膜的稳定性,正常值为 10～50 s。

(2)泪液分泌量

常用 Schirmer 试验,用一条宽 5 mm、长 35 mm 的试纸,将一端折叠置于被检者下睑结膜囊内侧 1/3 处,观察 5 min 后试纸被湿润的长度,正常值为≥15 mm。

(四)禁忌症

根据接待问诊及上述检查的结果可判断被检者是否存在不适合配戴接触镜的情况,常见的接触镜配戴禁忌症有以下四种类型。

1. 眼部禁忌症

包括干眼症病人,或泪膜质量下降、泪液分泌不足;角膜炎、结膜炎反复发作;角膜敏感度下降;严重的沙眼、结膜结石;慢性泪囊炎等易引起眼部感染或镜片污染的情况;严重的晶状体、玻璃体混浊;弱视;上睑下垂、眼睑闭合不全、睑内翻、倒睫等;任何眼前部严重感染或炎症。

2. 全身禁忌症

包括急、慢性副鼻窦炎;严重的高血压、糖尿病、类风湿性关节炎等胶原性疾病;过敏体质;服用某些药物,如类固醇类药物、阿托品等;震颤麻痹;精神疾病;妊娠时出现内分泌紊乱者;其他全身系统严重疾病。

3. 个体条件禁忌症

包括卫生习惯不良者及不依从配戴规则者;年老、年幼或残疾不能操作镜片者。

4. 环境条件禁忌症

包括工作、生活环境污染严重;接触酸、碱及挥发性化学物质者。

二、接触镜验配

(一)适用人群

1. 矫正视力

接触镜可以满足各种屈光不正的视力矫正需求。包括近视,尤其是高度近视;远视,尤其是高度远视;散光,尤其是不规则散光;屈光参差,两眼屈光度相差 2.50D 以上者;无晶状体眼，白内障手术后不适宜植入人工晶状体者；圆锥角膜等。

2. 美容需求

对于追求时尚的年轻女性而言，彩色角膜接触镜可以改变眼睛的颜色，起到化妆美容的效果。此外，特殊染色的彩色镜片还可以有效遮盖角膜白斑、云翳等瘢痕。

3. 职业需要

运动员、司机及户外工作者，可避免框架眼镜的妨碍；摄影师、显微镜操作者可免除工作时框架眼镜的阻隔；医师等戴口罩工作的人可防止呼吸时水蒸气使镜片模糊；演艺工作者可根据出场造型的需要选用接触镜。

4. 治疗

接触镜可以作为一些眼病患者的治疗工具。角膜外伤和手术后采用特制的硅水凝胶接触镜，可免除缝合或减少缝合，从而防止渗漏，并减轻瘢痕形成，亦可对受伤的睑裂区的角膜起到屏障保护作用。用于干眼患者，镜片浸以润滑剂和粘滞剂后配戴，可有效地维持泪液膜的完整和稳定性。作为给药途径治疗某些眼病，镜片充分吸收药液后，可起到缓释给药的作用，提高滴眼剂的生物利用度。用于治疗弱视，可用不透明镜片遮盖健眼、锻炼患眼；也可根据患眼的屈光度配戴接触镜，用来提高视力，其影像大小和双眼视均优于框架眼镜。接触镜还可以起到人工瞳孔的作用，减少入眼光线对视网膜的刺激，增加深度觉，常用于虹膜外伤、萎缩或白化病患者。

（二）球面接触镜验配

1. 屈光检查

经过验配前各项检查，如果没有禁忌症，配镜者应接受验光检查（主观验光和客观验光），并根据接触镜的光学特性进行顶点屈光度和等效球镜度的换算，确定接触镜屈光度，详见本章第一节相关内容。

2. 诊断性试戴

根据配前检查测得的角膜直径、曲率和屈光度处方本可以直接为配戴者选择合适的接触镜镜片，但因不同的配戴眼角膜的非球面程度差异很大，且戴镜后新的屈光体系所体现的屈光度与验光试片的屈光度略有差异，故通常须经过耐心的诊断性试戴来选定最终的镜片。镜片试戴的目的是选择合适的镜片设计以确保良好的镜片-角膜关系，并确定该配戴者的接触镜处方，验配师必须知道不同镜片类型有不同的配适要求，每一类镜片均有各自"最理想"的配适效果。

试戴镜是一系列的镜片，按照配戴者初步检查结果选择合适的镜片给配戴者试戴，可试戴多次直到获得满意结果。在选择试戴镜时充分考虑镜片的品牌、材料、厚度、直径、基弧、屈光度、色彩等各方面因素，尽量选择符合配镜者主观意愿及客观条件的合适镜片，以减少试戴次数。

试戴前准备包括洗手、选择镜片、观察镜片、分辨面向。试戴片戴入后须经 15～20 min 才能达到稳定状态，高含水量镜片的稳定时间需更长。

3. 配适评估

验配师应在戴镜者配戴接触镜后即时和 15 min 后询问镜片配戴的舒适度，检查戴镜后的远、近矫正视力，并使用裂隙灯显微镜检查眼睛和镜片的配适情况。配戴接触后的矫正视力、舒适程度,镜片与角膜、眼睑的配合情况称为配适。接触镜的配适评估一般在镜片戴入后15~20 min开始,有些特殊镜片如散光镜片则可能需要更长的适应时间。

（1）理想的接触镜配适

应包括以下几方面:完全的角膜覆盖,良好的中心定位,适当的移动度,清晰的矫正视力,舒适的配戴体验。此外,如果验配的是散光接触镜,在配适评估时还应特别注意镜片轴位有无偏转。

完全的角膜覆盖指镜片覆盖角膜的情况,虽然有些镜片偏位不可避免,但验配师应确保镜片在所有情况下都能完全覆盖角膜。良好的中心定位指正常情况下,镜片中心应位于配戴眼瞳孔中央。适当的滑动度指镜片需要有一定运动,保持“泪泵”作用,以排除镜片下新陈代谢的产物,在正常情况下没有外界压力的瞬目时,理想的镜片移动度为0.5~1.5 mm。清晰的矫正视力指配戴角膜接触镜后的矫正远视力和近视力。在精确验光的基础上,视力应该是清晰、稳定的,要求远、近视力均不低于框架镜。不可一味追求提高远视力而加大屈光度,防止近视过矫、近视力困难。配戴舒适度也很重要,一般镜片配戴15 min以后,角膜感觉阈值逐步提高到峰值,角膜感觉处于钝化状态,这时配戴者应该基本上没有异物感和刺激感,否则应仔细检查镜片及配适情况。

（2）评估指标

包括裂隙灯下客观表现及戴镜者主观体验两方面共七项评估指标。

① 角膜覆盖度:镜片静止位置应完全覆盖角膜,软镜边缘在角膜缘以外。覆盖不良通常由于镜片基弧过大或直径过小导致。角膜覆盖不完全者会导致角膜干燥,继而诱发角膜干燥性染色和炎症,配镜舒适度下降。

② 中心定位:正常时镜片的几何中心应位于角膜的瞳孔区中心,通过观察镜片边缘在角膜周边延伸的距离来判断,通常镜片边缘应在角膜周边均匀延出约大于1 mm较为理想。定位不良通常由于镜片基弧过大或直径过小导致。

③ 镜片移动度:拉开下眼睑,嘱被检者缓慢瞬目,观察镜片下边缘随瞬目上下运动的幅度。实际运动量取决于镜片类型,通常长戴镜片的移动度要大一些,以助镜片后异物及时排出;超薄型镜片薄且顺应性大,因此移动度较小些。一般情况下,移动度小于0.5 mm为镜片过紧,提示镜片基弧过大或直径过小;移动度大于2.0 mm的为镜片过松,提示镜片基弧过小或直径过大。

④ 松紧度:主要针对可塑性较强的非球面超薄镜片或眼睑过松的戴镜者,通过上推试验判断镜片与角膜配合的松紧程度。嘱被检者向上注视,用拇指轻推下睑,用下睑向上推动镜片下缘,观察镜片上移的情况。理想的情况是在第一眼位时镜片很容易从角膜上复位,一旦停止推动眼睑,镜片快速而且平稳地回复到中央定位的位置。若镜片移位困难且复位缓慢,可推测镜片配适过紧。

⑤ 滞后量:包括垂直滞后和水平滞后。垂直滞后指向上看时镜片受上眼睑的阻力向下移动的距离,用于判断眼睑的松紧程度。正常向上凝视,镜片应自然下垂0.4~1.0 mm。如果眼睛向上看时,镜片保持原位或运动不明显,表示镜片配适可能过紧,可用上推试验使镜片移位并重复几次。水平滞后指侧视或快速侧向转动时镜片运动滞后的趋势。水平转动眼位,镜片水平滞后1 mm左右为正常。如果镜片配适特性不一致,或复位不稳定,配适可能太松。

⑥ 矫正视力：矫正视力通常与配戴时间有关。初戴角膜接触镜由于镜片和护理液的刺激、泪液透镜的不稳定，视力可能时好时坏。一般 15 min 后刺激消失，加之形成稳定的泪液透镜，视力趋于稳定。通过戴镜验光可以再次确认镜片配戴是否得当，如验光度数无或稍负，说明有负泪液镜存在，属于配戴较松或配戴良好；如果验光度数较正，说明存在正泪镜，属于配戴过紧，应该进行重新评价。

⑦ 舒适度：需在镜片稳定，配戴者感觉钝化后评价。有时暂时的主观舒适度不能立即反映配戴特点，特别对未适应的配戴者。一般初次配戴时，镜片匹配稍紧者比稍松的舒适，但几分钟或几小时后，配戴稍紧者开始出现不舒适，而配戴稍松者在这个配戴时间内舒适度都较好。戴镜不适的感觉包括干燥感、异物感、烧灼感、痒感、刺激、疼痛、畏光等，若有异物感及充血、甚至疼痛、刺激症强者应立即将镜片摘除，并检查镜片是否有问题。

（3）戴镜验光（片上验光）

在诊断性试戴镜片与验光处方屈光度不同时，应采取戴镜验光的方法来确定合适的镜片屈光度，配适评估中矫正视力的检查应为戴镜验光的结果。

戴镜验光的步骤如下：① 将原验光光度进行等效球面屈光度换算和顶点屈光度换算，得到接触镜屈光度。② 用接触镜光度减去诊断性试戴片的光度，所得光度为附加光度。通常附加光度应低于 3.00D，否则会引起顶点屈光度误差。③ 在诊断性试戴镜片上插上附加光度，微调镜片寻找视力最佳、感觉最舒适的屈光度。

配戴良好的镜片可获得清晰的视力，若戴镜验光后仍无法获得最佳视力，或表现出与瞬目相关的视力波动，则可能原因如下：① 配适太紧，镜片中央变形，瞬目后瞬间视力清晰，然后很快退回至原来情况；② 配适太松，瞬目后视力模糊，第一眼位视力较好；③ 残余散光，通过球柱镜戴镜验光可以获得清晰视力；④ 其他：镜片破损、泪液过多影响检查、正反面戴错、镜片太脏、偏位过大。

（4）配适不良的表现

① 配适过松：主观表现为视力不稳定、异物感、泪液增多；裂隙灯检查发现镜片中心定位不良，不能均匀覆盖角膜缘，移动度＞3 mm，上推试验镜片滑离角膜，镜片边缘卷曲、褶皱或翘起，或是边缘下有气泡，泪液增多，日久出现角膜机械损伤等。

② 配适过紧：当时主观无明显不适；客观检查矫正视力好，中心定位、周边覆盖也理想，但移动度小，上推试验镜片可能不移动；日久主观有灼热感、干燥感、雾视、戴镜不能持久；客观检查发现矫正视力欠佳，镜片移动度小或不移动，结膜充血，镜片边缘出现结膜压痕，角膜或有水肿，上皮易损伤，角膜新生血管，镜片易有沉淀物。

如配适不良应考虑更换镜片，避免产生严重并发症。

4. 选定镜片

诊断性试戴镜片若有移动度过大、中心定位不良、下垂度过大、舒适度不佳的情况，可选直径略大或基弧略小一个梯度的诊断性试戴镜片，再次为其试戴。反之，试戴镜片若有移动度过小，松紧度过紧的情况，则须选直径略小或基弧略大一个梯度的镜片。选定镜片的屈光度为诊断性试戴镜片的光度加片上验光所得的附加光度。

在为配戴者选定镜片后，还须再一次观察镜片的匹配情况、舒适度和矫正视力，防止选定镜片外包装的标签参数有误。

（三）环曲面接触镜的验配

1. 顾客的选择

在前面的章节中已经提到，对于有散光的戴镜者，验配接触镜时要合理地选择镜片的球镜与柱镜度数。若用球面软镜无法获得满意的矫正视力，则应考虑验配散光软镜（即环曲面软性接触镜）。那些顺规或逆规散光（即非斜轴散光者），以及对轴位变化不敏感者比较容易成功验配环曲面接触镜。

2. 环曲面软镜的设计

散光矫正的基本原理是矫正各条子午线上的屈光不正，使得各子午线折射的光线不再形成散光光锥，而是正确地聚焦在视网膜的焦点上。框架眼镜是通过位置和方向固定的框架镜片来矫正散光的，而角膜接触镜却并未固定镜片的方向。对于散光软镜，需要通过镜片本身的特殊设计来达到柱镜轴位的稳定，并和眼睛的散光轴向保持一致才能提供理想的矫正视力。同时还需要保证正常的眼部生理，确保镜片在眼睛上能保持一定的运动。

（1）设计类型

① 前环曲面镜片：后表面是球面，前表面是环曲面。

② 后环曲面镜片：前表面是球面，后表面是环曲面。

③ 双环曲面镜片：前、后表面都是环曲面。

（2）轴位稳定方法

对散光镜片而言，镜片趋向在垂直或接近垂直方向稳定，主要利用的是"西瓜子"原理，当拇指和食指挤压一个新鲜的西瓜子时，它会很快从手指之间沿垂直方向被挤出。由于每个手指对瓜子表面的压力使其被挤压，一个压力矢量压迫瓜子，另一个作用力矢量挤出瓜子，使其产生运动。接触镜镜片的切面类似西瓜子，尤其是棱镜垂重或双边削薄设计的散光镜片，镜片两边被削薄，泪液产生润滑作用，眼睑张力产生挤压力，从而使镜片受到上下眼睑的挤压。上睑比下睑的作用力更大更明显。此外，睑裂大小、眼睑张力和镜片直径均与镜片的稳定有关。

① 棱镜垂重法

这是最简单的形式，通过在镜片上设计底向下的棱镜来稳定散光镜片。底向下的棱镜使得该部分的镜片厚度逐渐变化，眼睑（以上睑为主）的压力作用于不同厚度的镜片部分，从而保持镜片在眼睛上不旋转（"西瓜籽原理"）。临床上常常应用底向下的 1～1.5 棱镜度的棱镜，因为该种镜片下部厚度增加，因此镜片边缘，特别是 6 点钟的镜片边缘需要削薄，从而提高镜片舒适度和满足生理需要。

棱镜垂重法只用于单眼镜片时，会造成垂直棱镜异常，因为该棱镜垂重的镜片仅用于单眼时，另外一眼球镜却不用相同的棱镜垂重法。在许多情况下，该问题似乎比理论上要少。在较厚的镜片区域氧传导性减少。镜片棱镜基底和/或镜片斜边因厚度增加会使得下眼睑感到不舒服。

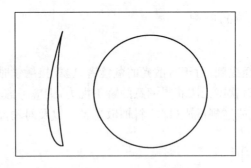

图 4-1　X 棱镜垂重法

② 截平稳定法

棱镜垂重的散光镜片可在 6 点钟位置将下边截去,宽约 0.5～1.5mm。在理论上,截边的镜片与下睑相互作用使得镜片轴位方向稳定。但是在临床上常常达不到该效果。因为截边使得镜片厚度改变。在斜向散光情况下,截边的镜片会改变方向。它不是一个当前普遍应用的方法。

截边法的缺点包括:截边镜片边缘导致配戴不舒适,生产截边镜片较困难,需要更多的随访,特别对无经验的验配师来讲,截边的镜片费用昂贵,并且导致配镜失效。

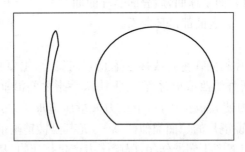

图 4-2　截平稳定法

③ 周边垂重法

这种方法是以负载体设计为基础的,为产生一个基底向下的棱镜效果,通过上方削薄或者上方削成一个斜面来减少镜片厚度。这方法使得镜片周边顺应地定位在眼睑下面,优点是将棱镜限制在眼光学区以外。缺点类似于棱镜垂重法。

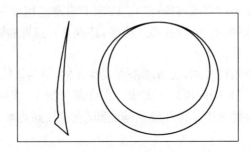

图 4-3　周边垂重法

④ 双边削薄法

又称动力稳定法,没有造成镜片各区域的重量差异,因为该种设计的镜片在上、下两侧均为薄区,无棱镜效果并且是对称的,镜片比其他设计薄。镜片上下侧的薄区与眼睑相互作用(特别是上睑),从而促进镜片定位并使镜片轴位处于动态稳定。

这种设计的缺点是:眼睑压力因人而异,镜片配适效果也可能因人而异。对眼睑松弛的配戴者不适用。通常因为依靠镜片和眼睑相互作用,该镜片需要较大直径来达到满意的配适效果。

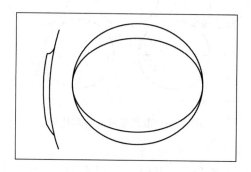

图4-4　双边削薄法

⑤ 反转棱镜法

一种基于棱镜垂重法并经改良的设计。因为棱镜垂重的镜片有厚度差异,因此需要削薄镜片下部来增加舒适度,故该镜片既有棱镜垂重(基底向下),又有下方的削薄斜面(基底向上),该设计使镜片即薄且舒适。基底线条位于镜片几何中心的下方,并且上睑对镜片定位起了较大的作用。这种设计有时还结合其他特征,如将柱镜成分局限在无棱镜效应的光学区,为使镜片厚度更小而进行缩径设计。

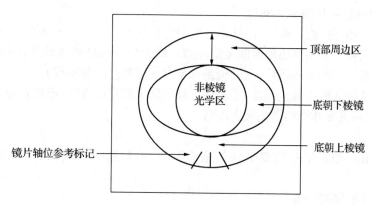

图4-5　反转棱镜法

当总散光的大部分来源于角膜,后环曲面设计本身也是一个稳定的方法,然而角膜散光度数较低时稳定性较差。

(3) 轴向标记

当验配散光软镜时,需要知道散光轴向定位在何处。这一信息可间接地获得(如戴镜验光后的散光轴向,甚至可靠主观验光),但是如果需要精确地判断动态定位,则需要依靠特定的定位标志,称为片标。

镜片轴向的偏转可以偏离垂直方向的角度来表示(标志通常在钟表刻度 6 点钟位置)或以偏离水平方向的角度来表示(标志在钟表刻度 3 点钟和 9 点钟位置)。偏转角度的大小和方向是调整镜片定制处方的依据,以便准确地矫正散光。

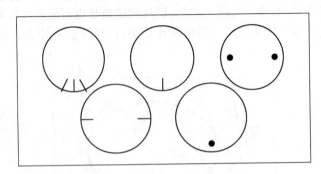

图 4-6　散光镜片的各种片标

(4) 常用规格

① 常用光度:0.75DC、1.25DC、1.75DC、2.25DC 或 1.00DC、1.50DC、2.00DC 等。

② 常用轴位:70°、80°、90°、100°、110°、160°、170°、180°、10°、20°等。

3. 验配方法

(1) 经验法(基于框架眼镜处方)

该方法不需要试戴镜片,镜片处方基于验光结果和其他眼部数据的测量结果。在使用经验法给配戴者验配散光软镜时,特别需要注意的是要保证验光结果的高度准确性。

验光并测量框架镜片度数和顶点距离,推算出隐形眼镜的度数(与真实眼屈光度数近似),测量角膜曲率和水平虹膜可见径(HVID),并将测量结果提供给镜片制造商。

(2) 试戴法(使用环曲面试戴片)

这种方法使用环曲面试戴镜片,试戴片的稳定特征与该系列的其他镜片一致。验光后,用角膜顶点距离换算表换算出隐形眼镜的度数。结合处方选择试戴镜片,需要尽可能地选择与散光度数和轴向相近的镜片,而球镜是否与真实度数接近并不重要。

将试戴镜片戴入眼中直至稳定,确定镜片在眼睛上的定位方向,把验光处方换算成隐形眼镜处方,并记录需要补偿的散光轴向度数。

4. 配适评估

散光镜片比一般的镜片需要更长的适应时间,一般在镜片戴入后 30 分钟开始配适评估。

(1) 定位及松紧度评估

对角膜覆盖度、中心定位、移动度、松紧度等指标的评估方法与球面软镜一致,详见本章相关内容。

(2) 镜片旋转

根据镜片上的定位标记/片标来判断散光镜片的旋转情况。(注意,这里的定位标记/片标是参考标记,并不代表柱镜的轴向。)

① 预计镜片旋转

一般散光软镜倾向于向鼻侧旋转 5～10°,个体差异较大。可以通过裂隙灯上的旋转裂隙或目镜自带的角度刻度来判断镜片轴向偏转的角度,也可以简单地参考时钟来估计旋转的角度。

②　镜片旋转补偿

若片标在正常位上,则取与验光处方相同轴位的镜片配发给顾客。若片标的位置在每次瞬目后发生变化,可试将试戴片基弧缩小一挡或直径扩大一挡。若片标顺或逆时针偏离正常位,则需进行镜片轴向的旋转补偿。

镜片旋转补偿遵循"LARS"法则,代表"顺加逆减"或"左加右减"。即当观察配戴在眼睛中的镜片时,若片标向顺时针旋转(无论哪只眼睛),应该在验光处方轴上加上偏转的角度来补偿镜片顺时针旋转;若片标向逆时针旋转,则在处方轴向上减去偏转的角度。

例如:眼散光轴是 90°,试戴镜片放置在左眼上,镜片顺时针旋转 15°,因此订制镜片的散光轴向应为 90°+15°=105°。

又如:眼散光轴是 15°,试戴镜片放置在右眼上,镜片逆时针旋转 10°,因此订制镜片的散光轴向应为 15°-10°=5°。

(3)　戴镜验光

在诊断性试戴镜片与验光处方屈光度不同时,应采取球柱镜戴镜验光的方法来确定合适的镜片屈光度,配适评估中矫正视力的检查应为戴镜验光的结果。

(4)　舒适度与矫正视力

配戴环曲面镜片的舒适度评价指标与普通软镜相同。配戴环曲面镜片的矫正视力与框架眼镜比较相差在 1 行之内。如果视力差别在 1~2 行,则需根据其他临床因素进行评价,如顾客的期望值、视力需求、单眼视力或双眼视力、视觉舒适度等。

5. 选定镜片

最终订片的柱镜轴向是由补偿试戴镜片转动的角度数得到的,它是假定订购与试戴镜片相同设计的镜片将有相同的配适表现。除了订片处方的散光轴位需要修改之外,散光的度数应与眼镜的度数一致(需要顶点换算),球镜度数与框架眼镜度数一致(需要顶点换算)。

若处方中的散光轴向在所选镜片规格的两挡之间,则选择靠近中心轴的一挡;若处方中的散光度数在所选镜片规格的两挡之间,则选择屈光度较低的一挡;若经轴向旋转补偿后显示为斜轴散光,通常无对应库存,则需改换其他品牌或设计的镜片。

由于镜片设计和柱镜成分造成的厚度差异,散光镜片比同等的球性镜片要厚(无论是中央还是边缘),因而降低了氧传导性且增加机械作用,增加了对角膜的不良影响。常见的不良反应包括:角膜水肿,特别是高度数远视镜片;角膜新生血管,通常在上部和下部,在近视眼中多见;巩膜和结膜压痕,特别在大的并且配适较紧的镜片中较多见。如果发生以上这些问题,可能需要:检查镜片配适情况,改换高含水量材料,改换 RGP 镜片,或改换框架眼镜。

三、配镜后护理

接触镜配后护理泛指验配师有义务指导配戴者对镜片和眼睛进行各种护理,并使配戴者对可能发生的各种问题加以识别,同时掌握解决问题的方法。

(一) 配发

在配发镜片时,验配师应确保配戴者能获得应有的视觉效果;镜片配适满意;能提供正确的镜片护理和保养指导,这是接触镜成功配适的保证;配戴者掌握正确的操作方法、具有相当的依从性;镜片参数正确、无菌,处于良好状态;确保配戴者对适应症状和适应期有充分的理解。

1. 初次配镜的成套用品

初次配戴角膜接触镜至少应发给配戴者的用品包括镜片、护理液、去蛋白酶片、润眼液、镜片盒和配戴手册等。在发出镜片时,养成轻摇镜瓶,自瓶底部观察镜片的习惯。若镜片有破损、对折粘连、贴附在瓶塞上或瓶中无片、瓶中多片则可及时发现。

2. 镜片摘戴与护理的学习

要求初戴者掌握摘戴镜片的基本要领及注意事项,并进行护理和摘戴练习。

(1) 每日护理程序:每天临睡前摘下镜片,将摘下的镜片放在掌心,滴3～5滴护理液或清洁液,以水平单一方向揉搓镜片的正反面,每面不少于20 s,用护理液或不含防腐剂的生理盐水冲洗镜片,将冲洗干净的镜片放置在注满护理液或消毒剂的镜盒中(镜盒中的护理液或消毒剂不得少于镜盒容积的2/3),旋紧盒盖,浸泡过夜或至少4 h以上。第二天配戴前用新鲜的护理液或不含防腐剂的生理盐水冲洗镜片,然后即可配戴。

(2) 每周护理:如果使用的是无除蛋白功能的护理液,则每周应使用去蛋白药片清除镜片上的蛋白。先按照每日护理程序清洁镜片,然后在两侧镜盒中各放入一枚去蛋白药片,待其溶解后将清洁干净的镜片浸泡在镜盒中,旋紧盒盖(最长不超过12 h),镜片配戴前需进行再次的清洁、冲洗和充分浸泡。

3. 初次戴镜的适应时间

初次配戴角膜接触镜,由于角膜对镜片的机械刺激及镜片下的低氧代谢环境尚不能适应,所以应逐渐延长镜片配戴时间、循序渐进,不可一开始就全天配戴,详见表4-4。

表4-4 初戴者角膜接触镜配戴时间表

天　　数	1	2	3	4	5	6
配戴时间 (h)	4	6	8	10	12	14

4. 戴镜须知

(1) 每次摘戴镜片前务必将指甲剪短,洗净双手并不可再触摸其他东西。

(2) 在干净、平整的桌面上操作和摘戴镜片,以免镜片掉在地上。

(3) 每次配戴镜片前,检查镜片有无破损、异物和沉淀物。如有破损则不能配戴,如有异物和沉淀物则清洁冲洗干净再配戴。

(4) 配戴前分辨镜片的正、反两面,避免将镜片戴反。

(5) 摘下镜片后,严格分清左、右眼镜片,将左、右眼两只镜片分别浸泡存放。

(6) 浸泡过镜片的护理液一定要倒弃,不可重复使用。

(7) 如果使用没有除蛋白功能的护理液,每周应配合使用去蛋白药片清除镜片上的蛋白沉淀。在使用去蛋白药片浸泡镜片之前、之后都必须充分清洁和冲洗镜片。

(8) 护理液在开封使用后,每次用完要及时将盖子盖紧,不要用手触摸瓶口。

（9）护理液开封后在规定使用期限内未用完，应该抛弃，更换新的护理液。

（10）不得使用蒸馏水、纯净水、酒精、无防腐剂的生理盐水等非角膜接触镜护理液护理镜片。

（11）配戴角膜接触镜时不得滴用任何眼药水。

（12）镜片长期不戴用，应认真清洁、冲洗和消毒，然后浸泡在多功能护理液中。根据不同护理液的使用说明定期进行清洁、冲洗镜片，并更换护理液。

（13）化妆前戴镜，卸妆前摘镜。

（14）镜盒应每周清洁一次。使用软毛刷和护理液清洁镜盒，并用护理液冲洗干净，自然风干即可。

（15）角膜接触镜不得借给他人配戴。

（16）不提倡使用镊子、棍棒、振荡器等辅助工具。因为会造成镜片的微小，甚至是肉眼不可见的损伤、污染。

（17）镜片粘连在一起时，不可用力撕扯、强行剥开，避免损伤镜片。应将镜片放在掌心，滴几滴护理液，轻轻揉搓即可。

（18）养成在戴镜之前仔细观察自己眼睛的习惯，如有眼睛充血、分泌物增多等则不应勉强配戴。

（19）戴上镜片后应体会镜片配戴是否舒适、视力是否清晰。如有任何不适，都应立即摘下镜片，再寻找原因。

（二）复查

接触镜的配后复查有利于及时发现和纠正配戴者不正确的配戴习惯和护理方法，从而提高配镜者的依从性，提高配镜的成功率。接触镜的镜片破损和眼部损伤并发症在初戴的1个月内为高发期，故及时复查可降低镜片的破损率和眼部并发症的发生率。

复查包括主动复查与被动复查，前者指戴镜者按验配师规定的日期接受复查，后者指配戴者因各种原因不得不求助于验配师。复查的内容包括眼部状况、镜片状况、眼部与镜片的匹配状况。

配戴者应听从验配师的建议，定期进行复查。复查的频率取决于眼睛和屈光状况、镜片类型和配戴者的特定需要。作为角膜接触镜初戴者，由于在开始配戴角膜接触镜的过程中缺乏配戴经验，容易发生因使用不当导致的镜片破损、眼睛炎症等情况。为防患于未然，初戴者应在角膜接触镜配戴后的一周、一个月、三个月和每半年的时间进行复查。已经配戴角膜接触镜的配戴者，也应至少半年复查一次。验配师有义务告知配戴者复查的内容和时间，并以书面的形式写下复查的时间，以便给配戴者一个提醒的信号。如果有条件，还可以建立一个数据库系统，用来帮助工作人员发现并管理配戴者，特别是提醒那些没有来复查的配戴者。

在复查时，验配师应充分了解配戴者的角膜接触镜配戴、护理及保养的具体情况，使用裂隙灯检查配戴者眼睛及镜片的配适情况，复查视力，以及其他需要特别检查的情况。在每次复查结束时，与配戴者约定下一次复查的时间。所有检查及通过询问得知的必要的情况、处理意见和建议、约定的复查时间都应记录在病案卡上。

第三节 角膜接触镜对眼部的影响

接触镜配戴对眼部的影响应从以下两点来考虑：

一是镜片对眼睛的反应。因为镜片置于泪液与角膜前的结膜囊环境中，泪液中含有包括蛋白质、脂肪、无机盐等在内的多种成分，此外还有空气中的各种杂质、甚至化妆品也可溶解于泪液中。软性接触镜的材料是水凝胶，配戴时泪液中的某些物质会附着在镜片表面上，分子较小的物质还会沉淀于镜片的高分子结构中，如不及时清除，沉淀在镜片上的各种物质，尤其是蛋白质沉淀就会与镜片的材料紧密结合，并逐渐累积增加，改变镜片的透光性及与眼睛的生理相容性，造成镜片的损伤，甚至眼部的不良症状。

二是眼睛对镜片的反应。产品质量不高、加工粗糙的镜片或破损的镜片，会对眼睛产生机械性的摩擦，进而损伤角膜上皮细胞，如果再遇到微生物污染或身体抵抗力下降，则可能会发生眼部感染。沉淀在镜片上的蛋白质等杂质一方面能增加镜片对角膜的摩擦，另一方面变性的蛋白质还可作为抗原刺激机体产生免疫反应。

若镜片配适不良或使用不当，上述两点可以相互影响，形成恶性循环。

一、影响配戴的因素

（一）材料因素

包括镜片材料的弹性和可塑性，软镜材料的含水量以及极性、强度等性能。

1. 弹性和可塑性

镜片材料的聚合质量、加工工艺、含水量、厚度和屈光度都会影响其弹性模量。弹性模量大，弹性强，则较为耐用；且成形好，便于取戴操作；矫正散光效果好。但弹性模量过大给验配技术带来困难。相反，弹性模量小，可塑性好，镜片内曲面容易适应角膜形态，验配简便，成功率高，但镜片不耐用，取戴操作不便，矫正散光不理想。

2. 含水量

高含水的镜片较柔软，配戴后异物感小，但抗沉淀性差，不耐用，易破损，在配戴过程中，逐渐产生干燥感，镜片移动度变小，镜片的水分蒸发以后吸取角膜的水分，与角膜附着过紧。低含水镜片不及高含水镜片舒适，但沉淀物较少，较耐用，镜片移动适度。

3. 极性

高含水离子性镜片在配戴以后，表现为表面极润滑，取下镜片较困难，容易掐破镜片或伤及眼睛，须指导配戴者掌握正确的操作方法。

4. 强度

高含水、厚度过薄、铸模工艺和低屈光度等因素都可以降低镜片的强度，初次配戴者或操作镜片不轻柔者宜选强度高的镜片。

（二）设计因素

包括镜片内曲面形态、直径、基弧、矢深、厚度等参数的影响。

1. 内曲面形态

若内曲面设计为椭圆或抛物线形,因其与角膜主要弧面形态相近,故配戴较舒适。但镜片与角膜之间张力较大,使镜片移动减小,常需借镜片上推试验来评估镜片的松紧度。

2. 直径

软镜的直径过小则不能覆盖角膜,常常偏位;直径过大则不美观不舒适。通常用裂隙灯标尺或瞳距尺直接测量包括角巩膜缘在内的虹膜区直径。

3. 基弧

镜片的基弧半径小,配戴后较紧,移动度小;基弧半径大则配戴后较松,移动度大。

4. 矢深

矢深为镜片设计的多种参数影响的综合结果,因而修改矢深即能改变镜片的配适,但在实际应用中,因角膜的矢深的测定较困难,故通常以改变镜片的直径或基弧来间接修改镜片的矢深。软镜的矢深应比角膜的矢深略小,以利镜片边缘泪液的排吸交换。

5. 厚度

镜片过薄,容易发生镜片中央部起皱或引起镜片和角膜的脱水。厚的镜片水蒸发较慢,对眼干或环境干燥的配戴者有保湿作用,但不够舒适。

(三)工艺因素

不同工艺制成的镜片弹性模量相差很大,因此配戴舒适性、耐用性、矫正视力等方面皆有差异。弹性模量从大到小依次为:切削工艺、干态铸模工艺、湿态铸模工艺和旋转工艺。

(四)眼部因素

包括角膜形态、眼睑张力、泪液特性等。

1. 角膜形态

角膜的中心曲率、角膜缘的弯度、非球面程度和直径等因素都对镜片的配戴影响很大。用诊断性试戴的方式不能获得良好配适时,往往需进行角膜地形图的测定,再根据角膜的形态制作镜片。

2. 眼睑张力

肌张力强的眼睑表现为紧而硬,在瞬目时可加大镜片的移动,且使镜片旋转,这一点对双焦镜片或散光镜片的配戴影响很大。

3. 泪液特性

泪液分泌不足会致镜片干燥脱水,移动度下降,使角膜的代谢产物在镜片下聚积滞留。泪液脂质及蛋白质水平异常增加,则使镜片上的沉淀物增多,影响矫正视力,缩短镜片的使用寿命。

二、常见镜片沉淀物

理想的接触镜镜片应能长期保持清洁,但实际情况往往并非如此。镜片的许多沉淀物来源于泪液,是镜片材料与泪液成分相互作用的结果。

(一)沉淀物的分类

(1)泪源性和非泪源性沉淀物:泪源性沉淀物包括蛋白质、脂质、胶质、结石以及磷酸钙等。非泪源性沉淀物包括镜片变色、霉菌生长、锈斑、防腐剂吸纳等。

（2）有机沉淀物、无机沉淀物和混合性沉淀物：有机沉淀物包括蛋白质、脂质沉淀,微生物生长,色素沉淀,防腐剂吸纳等。无机沉淀物包括无机膜,锈斑,镜片结石,碳酸钙和碳酸钙蚀刻,磷酸钙和汞沉淀等。混合性沉淀物指多种沉淀在镜片上以混合性状态出现。

（二）影响沉淀物的因素

（1）镜片表面的完整性。
（2）镜片的含水量。
（3）镜片表面的化学特性。
（4）泪液的化学特性。
（5）配戴者的依从性。

（三）沉淀物引发的问题

（1）不舒适：沉淀物的机械刺激、释放的化学因子、沉淀物作为抗原引起的过敏反应,以及以沉淀物为基础滋生的病原体均会引起不适感。
（2）镜片透明度下降,视力降低：积聚在镜片光学区的沉淀物会影响镜片透明性。
（3）镜片损坏：沉淀物使镜片含水量和湿润性下降,导致镜片混浊、变形、变色。
（4）沉淀物的阻隔镜片氧传导性降低。
（5）镜片移动过度,视力波动。
（6）其他：眼睑刺激感,红眼,巨乳头性结膜炎,增加眼部感染的潜在危险等。

（四）处理沉淀物的方法

（1）增加酶清洁剂的使用频率。
（2）加快更换镜片频率或改用定期更换型角膜接触镜。
（3）确定配戴者对护理和保养系统的依从性。
（4）若问题持续存在,可试用不同材料的镜片。

三、接触镜并发症

与接触镜相关的不良反应,根据发生的部位分为：结膜性和角膜性；根据发生的原因分为：机械性、缺氧、炎症和感染。验配师在处理不良反应时应能识别正常与异常的症状和体征,掌握各种不良反应的症状和体征,正确处理各种不良反应,同时能指导配戴者如何预防各种并发症的出现。一般说来,只要能够做到预防在先、有问题及早诊断和治疗,与接触镜相关的不良反应都是可以防治的。

本节仅简要介绍几种配戴接触镜引起的常见眼部症状。

（一）结膜的巨乳头性改变

（1）原因：对蛋白沉淀物的过敏反应,镜片边缘的机械性刺激。
（2）症状：眼痒,分泌物增多,镜片配戴时间缩短,镜片耐受性下降,视力波动。
（3）体征：上睑结膜乳头增生,乳头不断增大,结膜充血,分泌物增多,镜片移动度过大。

（4）处理：停止戴镜直至睑结膜上的巨大乳头消失，缩短戴镜时间，改配抛弃型镜片或RGP 镜片，注意改善不良卫生、配戴、护理习惯，可滴用抗过敏类眼药水。

（二）急性红眼

（1）原因：角膜接触镜超常时间配戴导致缺氧，继而引起的炎症反应；沉淀物刺激；镜片微生物感染；镜片配适过紧。

（2）症状：单眼、双眼同时或间隔 1～2 天发病，畏光，疼痛，脓性或水样分泌物。

（3）体征：球结膜或睫状充血，严重时可出现角膜上皮浸润、缺损。

（4）处理：停止戴镜，及时就医；待眼病痊愈后更换抛弃型角膜接触镜或 RGP 镜片，缩短戴镜时间，注意镜片卫生，可使用抗过敏药物。

（三）角膜水肿

（1）原因：长时间配戴 DK 值较低的镜片，长期配戴低含水量、较厚的镜片，初戴者初始配戴适应期内。

（2）症状：戴镜期间眼睛始终处于充血状态，或无明显不适表现。

（3）体征：角膜基质层水肿、褶折，内皮折叠，结膜或睫状充血，或可见角膜新生血管形成。

（4）处理：停止戴镜，改配高透氧值的镜片，缩短戴镜时间。

第五章　眼镜加工基础知识

> **【主要内容】**　眼镜加工是视光师的重要工作内容。本部分主要介绍加工前镜架和镜片的选择方法,加工中镜架测量和镜架几何中心距计算以及加工中心的确定和磨边方法,加工后眼镜的装配与调整。
>
> **【能力要求】**　熟悉并掌握镜架的完整加工流程。

第一节　镜架和镜片选择基础

眼镜不仅能够矫正屈光不正,同时配戴舒服、外观美观也是重要的因素。镜架、镜片的选择搭配是保证眼镜配戴效果的重要条件。

一、镜架选择基础

根据镜架国家标准,镜架根据材质和形式分为以下四种:金属架、塑料架、混合架、半框和无框架。日常工作中,按照镜架的款式和结构一般分为全框镜架、半框镜架、无框镜架、组合架、折叠镜架等。

(一)镜架的选择

镜架主要根据顾客的性别、年龄、脸型、身材、职业及配镜用途、目的等选择,过程中考虑实用和美观的原则。

1. 镜架的水平距离

主要指镜圈的大小和镜架的几何中心水平距的大小,该尺寸选择应以瞳距大小为基础,即镜架的几何中心水平距要与瞳距相一致或近似。但若配镜者瞳距与所选的镜架不相配时,可采用镜片移心进行装配加工。目前大部分镜架的水平中心距大于瞳距,故需要向内移心。若选择高度数眼镜时,考虑镜圈的几何中心距尽可能接近瞳距的镜架,以减少移心量,降低镜片边缘的厚度差别和眼镜的重量。选择过程中仍需要考虑是否有足够直径的镜片使用。

2. 镜架的垂直距离

主要指镜架的高度,该尺寸选择影响配戴者的视野。用于双光镜的镜架,需要有足够的近光区,镜架高度一般不小于 36 mm。对于某些特殊要求,如需要较大视场的驾驶员,其镜架大小都应有一定的要求,不宜过小;又如,对于渐进多焦镜等特殊眼镜,根据选择镜片的不同,镜架要求高度不同。若选择镜架的高度过小,制作加工时需要更换更小直径的吸盘,否则容易损伤机器。

3. 镜架的鼻托

镜架鼻托的选择没有严格的要求，但要满足配戴条件。如果顾客鼻梁过低，戴镜后镜片碰到睫毛或镜架接触面颊，则要采用可调式活动鼻托或高鼻托的镜架；配装双光镜、渐进多焦镜的镜架，尽可能避免使用固定鼻托的镜架，以免给加工完成之后的眼镜校配带来困难。

配装高度数眼镜，镜架选择时考虑选择面积大且具有防滑表面的鼻托，以分散眼镜对鼻梁的压力并避免重力造成的眼镜下滑。同时注意鼻托支架等特殊部位，离镜圈平面要有一定的空间距离或者鼻托支架容易调整，以保证具有一定边缘厚度的镜片能够顺利安装。

4. 镜架的材质

除考虑塑料和金属镜架外，可考虑天然材料或非金属材料制作的镜架。例如有的镜架不同部件使用不同的材料，全部或部分镜圈是用非金属材料加工而成，而鼻梁与铰链则用金属制造。又如有的镜架在其非金属材料中加入金属内芯，增加了强度的同时又不失非金属材料的材质特色。具体选择应以顾客的气质及其自身需求为主。

5. 镜架的款式

不同款式结构的镜架，具有不同的特点，使用场合应区别对待。镜架的款式常见有圆形、椭圆形和方形。由于现在审美观点的多样化，镜架款式选择原则并无绝对，尤其很多款式还需要搭配以服饰和发形、配饰。选择过程中还要考虑使用地点、使用场合。故选镜过程中必须试戴，以确定最佳配戴效果。一般而言，镜架款式选择，首先需要考虑人的五官的大小及位置的不同。若将眉毛当成横轴，由眉毛的高低，可把面孔分为均衡型、长型或短型三种。如属于均衡型，则大部分镜架式样都适用；长型需要浓色的镜架"降低"眉线，短型则需透明的眼镜底边来"提高"眉线，拉长脸型。脸型常见有三种基本类型：方型、圆型、椭圆型。一般椭圆型脸型的人，各型镜架均适合，而圆型脸型最好选择方型或梨型镜架（突出纵线），三角型脸型则一般选择圆型或椭圆型镜架配戴。脸宽的人不宜用小而窄的镜架，长瘦脸型的人不宜用宽大的镜架。如果顾客发型有刘海，镜架的上缘避免与头发接触，如果发型为卷发，注意镜架不要太大以至于框缘与头发接触。

镜架的款式与年龄相关，一般年轻人选择款式可多样，而中老年人选择镜架应考虑个人需要，例如家中读书看报用的老花镜，可选取大框镜架配双光或者渐进片，既能看远又能看近。而外出为携带方便，可选折叠式镜架。

镜架款式也与视觉工作的时机、场所相关，例如遮阳镜，应选择尺寸较大的镜架，来达到较好的保护效果。如果眼镜是用于视电脑，并且需要从屏幕到阅读材料重复地来回观看，应考虑不能选择太小的眼镜架，以避免过多的头部转动。

镜架款式选择，除注意基本镜圈的形状外，同时应注意配件的选择搭配，例如鼻托的作用是支撑镜架及镜片的重量，顺贴鼻梁使重量分布均匀。但从美学角度，镜架的鼻梁高一些，视觉上可使配戴者鼻子增长，粗短的鼻子会显得窄长。没有鼻托或鼻托低的镜架，可使顾客的长鼻显得短些。故儿童应避免无鼻托的镜架，成人选择深色镜架时，宜使用透明的浅色的鼻托。

6. 镜架的颜色

镜架颜色的选择取决于个人喜好，无固定规则可循。一般来说，把握以下几个原则。

（1）镜架颜色与肤色：肤色较深、体魄健壮者选用镜架颜色以深色为主，可以选择暗红色、黑色或玳瑁壳的色泽;白皙俊秀的脸庞宜配淡雅色彩的镜架,例如粉色系列。

(2)镜架颜色与性别:男性镜架色彩朴素,色泽单一;女性镜架色彩明艳,色调明快。

(3)镜架颜色与年龄:年长者镜架不宜冷色,金属架可选用金、银、钛、镍等,以体现其大方稳重;青年人朝气蓬勃,追求时髦,镜架用色没有限制,但女青年考虑纤巧精细,颜色鲜艳的镜架;男青年可考虑结构粗犷,色泽深厚的镜架;儿童宜选用浅色或彩色的镜架,以符合其年龄、性格特征。

总体而言,镜架的选择应满足专业视光学需求,兼顾力学平衡、美学平衡。力学平衡即戴上镜架调整后,镜架对鼻梁、耳朵压力均衡。同时也要考虑顾客的年龄、身份、地位,综合选择眼镜的材质、造型、色彩,以及价位、品牌等。

7. 特殊情况下的镜架选择

在镜架选择中,注意一些特殊情况的镜架选择,例如双光眼镜、渐进多焦镜、高度屈光不正矫正的镜架等。用于高度屈光不正矫正的镜架需要满足以下条件:

(1)眼镜几何中心水平距:尽量选择眼镜几何中心水平距接近瞳距的镜架,以减少移心量,减少鼻、颞侧厚度差别。

(2)镜架尺寸、镜架高度:选择镜圈尺寸、镜架高度较小的镜架,减少镜片边缘厚度和眼镜的重量。

(3)镜架边缘宽度:尤其高度近视患者应尽量选择较宽的镜圈,例如塑料全框镜架,使镜片边缘镜圈包含的厚度尽量大,减少镜片前后伸出镜圈的量,使镜片外观不明显。

(4)鼻托、鼻托支架:适合选择面积大且具有防滑表面的鼻托,以分散眼镜对鼻梁的压力并避免由于眼镜过重导致眼镜下滑。鼻托支架等部位,注意保证离镜架边缘有一定的空间距离或鼻托支架容易调整,确保一定边缘厚度的镜片能够顺利安装。

(5)镜腿和桩头:需要结实、牢固、耐用,以支撑厚重的眼镜并满足眼镜易下滑需经常扶正的需求。

二、镜片的选择

目前,常见镜片品种分类如表5-1所示。镜片的选择主要考虑镜片的光学特性、物理特性、化学特性。镜片的光学特性包括顶焦度、折射率、色散力、透光率、紫外线防护能力、光线的吸收能力等。物理特性包括密度、硬度、抗冲击性、静态变形测试等。化学特性主要指镜片材料对于化学物质的反应特性,或是某些极端条件下材料的反应特性。选择过程中综合考虑以下三方面因素。

表 5-1　镜片品种分类表

类　别		镜片名称
材料		玻璃镜片、树脂镜片、水晶镜片
结构	单焦点镜片	球镜、球柱镜、柱镜
	多焦点镜片	双光镜片、三光镜片、渐进多焦镜
用途	矫正视力用镜片	近视、远视、散光、老视、斜视矫正镜片
	护目镜片	有色镜片、变色镜片、偏光镜片、UV 吸收紫外线镜片、IR 吸收红外线镜片

（一）光学特性因素

1. 顶焦度

选择时,根据眼镜的处方进行选择。注意镜片用于远用或近用。

2. 折射率

一般原则高顶焦度眼镜,尽可能选择高折射率,以减少镜片边缘或周边厚度,但需要考虑阿贝数增高可能带来的色散增加。

3. 色散力

习惯上用阿贝数反映镜片材料的色散力,高色散力使所视物体边缘产生彩色条纹,可能引起配戴者的不适与抱怨。阿贝数与材料的色散力成反比,阿贝数越大,色散越小,对成像质量影响越小。同等条件下,尽可能选择阿贝数较大的镜片,以减少镜片的色散;增加镜片的实用性能。

4. 透光率

对于镜片而言,镜片材料折射率越高,镜片表面的反射率越大,因反射而损失的光线越多,该现象还会导致镜片内部产生光圈现象从而导致镜片厚度明显,镜片产生眩光降低对比度等。同等条件下,尽可能选择透光率较高的镜片,以更清晰地视物。

5. 紫外线切断

紫外线切断点反映了材料阻断紫外线辐射透过的波长,光辐射可分为紫外线、可见光及红外线。根据 Morgan 分类法,紫外线分为:短波紫外线:13.6～310 nm;长波紫外线:310～380 nm;可见光:380～780 nm;短波红外线:780～1500 nm;长波红外线:1 500～100 000 nm。

紫外线习惯上也分为 UVC(10～280 nm)、UVB(280～315 nm)、UVA(315～380 nm)。由于 UVC 一般可被大气层中的氧、氮和臭氧层吸收,大部分 UVA 和 UVB 会进入人眼,所以人们需要保护眼睛,减少 UVA 和 UVB 侵入,以预防可能出现的黄斑、晶状体病变。

（二）物理特性因素

1. 密度

尽可能选择密度较小的镜片,以减少镜片的重量,提高配戴的舒适性。

2. 硬度

同等条件下,尽可能选择硬度较大的镜片,以减少镜片表面磨损。必要时,可以通过选择特殊的表面处理,例如加硬膜改善镜片的表面硬度,提高配戴的舒适性。

3. 抗冲击性

尽可能选择抗冲击性较好的镜片,目前市面上最好的抗冲击性镜片材料是聚碳酸酯。抗冲击性主要通过落球试验等进行测试,一些国家甚至强制规定某些特定人群(例如儿童、驾驶员)应该配戴的某些镜片种类。例如满足中等强度抗冲击性的测试为:日常用途的镜片能够承受一个 16 g 球从 127 cm 下落的冲击;满足高等强度的抗冲击性测试为:镜片能够承受一个 44 g 球从 130 cm 下落的冲击。

（三）化学特性因素

一般情况下,选择化学稳定性较好的镜片材料,以减少可能的镜片表面损伤。玻璃镜片材料不受各种短时间偶尔接触的化学制品影响,但长期接触也会引起镜片发霉、表面光洁度发生变化,影响使用寿命。树脂镜片材料,需要避免接触化学制品,尤其聚碳酸酯材料,在加工或使用中避免接触丙酮和乙醚等。

第二节　镜架测量和镜架几何中心距计算

一、镜架测量

眼镜架的规格尺寸是由镜架、鼻梁和镜腿三部分组成。眼镜架规格尺寸的表示方法采用方框法和基准线法两种形式。

(一)方框法

方框法是指在镜架内缘(亦可用镜片的外形来表示)的水平方向和垂直方向的最外缘处分别作水平和垂直方向的切线,由水平和垂直切线所围成的方框,称为方框法。左右眼镜片在水平方向的最大尺寸为镜圈尺寸,左右眼镜片边缘之间最短的距离为鼻梁尺寸,如图5-1所示。

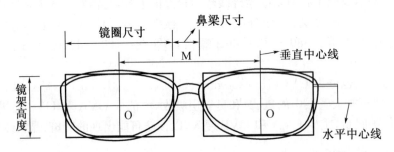

O-镜圈几何中心　　　M-镜圈中心距离

图 5-1　方框法

名词概念:

水平中心线:镜片外切两水平线之间的等分线。

垂直中心线:镜片外切两垂直线之间的等分线。

镜圈尺寸:左右眼镜片外切两平行线间距离。

镜架高度:左右眼镜片外切两水平线间距离。

鼻梁尺寸:左右眼镜片边缘之间最短的距离。

镜腿长度:镜腿铰链孔中心至伸展镜脚末端的距离。

镜架几何中心点:实际是镜架水平中心线与垂直中心线的交点。

镜架几何中心水平距:两镜架几何中心点在水平方向上的距离。

眼镜架的规格尺寸通常均标示在镜腿的内侧。标有"□"记号时表示采用方框法。如56□14-140表示镜圈尺寸56 mm,鼻梁尺寸14 mm,镜腿长度140 mm。我国大部分镜架采用方框法来表示。

（二）基准线法

基准线法是指在镜架内缘（即左右眼镜片外形）的最高点和最低点作水平切线，取其垂直方向上的等分线为中心点再作水平切线的平行连线（即通过左右眼镜片几何中心的连线）作为基准线。上述方法也是基准线的测量方法，如图5-2所示。

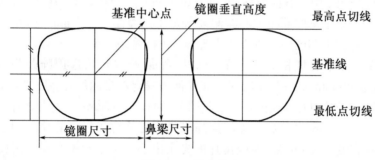

图5-2　基准线法

进口镜架或一些高档镜架多采用基准线法来表示，标记在镜腿的内侧，标有"—"记号时表示采用基准线法，如56-16-135，表示镜圈尺寸56 mm，鼻梁尺寸16 mm，镜腿长度135 mm。

二、镜架几何中心距计算

镜架几何中心距是指从右眼镜架几何中心点到左眼镜架几何中心点之间的水平距离，即为镜架几何形状水平距离上的二分之一点。因为镜架鼻梁的尺寸是一定的，便可测得镜架几何中心水平距。

如用 M 来表示镜架几何中心水平距，则 $M=2a+c$，其中，a 为镜架水平距离的一半（一侧镜架的水平边缘至镜架几何中心点的距离），c 为鼻梁尺寸。从右眼镜架鼻侧内缘开始到左眼镜架颞侧内缘的距离为所测镜架的几何中心水平距。测量镜架几何中心水平距是配装镜片加工移心的重要参数之一，与测量瞳距同样重要。但在实际的工作中测量通常沿着基线从一个镜圈外侧内缘到另一个镜圈内侧的内缘。

第三节　确定加工中心

配装加工眼镜时，以镜架几何中心点为基准，移动镜片光学中心的位置，以满足配戴者眼睛的视线与镜片的光轴相一致的光学要求，该过程称为移心。移心分为水平移心和垂直移心。

以镜架几何中心为基准，镜片光学中心沿水平中心线向鼻侧或颞侧移动光心的过程，称为水平移心。

以镜架几何中心为基准，镜片光学中心沿垂直中心线向上或向下移动光心的过程，称为垂直移心。

一、移心量计算

水平移心量＝(远用瞳距－镜架几何中心水平距)/2

垂直移心量＝瞳高－镜架高度/2

【例 5-1】 镜架的规格为 54□16-138,配镜处方要求远用瞳距为 64 mm,镜片光学中心上移 2 mm,问在定中心仪上应如何来确定左右镜片的磨边加工中心?

解: 左右镜片光学中心各向内移动(54＋16－64)/2＝3(mm)。所以,右眼镜片的光学中心应位于定中心仪上刻度面板中心右侧 3 mm 处和垂直上方 2 mm 处,左眼镜片的光学中心应位于定中心仪上刻度面板中心左侧 3 mm 处和垂直上方 2 mm 处。

【例 5-2】 镜架的规格为 56□16-138,配镜处方要求远用瞳距为 64 mm,瞳高 22 mm,镜架高度 40 mm,问在定中心仪上应如何来确定左右镜片的磨边加工中心?

解: 左右镜片光学中心各向内移动(56＋16－64)/2＝4(mm)。左右镜片光学中心各向上移 22－40/2＝2 mm。所以,右眼镜片的光学中心应位于定中心仪上刻度面板中心右侧 4 mm 处和垂直上方 2 mm 处,左眼镜片的光学中心应位于定中心仪上刻度面板中心左侧 4 mm 处和垂直上方 2 mm 处。

二、最小可用镜片直径计算

最小可用镜片直径计算可以获知某一固定瞳距的配镜者,选择某规格的镜架时,最少需要的镜片直径,帮助验配者判断库存镜片直径是否够用,是否能够选择。下面具体以例题进行分析。

【例 5-3】 某顾客选配一副规格 56-16-135 的镜架,其瞳距为 62 mm,则其镜片最小直径为多少,假设两边磨边余量各为 1 mm。问最少需要直径多少的镜片?

解: 最少需要镜片的直径 56＋[(56＋16)－62]/2×2＋1×2＝68(mm)。即库存镜片最少需要大于 68(mm)。

【例 5-4】 某顾客选配一副规格 56-16-135 的镜架,其瞳距为 60 mm,假设两边磨边余量各为 1 mm。现有库存直径 66 mm 的镜片,是否够用? 有何解决方法?

解: 最少需要镜片的直径 56＋[(56＋16)－60]/2×2＋1×2＝70(mm),由于 70 mm 大于现用的库存镜片直径 66 mm,故该眼镜无法加工。解决方法一: 定做足够尺寸的大直径镜片;解决方法二: 更换更小几何中心距的镜架(例如鼻梁尺寸更小或镜架尺寸更小)。

第四节　磨　边

磨边是把符合验光处方的毛边眼镜片磨成与眼镜架镜圈几何形状相同的一种加工工艺。根据磨边加工的手段不同可分为: 手工磨边和自动磨边。

手工磨边是以手工操作为主,通过专业器具磨出镜片边缘形状的一种磨边方法。

手工磨边的特点: 设备简单、加工成本低廉;但要求操作者有较高的技能,容易产生光心位置或柱镜轴位偏差。

近年来,随着科学技术的发展,模板制作、镜片磨边都已实现机械化自动化。磨边质量、尺寸精度和生产率都有很大提高,手工磨边已逐步被自动磨边所替代,手工磨边工艺已成为自动磨边工序的有益补充。

　　自动磨边的特点:操作简便,磨边质量好,尺寸精度高,光学中心位置、柱镜轴位、棱镜基底的设定精确,但设备投资较大,加工成本较高。随着国家对眼镜定配标准的日益完善和眼镜生产许可证制度的实施,半自动磨边和全自动磨边已经成为行业必不可缺的两种磨边方式。半自动磨边和全自动磨边目前也成为加工师考核的基本项目。

　　手工磨边按操作过程可分为三道工序:模板制作工序、划钳工序、磨边工序。由于树脂镜片的大规模占领市场,目前手工磨边程序第二道工序即划钳工序在视光材料的加工中已经使用较少,但是模板制作工序和磨边工序仍然是视光材料加工的重要工序。即使在半自动、全自动磨边工艺盛行的今天,模板制作与手工磨边仍然是眼镜加工师必须掌握的基本功。

一、手工磨边工艺

(一) 模板制作工序

　　目前常用的模板制作方法分为三种,具体如下。

　　1. 手工制作模板

　　该法适用于全框、半框、无框眼镜。将拆下撑片的镜架反置在空白模板上(建议使用含有水平和垂直刻度的空白模板,以利于确定模板几何中心),将眼镜架镜腿朝上,左手稍用力按住镜圈压在模板上,右手用标记笔沿镜圈内缘在模板上画出镜圈的轮廓。注意镜架轮廓在空白模板上下刻度相同,左右刻度相同。或者利用拆下的撑片,画出水平中心线与垂直中心线,将其对准空白模板上的十字线,用划针或油笔在空白模板上划出或画出撑片的轮廓。过程中可根据配戴者的要求改变模板的形状,但需要注意空白模板几何中心的确定和水平中心线的水平。剪下模板,并在模板上用箭头同时标出鼻侧与上侧,用锉刀将模板边缘修整光滑。

　　2. 制模板机制作模板

　　该法只适合制作全框眼镜。取下镜架上的撑片,在制模板机上用橡皮按钮和夹子分别固定锁接管、鼻梁和镜圈,并且用水平线旋钮推动挡板使两个镜圈成水平,使镜架的中心与刻度盘内的零度标记一致,即可加工出模板中心与镜架几何中心相一致的模板。

　　3. 撑片打孔机制作模板

　　该法适用于全框、半框、无框眼镜,但需要注意撑片不能过薄。由于撑片与镜圈几何形状相同,可以直接用原眼镜架撑片制作模板。把撑片放在撑片打孔机上,将撑片的几何中心和水平中心线对准该机器上的中心和水平线,按下机器压杆,打下三个孔,即可制作适合该镜架的模板。该法缺点是打孔需要一定的技巧,孔不能偏斜、过小或打大,要恰到好处;如果撑片本身就很薄,比较容易裂掉,同时还必须控制好打孔的速度,过快或过慢都会影响模板的质量。由于撑片比较薄,必要时可考虑叠加铁片在磨边机上进行固定,以免加工时影响精度。

　　模板制作的各种方法中,均应注意宁大勿小。模板尺寸过大,可以修整;模板尺寸过小,只能报废。

（二）划钳工序

利用金刚石玻璃刀划出所需要镜片形状，再利用修边钳（老虎钳）修出镜片形状为划钳工序。

（三）磨边工序

镜片的手工磨边分为平边和尖边磨削。磨平边——磨出与模板完全相同的形状；磨尖边——按镜架类型要求，磨出嵌装的 110°尖边。全框架需要眼镜保留尖边磨削装框加工，而半框架、无框架眼镜需要保留平边，并进一步深加工磨削装框加工。

二、半自动磨边工艺和全自动磨边工艺

自动磨边按模板的存在形式分为半自动磨边和全自动磨边两种。半自动磨边是自动磨边机按实物形式的模板进行自动仿型磨削。全自动磨边是自动磨边机按电脑扫描的镜圈或衬片形状、尺寸的三维数据（无形模板）进行自动磨削。

半自动磨边按操作过程可分为三道工序：模板制作工序、定中心工序、磨边工序。其中模板制作工序在手工磨边中已介绍，以下将着重介绍定中心工序、磨边工序。

（一）定中心工序

定中心工序可以采用定中心板或者直接使用定中心仪进行操作。目前定中心仪的使用更为广泛一些。

1. 定中心仪的介绍与应用

定中心仪是用来确定镜片加工中心，使镜片的光学中心水平距离、光学中心高度和柱镜轴位等达到配装眼镜的质量要求。定中心仪的工作原理是通过在标准模板几何中心水平和垂直基准线上移动镜片光学中心至水平和垂直移心量处，从而寻找出镜片的加工中心。

（1）使用定中心仪应按配镜处方的要求来确定镜片光学中心水平和垂直移心量。

（2）使用定中心仪前应用顶焦度计测量镜片的顶焦度、光学中心和柱镜轴位，并打印光心。

（3）在定中心仪上使用的标准模板应是合格的标准模板，即模板几何中心与配装镜的镜圈几何中心相一致。模板外形与配装镜的镜圈形状相吻合，且大小相当。模板上两只定位销孔与定中心仪刻度面板上两只定位销配合松紧良好。

（4）以常见定中心仪为例，具体操作步骤如下：

① 打开电源开关，点亮照明灯，操作压杆将吸盘架转至左侧位置上。

② 将制模机做好的标准模板正面（有刻度线的一面）朝上，标记朝前装入定中心仪上刻度面板的两只定位销中，以备用来确定左眼镜片的加工中心。当确定右眼镜片加工中心时，将标准模板鼻上方标注朝加工师右上方放置，标记朝前装入刻度面板的定位销中即可。

③ 将镜片凸面朝上放置在模板上，并且使镜片的光学中心水平基准线与模板水平中心线相重合。

④ 根据配镜处方瞳距要求和镜架几何中心水平距，计算出左右镜片光学中心水平移心量。

⑤ 转动中线调节螺丝，使红色中线与水平移心后的位置相重合。

⑥ 通过视窗进行观察，并移动镜片的光学中心，使镜片的光学中心与红色中线相重合，然后再沿红色中线垂直方向上下移动镜片的光学中心与垂直移心后的位置相重合。这时镜片光学中心的位置即为加工中心位置。

双光镜片子镜片顶点水平移心量和子镜片高度的确定时，首先转动中线调节螺丝，使红色中线至子镜片顶点水平移心量的位置，并移动子镜片顶点与红色中线相重合，再沿红色中线垂直方向上下移动子镜片顶点高度至面板横线刻度所需的位置，然后再转动包角线调节螺丝，使左右两条黑色包线分别与子镜片左右二顶角相切即可。

⑦ 将吸盘红点朝里装入吸盘架上，操作压杆，将吸盘架连同吸盘转至镜片光心位置，按下压杆即将吸盘附着在镜片的加工光心上。

注意事项：清洁定中心仪时，应使用软毛刷或软布擦拭刻度面板和视窗板，切勿用干硬布料等擦拭面板，以免损坏。操作完毕时应关闭照明灯，当照明灯不亮时，应先检查电源插座上的保险丝，再检查照明灯泡，检查和更换照明灯泡应先拧下护圈。每周在压杆活动配合处加入少量润滑油。

（二）磨边工序

磨边工序中，目前日常应用较多的为半自动磨边工艺与全自动磨边工艺。

1. 半自动磨边工艺

半自动磨边工艺主要指利用半自动磨边机进行镜片加工的工艺。其操作过程需要人工干预部分过程，如制作模板、手工预先设定各项参数。为了提高磨边效率和磨削质量，半自动磨边机采用粗磨、精磨、倒角、抛光等组合砂轮。半自动磨边机可以根据眼镜配装的要求进行压力调节、镜片类型调节、倒角种类及位置调节、镜片磨边尺寸调节等各项目的调节。

大部分自动磨边机还可调整磨削压力、调整砂轮类型。半自动磨边机主要采用仿形法磨边，即金刚石砂轮的表面按镜框槽沟形状 110°角制作好，倒角匀称磨边质量好。根据镜架的种类不同，可通过尺寸调节装置微量调节镜片磨边尺寸、倒角种类及位置。镜片中心确定后，将已安装吸盘的镜片嵌按于镜片轴的卡槽内，用手动或者自动的方式使镜片夹紧轴上的橡皮顶块夹紧被加工镜片的凹面，设定操作流程。自动磨边结束后，利用手动磨边机对镜片的凸凹两边缘上倒出宽约 0.5 mm 角度为 30°的安全倒角。对于部分有抛光功能的半自动磨边机在磨削平边时，会自动进入抛光程序，利用机器的抛光砂轮实现镜片边缘的抛光，省去抛光机的使用。

由于磨边顺序是自动转换，磨边质量由机器保证，所以在自动磨边机上进行操作，重点是模板与镜片的装夹和磨削加工前各控制调节按钮的预选，这些都将直接影响被加工镜片的磨边质量，因此要给予重视。目前市场上的镜片磨削机器原理皆大致相同，只是在机械结构、控制系统、电路系统方面有所差别。常见操作过程如下：

（1）模板、镜片的装夹操作：开启电源开关，自动磨边机处于待工作状态，将合适的模板安装在左边模板轴上，水平安装橡皮真空吸盘的确定中心的镜片嵌按在镜片轴的键槽内。

（2）镜片材料的设定操作：目前大部分自动磨边机都有镜片材料（光学玻璃、光学塑料）选择按钮，来保证磨削质量与效率，操作时根据被加工镜片的材料进行选择。

（3）镜片加工尺寸的调整操作：由于模板尺寸通常比镜架槽沟略小及砂轮的磨损等因素，所以设定镜片加工尺寸比模板稍大，操作时可按使用说明并根据经验进行微调。

（4）磨削压力的调整操作。

（5）倒角种类位置的调整操作：操作时根据框架类型，选择尖边或平边按钮，除全框架外，一般都应选择平边；根据镜片周边厚度，设定尖角在周边上分布的位置，有些自动磨边机可自动判断，不需预设。

（6）加工顺序的设定操作：大部分型号机器可自动进行粗磨→精磨→倒尖角边（平边）的磨削，只需按动联动开关，否则选择单动开关。

（7）磨边启动和监控操作。

装夹好模板、镜片后关好防护盖，做好各项预定调节工作，自动磨边的主要手工操作阶段结束；按下磨边启动按钮开关，启动后，镜片由摆架带动向下与磨边砂轮接触进行磨削，镜片轴低速旋转，当磨削至模板与靠模砧接触后，镜片轴以顺序逆转（一正一反）方式依次进行磨削，减少空行程，提高磨边效率；当镜片基本成形后，镜片轴朝一个方向连续旋转进行精加工，完成后，摆架自动抬起使镜片脱离砂轮，并自动移动到倒角 V 形槽成形砂轮上方，然后自动向下，使镜片进入倒角磨削。

先进行倒角粗加工，镜片轴以一个方向间歇旋转，当 V 形尖角边基本完成后，镜片轴连续向一个方向旋转进行倒角精加工，磨边全过程结束后，摆架自动抬起，使镜片脱离砂轮的V 形槽，并向右移动到原位，磨边机自动关机停转。在带有抛光砂轮的机器中，若磨削平边，机器将在最后自动让镜片进入抛光砂轮完成操作。使用过程中，部分机型也可以利用夹紧或松开旋钮进行镜片在砂轮上的移位以保护砂轮，防止砂轮在同一位置持续磨削，损坏砂轮。

（8）卸下镜片，倒安全斜角操作：自动磨边结束后，打开防护盖，按下松开按钮或旋松夹紧块，卸下镜片，并在手磨砂轮机上对镜片的凸凹两边缘上倒出宽约 0.5 mm×30°的安全倒角。

2. 全自动磨边工艺

全自动磨边工艺主要指利用全自动磨边机进行镜片加工的工艺，操作过程中无需模板制作，各项参数手工预先设定，基本过程几乎无需人工干预。全自动磨边工艺又称为免模板仿形磨边，使用方法快捷简便，产品质量更容易控制，但是价格昂贵，一般均为大型眼镜中心使用。今后眼镜加工趋向于采用集中加工中心模式，摒弃单店设置加工部。该制度实施将促使全自动磨边机成为眼镜加工市场上重要的加工器械。

目前市场上的全自动磨边机，虽种类繁多，但是在熟练半自动磨边机使用技巧后并结合产品使用说明书，即可进行操作。常规操作步骤如下：

（1）选择双眼扫描或右眼扫描或左眼扫描。若镜架对称性较好，选择右眼扫描或左眼扫描；若镜架对称性不好，选择双眼扫描。

（2）镜架类型选择，选择塑料镜架或金属镜架。

（3）将镜架放置在扫描箱中，并用镜架夹固定。若为无框眼镜，则将衬片（或改变造型的模板）装在衬片定心的附件上，使衬片或模板的水平基准线与垂直基准线对准附件上的水平基准线与垂直基准线，然后，将附件放置在扫描箱中。

（4）按扫描循环启动键，扫描镜架或衬片（或改变则根据顾客需要，使用预先已经改变尺寸的模板）。

（5）将吸盘装在中心臂上。

（6）输入单眼瞳孔距离和配镜高度，将配镜中心对准加工中心，应使镜片水平基准线与镜架（衬片或模板）的水平基准线保持平行。

（7）上吸盘，取出已定中心的镜片。

（8）将镜片放置在磨边机的镜片夹支座上，选择镜片夹持压力，通常有强、中、弱三挡压力。对于一般镜片采用中压力；当镜片很大或切削量较大时，采用强压力；当镜片较薄或切削量较少时可采用弱压力。

（9）镜片材料的选择，选择玻璃镜片、塑料镜片或聚碳酸酯（PC）。

（10）斜边类型选择，选择自动斜边、个性化斜边（即可手动改变斜边位置）和平边。例如无框眼镜或半框眼镜选择平边，而后按全循环启动键。

（11）镜片加工完毕后，取出镜片与镜架对照（无框眼镜与模板对照），如不符合要求，修改磨边量并重新磨边。

（12）在整个磨边循环结束后，部分类型机器屏幕下方会出现闪烁的图标。如不按压此图标，直接按压此图标右侧的"＋"、"－"符号，则可修改磨边量，然后按压图标，磨边机就会按照修改后的磨边量重新磨边。若按压此图标就会保持刚完成循环磨边的第一次镜片的磨边选择。

（13）第一只镜片（右眼）加工完毕后，放上第二只镜片（左眼），然后按左眼选择键，即可开始加工。

（14）左右镜片加工完成后，倒角并抛光。

三、双光镜片的磨边与加工

双光镜片即双焦点镜片，是在同一个镜片内具有两个不同的焦度，形成远用和近用两个部分，既能看远又能看近，适合老视及一些需要视觉特殊矫正的青少年配戴。

（一）双光镜片镜度的确定

双光镜片可以理解为在普通镜片上附加一个正球镜片，从而在一个镜片上形成远用和近用两个不同屈光度的区域。远用区域的顶焦度称为远用度数，用 DF 表示；近用区域的顶焦度称为近用度数，用 DN 表示；附加的正球镜片的屈光度称为加光度数，用 Add 表示。

双光镜片远用区后顶焦度测量时镜片凸面朝上，即镜架镜腿朝下测量远用后顶点度数。

由于双光镜片近附加光度通常加于镜片前表面，因此需要测量前顶焦度。前顶焦度测量时将镜片凸面朝下，即镜架镜腿朝上进行测量远用区前顶点焦度 DF 和近用区前顶点焦度 DN。根据 Add＝DN－DF，计算近附加光度。

（二）双光镜片子镜片顶点高度的确定

双光镜片加工基准线的确定主要是以子镜片顶点为基准点来确定。子镜片顶点高度根据一般使用、视远或视近为主的不同目的确定子镜片顶点高度。

根据公式"子镜片顶点垂直移心量＝子镜片顶点高度－镜架高度/2"，计算镜片顶位置移心量，即可正常加工。

【例 5－5】　一顾客选用高度 40 mm 的镜架，子镜片顶点高度经测量为 18 mm，问如何移心？

根据子镜片顶点垂直移心量＝子镜片顶点高度－镜架高度/2＝18－40/2＝－2(mm)。制作时则需要子镜片顶点垂直移心 2 mm，向下移动。

（三）双光镜片子片顶点距的确定

对于平顶双光眼镜，子镜片顶点间距离与近用瞳距相一致。

根据公式"子镜片顶点水平移心量＝（镜架几何中心水平距—近用瞳距）/2"，计算出子镜片顶点水平移心量，数值为正向内移心，数值为负向外移心。以子镜片顶点为基准点，沿子镜片水平基准线找出移心的位置，即可正常加工。

【例 5-6】 一顾客选用 56-16-135 的镜架，其近用瞳距为 64 mm，问子镜片顶点水平移心量为多少？

根据子镜片顶点水平移心量＝（镜架几何中心水平距—近用瞳距）/2＝（56＋16－64）/2＝4(mm)。制作时则需要子镜片顶点水平向内移心 4 mm。

综上所述，双光眼镜水平移心量＝（近用瞳距－镜架几何中心水平距）/2，垂直移心量＝子镜片顶点高度－镜架高度/2。

【例 5-7】 要求装配一副双光眼镜，镜架的规格为 52-16-135，配镜处方要求远用瞳距为 64 mm，近用瞳距 61 mm，子镜片顶点高度 15 mm，镜圈高度 34 mm。问在定中心仪上应如何来确定双光眼镜左右镜片的磨边加工中心？

解： 左右镜片光学中心水平各向内移动（52＋16－61）/2＝3.5(mm)。左右镜片光学中心垂直移心量为 15－34/2＝－2(mm)，则垂直方向各向下移动 2 mm。所以，右眼镜片的子镜片顶点应位于定中心仪上刻度面板中心右侧 3.5 mm 处和垂直下方 2 mm 处，左眼镜片的子镜片顶点应位于定中心仪上刻度面板中心左侧 3.5 mm 处和垂直下方 2 mm 处。

对于圆顶双光，加工基准线和子镜片顶点的确定比平顶双光复杂，又根据远用屈光度是否有散光分为两种情况：

第一种，远用屈光度含有散光时，首先使用焦度计点出远用的光学中心和远用加工基准线（方法和普通散光眼镜确定加工基准线方法相同，即利用顶焦度计打印三点）。将此远用加工基准线水平向下移，当和子镜片相切时停下，此切点就是子镜片顶点，切线就是子镜片加工基准线。

第二种，远用屈光度没有散光时，首先确定远用光学中心位置（远用区为平光时，以镜片几何中心点代替此位置），然后将子镜片放在远用光学中心正下方，根据左右眼镜片分别向左和右旋转子镜片（一般需要旋转 10°左右），旋转时以远用光学中心为旋转点，会发现子镜片最高点在变化，当远用光学中心和子镜片最高点在水平方向的距离为远用和近用瞳距差值的一半停下来，此时最高点就是子镜片顶点，做一条水平切线就是子镜片水平基准线，例如远用瞳距为 68 mm，近用瞳距为 64 mm，则旋转后远用光学中心和子镜片最高点在水平方向的距离应为 2 mm。

第五节　眼镜的装配与调整

装配是指将磨边后的镜片装入镜圈槽内的过程,称为装片加工。材质不同的镜架其装片加工的方法也不同。塑料镜架利用其热软冷硬的特性将镜圈加热变软,随即将镜片装入镜圈槽内,待冷却收缩后,使镜片紧固在镜圈槽内。金属镜架将镜架桩头处连结镜圈锁紧管的螺丝钉打开,把镜片装入镜圈槽内,然后,再将螺丝上紧使镜片固定在镜圈槽内。

一、全框眼镜的装配

(一)塑料镜架的装配

塑料镜架的装片主要利用眼镜专用电热烤炉、电热吹风器或煤油灯等进行加热烘烤。过程中要求:严格控制加热温度,避免烤焦镜架;镜身和镜圈不得出现焦损、翻边、扭曲现象;镜片形状、大小应与镜圈相吻合,不得出现缝隙现象;左右眼镜片和镜圈的几何形状要对称。

1. 操作步骤

(1)装片加工前的检查

装片加工前,需要对照配镜处方对镜片度数、散光轴位、水平方向偏差、垂直互差以及镜片表面、形状、棱角、倒角状况等进行检查。同时还要对眼镜架进行检查,主要包括左右镜圈的形状、大小是否一致,以及有无变形等进行检查。

(2)预热

将电热器接通电源,打开开关、进行预热,左手持镜架,均匀加热镜圈,但不要加热鼻梁部分。

(3)装架

用右手手指轻轻弯曲镜圈上缘部分,当镜圈加热至能自如地前后弯曲时,将镜圈弯曲成一定的弯度。这时,将镜片从鼻侧放入镜圈槽内,慢慢地用力向耳侧将镜片全部装入镜圈槽内,确认镜片是否全部、准确地装入镜圈槽内。

(4)冷却

用冷水冷却镜架,以固定镜片。

2. 注意事项

使用电炉丝或煤油灯加热时,勿将镜架靠近火源,以免烧焦或燃烧。使用电热器后,应随手关掉电源开关。加热时,注意各类型镜架的承受温度,不得温度过高,如遇镜架烧焦或燃烧时,立即吹熄或放入水中,不得随意乱扔。

(二)金属镜架的装片

全框金属镜架主要利用螺丝刀、尖嘴钳、调整弯度钳等进行装片操作,以确保镜片固定在镜圈槽内。要求镜片外形尺寸大小应与镜圈内缘尺寸相一致;镜片的几何形状应与镜圈的几何形状相一致,且左右眼对称。当镜片装入镜圈槽内,要求其边缘不能有明显缝隙、松片等现象。镜圈锁紧管的间隙不得大于 0.5 mm。镜片装入镜圈后,不得有崩边现象。镜架的外观不得有钳痕、镀层剥落以及明显的擦痕。

1. 操作步骤

(1) 检查左右眼镜圈的几何形状是否对称,如发现差异之处,需进行整形调校。

(2) 如带有眉毛的金属架,先将眉毛拆下来与镜片上缘弯度进行对照是否相吻合。当两者的弯度不符时,加热眉毛使之与镜片的弯度相一致。

(3) 检查镜圈的弯度与镜片的弯度是否相吻合,如两者的弯度不符时,调校镜圈的弯度使之与镜片的弯度相一致。

(4) 割边后的镜片尺寸应比镜圈内缘尺寸略微大一点,以便调整至恰好装入镜圈槽内。

(5) 打开镜圈锁紧管螺丝,但无需将螺丝全部打开,少许留几扣,然后将镜片装入镜圈槽内,检查镜片与镜圈几何形状及尺寸是否完全吻合。如果吻合,可轻轻将螺丝拧紧。

(6) 镜片装入镜圈后,需按照上述要求进行逐项的检查,确认是否完全符合要求。如发现明显缝隙、镜片松动等现象,应及时调校修正或重新换片加工。

2. 注意事项

镜圈锁紧管中螺丝的松紧程度一定要适当,在操作时,不能用力过大,否则可能会因螺丝过紧而造成镜片崩边或破损。

二、半框眼镜加工与装配

在全框眼镜的加工工序基础上,掌握抛光、开槽工艺即可完成半框眼镜的加工。

(一)抛光

1. 抛光机用途和工作原理

光学树脂片和玻璃片经磨边后,磨边机砂轮所留下的磨削沟痕,需要抛光机抛去,同时使镜片边缘表面平滑光洁,以备配装无框或半框眼镜。抛光机由电动机和一个或两个抛光轮所组成。由电动机带动抛光轮高速旋转,使镜片需抛光部位与涂有抛光剂的抛光轮接触产生摩擦,即可将镜片边缘表面抛至平滑光亮。

抛光机常见有两种类型。一种是沿用眼镜架抛光机经改装而成,称为立式抛光机。抛光轮材料使用叠层布轮或棉丝布轮。另一种称直角平面抛光机或卧式抛光机。其特点是抛光轮面与操作台面呈 45°角倾斜,便于加工操作,且抛光时,镜片与抛光轮面呈直角接触,免除了非抛光部分产生的意外磨伤。抛光轮材料选用超细金刚砂纸和压缩薄细毛毡。超细砂纸用于粗抛,薄细毛毡用于细抛。

2. 使用操作步骤

(1) 粗抛

利用专用粗抛砂轮,双手手持镜片,使镜片与抛光轮面呈直角状态,然后轻轻接触进行抛光。

(2) 细抛

利用细抛砂轮,通常为加装薄细毛毡抛光轮并均匀地涂上抛光剂,然后与粗抛同样的手法进行抛光即可。

3. 注意事项

操作时应双手拿住镜片,以免镜片被打飞。操作时镜片和抛光轮不能用力接触,以免将镜片抛焦。同时机器操作使用时,尽可能配戴防护眼镜和防尘面具。

(二)开槽

1. 开槽机用途及各部位名称

自动开槽机是用于树脂镜片或玻璃镜片经磨边后在镜片边缘表面上开挖一定宽度和深度的沟槽,以备配装半框眼镜之用,各部位名称如图 5-3 所示。

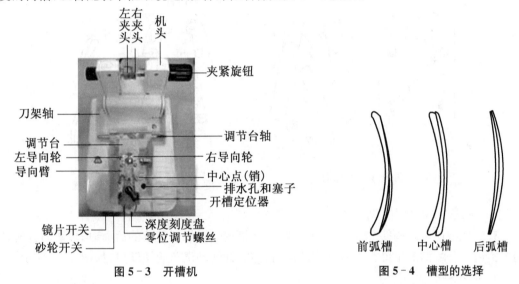

图 5-3　开槽机

图 5-4　槽型的选择

2. 镜片槽型的选择

如图 5-4 所示,镜片槽型有三种类型。在开槽之前,首先要确定槽的类型,提起调节台,按照槽的类型设定调节台后面的弹簧挂钩。

(1)中心槽

按照镜片的中心弧度开槽,适用于边缘厚度相同的薄镜片、远视镜片或轻度近视镜片。按照图 5-5 进行设置操作。

① 提起调节台,将弹簧挂钩插入最下面的标有"C"记号的两个联结点。

② 将中心销插入两导向臂的中间。

③ 将定位器旋到中心位置。

(2)前弧槽

按照镜片的前表面弧度开槽,适用于高度近视镜片、高度近视及含高度散光镜片。使用中注意槽的位置与镜片前表面的距离不小于 1.0 mm。

设置操作:

① 提起调节台,将弹簧挂钩插入"F"点和"C"点的孔中。

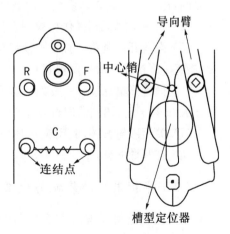

图 5-5　中心槽

② 移开中心销,使其悬空。

③ 夹紧镜片慢慢放到下面的镜片放置台上,转动镜片至寻找到镜片边的最薄位。靠拢两导向臂,转动定位器,使镜片移到需开槽的位置上。

(3) 后弧槽

按照镜片的后表面弧度开槽。适用于高度远视镜片、双光眼镜片。

这种槽型一般情况下很少使用,但双光镜片选择该槽型很方便。按照图 5-6 进行设置操作。

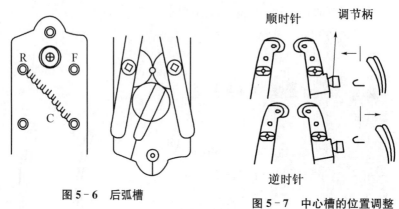

图 5-6   后弧槽   图 5-7   中心槽的位置调整

(4) 调整"中心槽"位置

有些机型还可以调整"中心槽"的位置,若将槽的位置靠近镜片的后面时,可顺时针转动调节旋钮。若将槽的位置靠近镜片的前面时,逆时针转动调节旋钮即可,如图 5-7 所示。

3. 开槽机的使用方法

(1) 深度刻度盘须调到"0"位,镜片开关和砂轮开关均在"OFF"位置。

(2) 利用附件加水器,用水充分地润湿冷却海绵块。

(3) 将镜片最薄处朝下(大部分仪器前表面朝右,后表面朝左)放置到机头上的左右夹头之间,用旋钮控制夹紧镜片。注意使镜片上的内面朝向与仪器上的标识一致。

(4) 将机头降低到操作位置,打开导向臂,镜片落到两导向轮之间,切割砂轮之上。

(5) 设置开槽类型:前弧槽、后弧槽、中心槽。打开镜片开关至"ON"位置,使镜片转动 1/4 转后,检查确定槽的位置是否恰当。

(6) 设置开槽深度:一般刻度调到 3~4,即 0.3~0.4 mm。打开砂轮开关至"ON"位置。大约 40 s 后,切割的声音发生变化时,表明开槽完成。

(7) 关闭砂轮开关,关闭镜片开关。

(8) 打开导向臂,抬起机头,卸下镜片。

(三) 半框眼镜的装配与加工

半框眼镜是将开槽后的镜片利用尼龙线固定在镜架上的眼镜。镜片沟槽位置开在镜片边缘厚度最薄处,沟槽的深浅由开槽机进行调整。为使镜片上部紧紧与框架咬合,可把槽稍开深一点。槽的深度为尼龙线直径的 1/2 深时,不易产生毛口。一般尼龙线为 10 号(直径 0.5 mm)或 12 号(直径 0.6 mm)的钓鱼线。

1. 半框眼镜的装框工序

(1) 镜圈在上,开槽后镜片在下,先将镜片上半部的沟槽嵌入金属框内凸起的尼龙线内。

(2) 左手将金属框与镜片固定,右手用宽约 5 mm 的丝绸带将与上部镜圈连接的下部镜圈尼龙线嵌入镜片下半部的沟槽内,在镜片下中央部用力拉,从耳侧到鼻侧逐渐开始嵌入沟槽内。

(3) 尼龙线嵌入后,用绸带在镜片下中央部拉试,出现 1.5~2.0 mm 左右的间隙最合适。

2. 检查

(1) 检查框架与镜片是否完全吻合。倾斜左右镜片,在镜片内侧和上方检查框架同镜片之间有无缝隙。必要时调整框架,使之与镜片一致。

(2) 检查鼻侧部:鼻托或鼻托支架不能接触镜片边缘,看是否保持一定的间隙。

(3) 检查沟槽的均匀性:从正面观察,特别要确认转角部、平行部有无差异。

(4) 检查尼龙线:是否突出沟槽 1/2 左右。

三、无框眼镜加工与装配

在半框眼镜的加工工序基础上,掌握钻孔工艺即可完成无框眼镜的加工。

(一) 钻孔

钻孔机的具体结构如图 5-8 所示。

1. 钻孔机的操作步骤

(1) 根据装配要求,标定镜片打孔标记点。

(2) 将定位钻头对准标记点,操作控制手柄,在标记偏内处钻出定位点,控制钻头的钻入深度不使镜片击穿。

(3) 将镜片放在铰刀位置,校正钻孔位置的角度是否正确。

(4) 用铰刀将镜片上的定位孔打通(孔径要稍小),此时,速度一定要慢。

(5) 退回铰刀,镜片翻转 180°,双手握稳镜片,从反面少许扩孔,将孔的中心对准下端的铰刀,由下至上平稳扩孔。钻孔时,越往铰刀上面移动,所钻孔越大。

(6) 钻孔完毕,用锥形锉在孔的两侧倒棱。

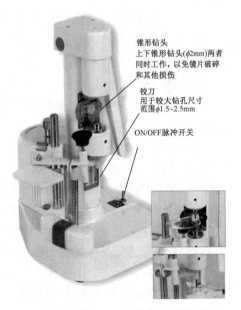

锥形钻头
上下锥形钻头(φ2mm)两者同时工作,以免镜片破碎和其他损伤

铰刀
用于较大钻孔尺寸范围φ1.5~2.5mm

ON/OFF脉冲开关

图 5-8　钻孔机

2. 使用注意事项

(1) 钻孔前需检查钻头与钻孔机的同心性和稳定性,以保证钻孔质量和人身安全。头发较长者,需戴工作帽,钻孔时不得配戴手套。

(2) 在钻通的瞬间要小心,防止通孔的瞬时用力过大,使镜片产生破裂。

(3) 树脂镜片打孔快要打透时,应适当减力,以防止压力过大造成镜片的另一侧出现片状斑痕。

（4）玻璃镜片打孔，需用机器配以特殊的玻璃钻头，为控制摩擦过热，一边进行操作一边孔内注油以降低温度。玻璃镜片打孔时，为避免孔的周边崩边或破裂，应先穿透玻璃镜片厚度的一半，再从反面穿透。

（二）无框眼镜的加工制作

1. 无框眼镜模板的制作

（1）将镜架反置在平板上（镜架的撑片超出平板，使镜腿平放在平板上），用划针在平板上移动，在镜架撑片上划出等高线。

（2）以等高线为基准在撑片中心位置画出水平基准线与垂直基准线。

（3）拆下撑片，将撑片的水平基准线与垂直基准线对准模板毛坯上的十字线，用划针在空白模板上画下撑片的轮廓。

（4）剪下模板，并在模板上用箭头同时标示出鼻侧与镜片的上侧。

（5）用锉刀将模板修整光滑。

（6）可根据配戴者对片形的特殊要求改变原眼镜模板的形状，过程中注意模板几何中心和水平基准线位置的固定。

2. 无框镜架模板制作注意事项

（1）务必在撑片及模板上标示出鼻侧与镜片的上侧，以防在磨片时将左右镜片以及镜片的上下混淆。

（2）在改变模板形状时，不可移动模板的中心位置，并要使模板桩头处的形状与镜架桩头的形状一致，以防装片后桩头处有缝隙。

（3）在根据等高线画出水平基准线与垂直基准线时务必精确，否则将会引起割边时镜片散光轴位的变动和光学中心的移动。

（4）如使用无模板型自动扫描磨边机，且不需修改形状，则不需要制作模板，直接扫描撑片即可。

3. 无框眼镜的装配过程

（1）镜片上做出打孔参考标记

镜片磨边完成后，确定镜架上的孔位（金属鼻托、鼻梁、镜脚处），用标记笔标出准确的位置。镜架的桩头安装在镜片前表面，则在前表面标记，反之亦然。将镜架撑片与镜片相互吻合，在镜片大小未改变的情况下，注意水平基准线应重合。以镜架撑板上的孔为参考，标记打孔点，并可用鼻梁桩头或镜腿桩头的定位孔与之验证。

（2）打鼻侧孔

钻头对准镜片鼻侧标记点偏内侧，按照透镜类型，选择正确的打孔角度。钻孔过程中注意验证两侧鼻侧孔的对称，过程中可以先轻钻点一下，用鼻梁桩头验证，若有偏差，及时修正。将两镜片水平加工基准线重合，对称相扣，验证另一片鼻侧打孔点位置。过程中注意及时修正位置，最后利用锥形孔进行两侧倒棱，以防止发生装配过程中的镜片破裂。

（3）装配鼻梁

将鼻梁左右桩头分别与左右镜片在鼻侧用螺栓连接，螺母用内六角套管旋紧。注意在孔的两侧用镊子垫上塑料垫圈，必要时垫上金属垫圈。安装鼻梁时，用双手握住左右镜片，检查镜片水平度,并再一次确认所作记号的位置是否准确。安装完毕,双手握住左右镜片,用眼睛观察镜架的弧度和镜片的水平状况。过程中注意检查装配好的镜片对称性,要求正视、侧视、俯视各个角度镜片对称、符合镜片标准调校要求,检查鼻梁左右桩头与镜片连接松紧度是否合适,调至合适为准。

（4）打颞侧孔

将眼镜水平放置,取右侧镜腿让其折叠,颞侧桩头紧贴右侧镜片的颞侧,使镜腿与鼻梁左右桩头螺栓帽连线平行,确定颞侧的位置。钻头对准镜片颞侧标记点偏内侧,按照透镜类型,选择正确的打孔角度。钻孔过程中注意验证两侧颞侧孔的对称,过程中可以先轻钻点一下,用鼻梁桩头验证,若有偏差,及时修正。打孔完毕,利用锥形孔进行两侧倒棱。

（5）装配镜腿

将左右镜腿桩头分别与左右镜片在颞侧用螺栓连接,螺母用内六角套管旋紧。注意在孔的两侧用镊子垫上塑料垫圈,必要时垫上金属垫圈。该过程可以配合颞侧打孔,可边打孔边装配边调整,以最后确定正确的位置。

（6）调整确认

首先,检查螺栓、垫片、金属套垫是否拧紧,如有松动,将螺母重新拧紧,最后装上螺帽。其次,用调整钳进行开合的调整,主要包括镜腿的前倾角和镜腿折叠后的角度。在对所有的螺栓进行紧合后,再对镜腿的角度、弧度等进行调整。

4. 无框眼镜装配注意事项

制作时,需强调鼻侧孔和装配的正确性,因为与颞侧相比较,鼻侧一旦打孔有误,调整难度较大。打孔与装配过程互相交叉,若先打完孔后再装配无法获得良好的装配效果,一般次序应为先装鼻梁再装左右镜腿。先打鼻侧孔,然后与鼻梁装配,要求装配后两镜片在鼻梁处两侧对称,必要时进行调整。颞侧孔位确定仅作为参考之用,具体位置应在打完鼻侧孔装配后,以镜腿倒伏平行为依据,再做最后标记确认。总体而言,两左右镜片上标记点的位置要对称,左右眼鼻侧与鼻侧孔对称,颞侧与颞侧孔对称,两镜片的水平基准线要水平成一条直线,两鼻侧孔的连线、两颞侧孔的连线与镜架水平中心线平行或重合。

打孔的位置为桩头一侧,打孔的方向原则上垂直于眼镜平面。一般建议:① 凹透镜,打孔方向略向曲率中心方向倾斜;② 凸透镜,打孔方向与上下两面几何中心连线方向平行;③ 平光镜打孔方向垂直于镜面。打孔角度的确定,目的是使装配更牢固,同时避免镜面角太小或太大。

确定打孔位置以及打孔时要反复验证。注意不要一次性把孔打透,需慎重地确认打孔的位置,边检查边打孔,分成几次完成。对初学者来说,刚开始最好使用细的钻头进行实践,可减少甚至避免发生错误。同时,还须注意的是,打孔时,孔的位置不要太靠近镜片外侧的边缘,而要尽可能地略微向内侧靠拢,以避免镜片的破裂。必要时,可利用改锥等工具伸入已打好的孔中,根据改锥竖直的程度检查所打孔是否垂直、方向是否准确。

打孔后,对孔需要倒棱。打孔装配旋螺母时不可旋得过紧,以防止镜片破裂。

装配时,注意螺栓长度应与镜片厚度相配合。如螺栓过长,可用专用剪钉钳等工具将螺栓剪短。

如不需修改形状,也可以考虑直接利用撑片与加工后的镜片重合,按照撑片打孔位置确定镜片打孔位置并进行装框。

聚碳酸酯(PC)镜片适合无框眼镜,可作为首选镜片,但需要注意打孔过程中无水操作及热量的散发。

指导顾客使用时,注意强调双手摘戴无框眼镜以减少变形。

5. 无框眼镜的装配质量检查

(1) 检查镜片的磨边质量与尺寸式样,检查镜片上的钻孔是否与镜架上的螺孔在靠近镜片中心处内切,若不符合要求则应返工修正。

(2) 调整眼镜:镜片的面、鼻托和镜腿的调整要求同普遍金属镜架,但是在调整时特别注意用力的方法。检查时把眼镜反置在平板上,检查架形是否扭曲,两镜片是否在同一平面上;镜脚的弯度、接头角、外张角、眼镜的倾斜角是否理想,鼻托叶是否对称等。调整时要用两把钳子控制受力。如无法调整,则需将镜片拆下,调整后再装上镜片。操作时不可用力过猛,因为镜片上的钻孔所能承受的力极小,受力过大会引起镜片钻孔处破裂。

四、眼镜的调整

(一) 相关名词术语

(1) 外张角:镜腿张开至极限位置时与两铰链轴线连接线之间的夹角。一般约为 $80°\sim95°$。

(2) 颞距:两镜腿内侧距镜片背面 25 mm 处的距离。

(3) 倾斜角:镜片平面与垂线的夹角,也称前倾角,一般为 $8°\sim15°$。

(4) 身腿倾斜角:镜腿与镜片平面的法线的夹角,也称接头角。

倾斜角与接头角数值上相同,但概念完全不同。倾斜角是视线与光学中心重合的保证,一般不变动,且左右镜片倾斜角一致。而身腿倾斜角为保证倾斜角的恒定,在耳位过高、过低,左右耳位高度不等时可按需加以调整,且左右身腿倾斜角可以不相等。

(5) 镜眼距:镜片的后顶点与角膜前顶点间的距离,d=12 mm。

(6) 镜面角:左右镜片平面所夹的角,一般为 $170°\sim180°$。

(7) 弯点长:镜腿铰链中心到耳上点(耳朵与头连接的最高点)的距离。

各角度与距离的详细位置详见图 5-9。

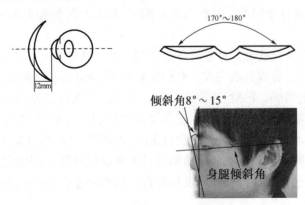

图 5-9　眼镜调整名词术语

（二）调整要求

眼镜调校的主要目的是把合格眼镜调整为舒适眼镜。眼镜调校包含标准调校和针对性调校。标准调校与配戴者的具体脸部参数无关，通常用于镜架出厂前、眼镜商店交付于顾客前等。合格眼镜指严格按配镜加工单各项技术参数及要求加工制作（或成镜），通过国家配装眼镜标准检测的眼镜。

将合格眼镜根据配镜者的头型、脸型特征及配戴后的视觉和心理反应等因素，加以适当的调整，使之达到舒适眼镜要求的操作过程称为眼镜的校配。眼镜的制作按国家配装眼镜标准进行，装配后经过标准调校整形，但不涉及具体的配镜者。若使配镜者达到满意的配戴效果，就必须根据配镜者头部、脸部的实际情况进行针对性调校。

舒适眼镜要求：① 视物清晰：眼镜的屈光度、棱镜度正确，镜眼距为 12 mm；正确的倾斜角约为 8°～15°。② 配戴舒适：配镜者视线与光学中心重合，正确的散光轴位、棱镜基底方位，像差少的镜片形式，无压痛等。③ 外形美观。镜架规格大小与脸宽相配，镜架色泽与肤色相配，镜架形状与脸型相配，镜片与镜架吻合一致，左右镜片色泽、膜色一致，眼镜在脸部位置合适，左右对称性好，甚至可用校配弥补配戴者脸部缺陷。

（三）眼镜常用调整工具

1. 烘热器

烘热器有多种形式。常见立式烘热器的外形和结构示意图如图 5－10 所示。烘热器通电后发热，小电扇将热风吹至顶部，热风通过导热板的小孔吹出，温度在 130°～145°C。烘烤镜腿，上下左右翻动使其受热均匀，根据具体调整要求，加热并不停翻转镜架。烘热器主要用于塑料镜架的装片和卸片过程及塑料镜架的调整，同时也可用于眼镜防过敏套的安装。

2. 整形钳

目前常用的整形钳，主要包括圆嘴钳、托叶钳、镜腿钳、鼻梁钳、平圆钳、螺丝刀、拉丝专用钩。同时在有些特殊调整情况中，螺丝紧固钳、无框架螺丝装配钳、切断钳、框缘调整钳也起到特定的作用。

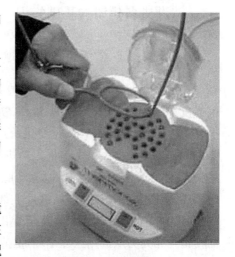

图 5－10　烘热器

整形钳很多时候是单把使用，一些情况下也需要用两把整形钳，调整镜架的某些角度。整形工具使用时不得夹入金属屑、沙粒等。用整形钳时，最好包上镜布一起使用，以免整形时在镜架上留下疵病。用力过大会损坏眼镜，过小不起作用，故必须在了解镜架材料相关属性的基础上勤加练习、熟能生巧。

第六章 渐进多焦镜基础知识

【主要内容】 渐进多焦镜在近些年中成为眼用透镜的重要组成部分,用于控制青少年近视发展速度;减少成年人近距离工作中视觉疲劳,弥补中老年人群视近时的调节不足。本部分主要介绍渐进多焦镜的标识与识别以及渐进多焦镜的验配加工等。

【能力要求】 熟悉并掌握渐进多焦镜验配加工。

第一节 渐进多焦镜的标识与识别

一、渐进多焦镜的基础知识

(一)渐进多焦镜的历史与现状

20世纪50年代法国依视路公司 Bernard Maitenaz 经过8年的研究,制作完成从上而下光度不断变化的渐进多焦点镜片,初步应用于临床配戴矫正老视。渐进多焦镜又称为渐进片,命名为 Varilux,Vari 是变化的意思,lux 有两个意思:一个是光,一个是豪华。自1959年国际视光学大会上第一次推出渐进多焦镜,其在视觉矫正概念上的创新使它赢得了世人的关注,不久就被推广到欧洲大陆和北美洲。在单光镜、双光镜的基础上开发研制而成的渐进多焦镜片上有多个焦点,从镜片上部的远用区开始,经过中间的渐变走廊(又称为渐变区)到镜片底部的近用区,屈光力逐渐变化。镜片前表面的曲率从镜片上部到底部连续增加,从而使镜片屈光力从远用区逐渐增加,直至在近用区达到所需要的近用矫正度数。

渐进多焦镜主要应用于以下三类人群:针对青少年减缓视疲劳,控制近视发展速度;针对成年人以减少工作中带来的视觉疲劳,例如教师、医生、近距离和电脑使用过多人群。针对中老年渐进多焦镜用以弥补视近时的调节不足。

在国外,渐进多焦镜在老视人群矫正市场具有较高的市场占有率,而中国目前的渐进多焦镜验配率较低。究其原因,主要由于渐进多焦镜验配基础知识和专业验配技能未能广泛的普及。近年,渐进多焦镜在国内呈现极快的发展和普及状态,但验配水平在大部分地区仍较为薄弱。

随着计算机的发展,先进设计软件和仪器应用于渐进多焦镜,使其设计由单一、硬式、对称、球面视远区向多样、软式、非对称、非球面视远区的设计发展。配适人群由最初适用于老视人群，到现在的青少年人群、中青年人群。渐进多焦点镜片越来越受到配戴者和商家的欢迎，能否成功验配渐进镜片已经成为代表专业眼镜验配店专业技能水平的标志。渐进多焦镜的验配、加工、装配是成功实施渐进多焦镜验配处方的重要条件。

渐进多焦镜作为中老年人、青少年配镜首选正逐步成为一种趋势，但配一副合适的渐进多焦镜并不是件容易的事情。在我国，老视渐进多焦镜验配工作虽已开展十多年，但各地验配水平参差不齐，甚至部分地区验配流程混乱，加工参数设置错误，从而出现验配结果与配戴的实际效果相差很大，严重影响戴镜后的视觉质量而使其不得不放弃戴镜。

渐进多焦镜与传统的老视阅读附加镜和双光镜的验配不同，需要更加科学规范的验配技能和严格的工作程序。任何一环节稍有不慎，不仅造成验配失误，对被检者眼睛健康和经济上均造成损失，甚至伤害眼睛。为了科学规范地验配渐进多焦点眼镜，需要严格按照工作程序和操作步骤进行科学验配。一方面需要熟悉渐进多焦镜的基础知识和验配方法，另一方面也应同时加强与顾客的各项沟通。

（二）老视渐进多焦镜的优点与缺点

1. 优点

（1）改善外观：避免了其他多焦点镜片显现的分界线。例如双光镜片具有明显的分界线。渐进多焦镜具有单光眼镜的理想外观，同时满足了配戴者要求眼镜不暴露年龄的实际要求。

（2）完整的工作距离范围：具有从远到近不间断的视觉感受，提供全程的视力范围，为配戴者提供了从远到近的连续清晰视力。单光阅读眼镜仅提供了近用区域的清晰视野，双光镜片虽然提供了远用、近用的视野，但是由于光度的突然变化，远近用视野完全分离。

（3）无像跳：渐变镜的度数是渐变的而不是突变的，所以不引起棱镜效应。

（4）方便：戴镜者不需要远近交替更换眼镜，避免了经常摘戴的麻烦。

（5）更加自然的眼调节：渐进多焦镜上的每一点屈光力符合眼的聚焦距离，改变视线时，调节无需变化，符合人的视觉生理需要。而对于单光阅读镜，眼睛调节仅支持近用视力。对于双光镜片，当眼睛从远用通过分界线到近用时，调节突然变化。

（6）只需要一副眼镜：相对于单光眼镜，需要一副看远，一副看近，交替互换。渐进多焦镜一副眼镜完成远、中、近多部分视觉需求。

2. 缺点

（1）中近距离视野相对狭小：由于设计的原因，中、近视野宽度相对于其他多焦点镜片狭窄，因此对于初次配戴渐进多焦镜患者，需相应增加水平头位运动改善配戴过程中的眼部横向扫视幅度。

（2）周边像差：渐进多焦镜的设计，中距离渐变走廊和近用区的周边区不可避免存在不期望的散光。

（3）适应问题：渐进多焦镜配戴者需要一定时间适应这种新的视觉方式，戴镜使用习惯的改变会增加戴镜者的适用时间。

（4）镜架的选择受限：由于渐进多焦镜要求具有远、中、近三个区域视物，镜架必然受到一定的高度和形状限制。

（5）戴镜不能进行剧烈的体育运动。

（三）老视渐进多焦镜的适用人群

（1）希望避免单光阅读镜导致视远、近物时频繁戴上摘下麻烦的人。

（2）不喜欢双光镜有分界线，对眼镜的美观要求更高，排斥双光镜难看外形的人。

（3）喜欢尝试新事物，愿意感受不同于单光镜、双光镜的视觉的人群。

（4）有不同距离视觉需要，尤其具有中距离视物需求的人群，例如教师、演讲者、大会发言者等。

容易适应渐变多焦点镜片的人包括：

（1）学习主动性强，具有较好的理解力，了解渐变多焦点的优缺点和适应症。

（2）进入老视状态不久，Add下加小于+1.00D。

（3）个子较高，脖子较长，脊柱灵活性较好。

（4）无晕车、无内耳疾病等情况。

（5）有较好的用眼习惯，良好的阅读姿势与习惯，如背挺得较直、不斜向视物等。

（四）渐进多焦镜的禁忌人群

日常工作中，需要谨慎考虑验配渐进多焦点镜片的人群主要包括：

（1）屈光参差：双眼屈光参差等效球镜超过2D，尤其垂直子午线屈光力差异超过2D的配戴者，为避免引起双眼间垂直棱镜差异，需要谨慎验配。

（2）曾有屈光度或镜架适应困难史的人。

（3）视觉需求常存在非上方视远、下方视近的人群，例如图书管理员等。

（4）登高作业者，不能随意移动头位者，具有某种固定体姿者。

（5）运动系统障碍、平衡功能不良、容易有"晕车"等眩晕症状、内耳功能障碍等。

（6）双眼集合能力异常者。

（7）过分地在意价格。

（8）比较固执的性格、不易沟通，甚至有心理障碍的人。

二、渐进多焦镜的设计

（一）单光、双光、三光及渐变镜的基本设计区别

1. 单光镜片

仅有一个屈光度，适用于矫正单一远用或近用视力，近用视野最大。

2. 双光镜片

镜片具有两个不同的屈光度，两个不同屈光力的差值即为阅读近附加，补偿老视者阅读所需要的调节附加。镜片上部为远用矫正区域，提供清晰的远用视力；下部为近用矫正区域，提供清晰的近用视力。外观上，镜片表面明显有一条分界线。

3. 三光镜片

在远用、近用矫正区域之间增加矫正区域，即中间矫正区域用于中距离视物。外观上，镜片表面明显有两条分界线。随着渐进多焦镜的广泛应用，目前三光镜片已逐渐退出市场。

4. 渐进多焦镜

镜片上具有多个屈光度。镜片自上而下，光度不断增加。不断变化的光度将镜片主要分为三个区域。镜片顶部为远用视力矫正区域，镜片中部为中距离视力矫正区域，镜片底部为近用视力矫正区域，各部分连接自然，外观如同单光眼镜。该镜片为配戴者提供不中断的远用视力、中距离视力和近用视力，不存在视觉分离。

（二）渐进多焦镜的分区

渐进镜片不是可以自动变化焦距的镜片，而是通过改变镜片上下部分的曲率达到改变镜片光度的镜片。渐进镜片可分为 4 个区域，即视远区、两侧的周边区、中间的渐变区和下方的视近区，如图 6-1 所示。

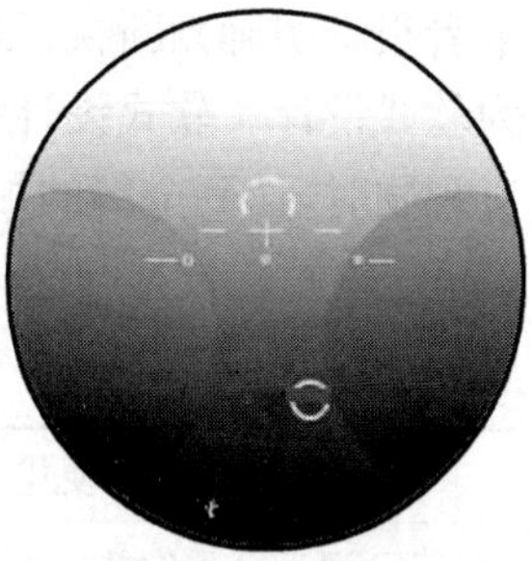

图 6-1　渐进多焦镜的分区

1. 视远区

位于镜片上方，主要用于视远，随着渐进多焦点镜片在设计上的快速发展，目前在看远方面，无论是视野还是清晰程度，同单光镜片相比已相差不大。

2. 周边区

位于镜片两侧，即鼻侧和颞侧，又常称为盲区、像差区、像散区、变形散光区等。目前比较中性地称之为周边区。该区域由散光所构成，这是渐进镜片在设计时不可避免地带来的问题。由于散光度数的分布规律是越靠近镜片周边部度数越大，而越靠近镜片的中央部度数则越小。因此，越靠近镜片周边部，视物则越模糊越不舒适，所以在镜架的选择上和在满足最低配镜高度的需求上尽可能选择稍微小点的镜架，将周边部分切割掉。由于靠近中央部度数较小，部分配戴者在看中、近时也会通过此区域观看。不同的配戴者戴相同品牌相同下加光的镜片确有不同的感受和视野宽度，原因即在于每个人对散光的耐受性是不一致的。部分配戴者刚戴上时会有很多不适应的感觉，但配戴一段时间便逐渐感觉舒适，原因即在于逐渐对散光耐受和克服。

3. 渐变区

从配镜十字到近用参考圈，度数在逐渐发生变化，称之为镜片的渐变区。度数的变化有快慢之分，相间隔的度数变化越大则越快。显然，度数变化越快，眼睛越难以克服和适应。例如，相同的镜片，配镜高度相同，下加光越高则度数变化越快，越难以适应；相反，下加光度数越小则越容易去适应。下加光相同，不同的配镜高度，则配镜高度越短则度数变化越快，越难以适应；反之则亦然。

4. 视近区

由于视近时的双眼集合，近用参考圈向鼻侧内移，内移的范围根据下加光的不同而不同，一般内移量为单只镜片 2.5～3.2 mm。因此，对于集合功能不足的配戴者，需注意观察其视近物时是否利用渐进多焦镜的视近区。

（三）渐进多焦镜的设计原理

1. 设计类型分类

目前最为常用的设计类型主要为硬式设计与软式设计。

（1）硬式设计

配戴者视线从渐进镜移开向周边观看时,屈光力变化突然,散光像差增加迅速,配戴者甚至明显感觉视近区的范围。这种致视物区分界相对明显的渐进多焦镜设计原理称为硬式设计。

（2）软式设计

镜片视近区到周边区的屈光力变化相对于硬式设计缓和,散光像差增加较为缓慢。配戴者很难明确判断视近区的范围。这种致视物区分界相对不明显的渐进多焦镜设计原理称为软式设计。软式设计相对于硬式设计,镜片屈光力变化慢,渐变走廊更长,通常也更宽;相对视物时,达到全部的加光度,眼睛所要移动的距离更大。

（3）硬式设计与软式设计比较

表6-1　硬式设计与软式设计比较

硬式设计	软式设计
视近区、视远区无像差区部分较宽,屈光力稳定不变	渐变走廊边界不明显
视近区位置较高、范围较大,即视近区眼睛转动较少、视近区较大	视近区位置较低、范围较小,即视近区眼睛转动较多、视近区较小
渐变走廊较窄	渐变走廊较宽
配戴适应期较长	配戴适应期较短
周边视物偏移,变形明显	周边视物偏移,变形较不明显
周边区像差峰值较高	周边区像差峰值较低
适合于阅读时间和阅读范围要求较高者	适合于大部分老视者,尤其老视初期者、户外活动者

（4）渐变走廊较短和较长比较

硬式设计与软式设计也可理解为渐变走廊较短与较长的差别,在同等 Add 的情况下,选择较长和较短的渐变走廊的差别如表6-2。

表6-2　渐变走廊长短优缺点对比

	优　点	缺　点
渐变走廊较长	畸变像差区域较小,周边散光最大值较小,戴镜者头晕较小,从远到近过渡自然,戴镜者容易适应	视近时对眼睛下转的要求较高,使用姿势不自然、不易习惯,长时间视近易疲劳
渐变走廊较短	近用区很容易获得,阅读姿势较自然易习惯,近用区大	周边像差区域较大,周边散光最大值较大,头晕感较强烈,中间视力不佳,适应较难

2. 设计类型的变迁与发展

（1）左右对称设计-不对称设计-非对称设计

渐进镜片的最早设计为左右对称设计,此时需要在装配时配合视近时瞳距的变化,作调整,装配右眼镜片时需逆时针旋转10°,装配左眼镜片时需顺时针旋转10°。此时对应点光度不一致,影响双眼融像,造成在看周边物体时不平衡的双眼视觉。随着设计的进展,设计者注意到远近瞳距的不同现象,在渐进镜片的设计中采用了"不对称"设计。即左右镜片采用不同的设计,但周边的散光多被集中在鼻侧,对应点光度不一致,影响双眼融像,同样造成配戴者在看周边物体时不平衡的双眼视觉。最新的设计采用非对称设计,即考虑远近瞳距的差异与镜片左右对应点光度的统一,使通过镜片中心部、两侧看物体,双眼都获得相同的清晰度,即双眼视平衡。从戴镜者的角度来看,非对称设计的镜片更符合他们的视觉需求。

（2）单一设计与多样设计

单一设计为早期的渐变镜所采用,即不同的下加光度,选择同样的渐变度。实际上老视者随着年龄的增加,其调节能力逐渐减退,近附加不断增加,因此不同的老视阶段应设计不同的渐变方案。目前设计上主要采用随下加光度的增加,近用阅读区更靠向鼻侧,过渡槽越短的设计。设计者根据不同的近附加度数进行不同的设计,尽管这样设计出来的镜片从理论上讲各不相同,但是某一具体设计样式随近附加调整时,仍然具有多种共同特征。

3. 渐进多焦镜的设计要求

渐进多焦镜希望为配戴者满足以下几点要求:

（1）适应不同的下加光度的老视者对度数变化的要求;

（2）为戴镜者提供平衡舒适的双眼视力;

（3）为戴镜者提供清晰的近用视力,使其阅读时容易达到近用区,眼睛下转阅读舒服;

（4）为戴镜者提供舒适的周边视力,即尽可能小的周边像差梯度,利于适应;

（5）为戴镜者提供宽阔的中、近用视野,减少中距离视物和阅读时的头部运动。

总体来说,渐进多焦镜设计关键在于从远用到近用区度数改变的速度;戴镜者舒适关键在于近用区的位置;戴镜者适应时间关键在于周边像差大小、梯度和种类。周边像差的大小、梯度决定了视野宽度。

三、渐进多焦镜的标识

渐进多焦镜的标识包括远用参考圈、近用参考圈、配镜十字、水平标志线、棱镜参考点、隐形刻印、近用附加度、商标及材料等。渐进多焦镜的标识具体如图6-2所示。渐进多焦镜主要依据设置在镜片上的标识位置作为参考点进行装配加工。

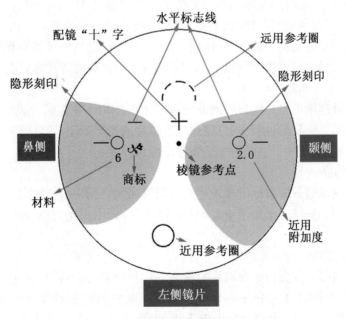

图6-2　常见渐进多焦镜镜片的基本标识

　　远用参考圈是测量镜片远用度数的区域,近用参考圈是测量镜片近用度数的区域。配镜十字和水平标志线用于加工时进行参考,用以确定加工时镜片的水平和垂直位置。配镜十字需与视远时瞳孔中心相重合,而水平标志线供装配加工时确定镜片的水平位置,加工中需要与镜架的几何中心水平线平行或重合。棱镜参考点是用于检测镜片棱镜大小是否符合规定的测量点。隐形刻印是恢复渐进多焦镜所有标记时的参考点。近用附加度在镜片的颞侧区域,用于核定下加光度。商标及材料标记在鼻侧区域,可帮助识别镜片的生产厂家及镜片材料、折射率等。

四、渐进多焦镜的标识识别

(一) 标识的分类

　　渐进多焦镜的镜片表面标识分为显性(临时性)标识和隐性(永久性)标识。显性标识是可用肉眼直接观察到,当加工全部完成并进行质量检测后,需要擦拭去除,方可配戴。隐性标识则需要借助阳光或灯光通过仔细辨认才能看到,且终生保留在镜片内。

(二) 标识的作用与识别

1. 隐性标识(永久性标识)

　　隐性标识包括隐形刻印、镜片的颞侧区域的近用附加度标记和鼻侧区域的商标及材料标记。隐形刻印是恢复渐进多焦镜所有标记时的参考点。通过了解识别已配镜者的镜片标识,可以识别镜片的生产厂家及镜片材料、折射率等,帮助验配师了解其配镜历史。

　　(1) 隐形刻印

　　在棱镜参考点的两侧各有一个小圆圈(或者方框、三角形,不同品牌镜片该标识具体表现形式不一),称为隐形刻印。如图 6 - 2 所示,两个隐形刻印之间的距离为 34 mm,棱镜参考点将其平均分开,因此每个隐形刻印距离棱镜参考点都是 17 mm。两个刻印之间不能距离太远,否则在加工时易被切割掉;也不能太近,否则可能会阻挡视线。由于棱镜参考点距离所有显性标记都是固定的数值,因此将两个隐形刻印确定后,即可将所有擦拭掉的显性标记恢复。恢复显性标记需要借助测量卡,但需注意,不同品牌的镜片标记恢复应选择对应的测量卡。

　　隐形刻印在处理渐进多焦镜售后问题时将起重要作用。恢复镜片表面各种标识,是判断问题的重要依据。恢复的过程中,只需标记出镜片的隐形刻印,然后同测量卡上的隐形刻印相重合,直接描绘出镜片下面的各个显性标记即可。

　　(2) 近用附加度

　　在颞侧隐形刻印的下方会标记有镜片的近用附加度,表明验光时的下加光度数,一般用两位数来表示,例如 20 代表下加光＋2.00D。理论上,远用屈光力联合近用附加度等于近用屈光度。

　　(3) 品牌与折射率

　　在鼻侧隐形刻印下方会标记有镜片的商品品牌和材料,如不同厂家生产的不同类型镜片,其商品名称均不相同,显示标记不同。例如某厂家鼻侧隐形刻印下方标记"WX",代表商标。标记"6",代表折射率为 1.6。由于下加光、品牌、折射率在鼻侧和颞侧固定位置,可帮助判断该镜片属于左眼或右眼,对于加工完成的眼镜也可初步判断镜片左右是否安装正确。

2. 显性标识(临时性标识)

显性标识是装配加工的主要依据。通过上述参考点可确认远用屈光力、棱镜量和近用屈光力。加工完成之前均应保留,当验配问题出现时,恢复显性标识可帮助验配师复核验配结果。

(1) 配镜十字(又称验配十字)

配镜十字与视远时的瞳孔中心相重合。如果瞳距和瞳高测量准确,配镜十字则与顾客的瞳孔中心相重合。因此,通过观察配镜十字与瞳孔的相互位置,可大致判断测量是否准确。所以,连同配镜十字在内的所有显性标识,一定要等到配戴者试戴过后且无明显问题方可擦拭掉。

(2) 远用参考圈

远用参考圈是测量镜片远用度数的区域,一般位于配镜十字上方 4 mm 处。将远用参考圈对准焦度计的测量窗,测量镜片的后表面,即测量后顶焦度。

(3) 近用参考圈

同远用参考圈相同,近用参考圈是测量镜片近用度数的区域,位于棱镜参考点的下方。近用参考圈测出的度数等于远用参考圈的度数联合近用附加度。测量镜片的近用度数,需要将镜片近用参考圈的凸面对准焦度计的测量窗,从而测出镜片的近用光度,即测量前顶焦度。顾客看近主要是通过近用参考圈,因此,在镜架的选择、加工时务必要注意将整个近用参考圈予以完整保留,否则会直接影响到看近的视觉效果。一般近用参考圈的直径为 4 mm。

实际工作中,近用加光的测量是比较困难的,因为渐进片的近用加光的位置不一定在近用参考圈的中心。加光路径根据不同的远用度数、不同的加光作不同变化,所以在近用参考圈中心不一定能测得非常精确的加光度。因此常根据颞侧的近用附加度刻印来确定近用加光。

(4) 棱镜参考点

棱镜参考点是用于检测镜片棱镜大小是否符合规定的测量点,一般位于配镜十字的下方 4 mm 处。渐进多焦镜由于前表面曲率自上而下不断变大(即曲率半径不断变小),因此镜片下部厚度逐渐变薄,从而导致厚度差异而产生底朝上的棱镜效应。由于镜片上方和下方的度数、厚度是不一致的,从美观角度考虑,为取得上方和下方厚度的基本一致,在车房加工时会做一个底向下的棱镜。通常棱镜的度数同镜片的下加光度数是成正比的,约为下加光度的三分之二。例如近用附加度为 3.00D,棱镜度为 $2^{\triangle}$,基底朝下。通过棱镜参考点可精确测量出镜片的实际棱镜度数,其意义在于如果两眼镜片的棱镜度数相差超过 $1^{\triangle}$,则配戴者较难以适应,故需要控制两眼垂直棱镜差异在 $1^{\triangle}$ 之内。

(5) 水平标志线

在配镜十字和棱镜参考点两侧各有两条水平短线,这四条短线可帮助判断镜片的安装是否处于水平位置及是否有倾斜。配镜十字和水平标志线用于加工时进行参考。水平标志线供装配加工中确定镜片的水平位置,要求镜架的几何中心水平线与其平行或重合。

第二节　渐进多焦镜验配加工基础

渐进多焦镜的验配应该遵循严格的验光、加工、检验程序。视光师在验配前需和配戴者进行充分的沟通，首先了解配戴者的年龄、性别、视觉需求、工作性质、工作环境、原镜屈光度等情况，在排除眼部器质性病变后进行科学验光，经试戴清楚舒适才能开具处方。帮助配镜者根据其脸部形态和视觉需求选择合适的镜架和适用设计的渐进多焦镜镜片，准确调整镜架位置，测出加工参数，右眼瞳距（RPD）、左眼瞳距（LPD）、右眼瞳高（RPH）、左眼瞳高（LPH）。加工师根据验配参数加工完成适合配镜者的渐进多焦镜。

目前渐进多焦镜主要用于老视验配和青少年近视矫正，因基本验配原理和方法近似，故本节主要介绍具体用于老视矫正的渐进多焦镜的验配原理和基本流程。

一、老视的渐进多焦镜验配原理

老视矫正是目前渐进多焦镜的主要用途之一，对老视原理的正确理解和 ADD 科学检测是渐变多焦点镜片验配成功的首要基础。

老视，俗称"老花"，是随年龄增加而出现的正常生理现象。由于晶状体硬化，调节力减弱，老视不能对眼前特定近距离目标进行清晰聚焦而无法进行阅读或工作。老视的发生、发展与年龄直接相关，屈光不正状态、身高、阅读习惯、照明、全身健康状态以及人种、地域均会对老视发生的早晚和严重程度产生影响。老视眼镜处方的确定，不能机械地只按年龄来选择镜片度数，要根据年龄、屈光状态、职业和生活习惯等进行调整。

眼理想的视觉状态是：具有足够的调节幅度；看远处于正视状态，看近能够进行较长时间的阅读不感到疲劳；具有良好的明视范围。老视的光学矫正要求是：在调节幅度不断减低的客观前提下，尽可能地选择戴镜视觉效果接近眼的理想视觉状态。渐进多焦镜正是这样的一种眼镜，用于矫正眼的全方位视觉，促进其远、中、近连贯的全程视觉。

（一）老视发生、进展与相关因素

正常眼的调节功能会随着年龄的增长而减退，通常在 40 岁前后老视症状才可能出现。因对近视力的需求不同，老视症状的表现程度并不能仅仅按年龄进行推算。光线照度、目标物体的大小和距离、持物手臂的长度均能使老视的临床症状表现不同，通常老视最初的症状表现为：

（1）阅读小字时感困难。在习惯的阅读距离位置阅读变得吃力；为能看清，多将目标移远，即通常伸长手臂读书、视物。

（2）容易产生视疲劳。因为用力增加调节，造成近距离阅读时头痛或者打瞌睡，有时甚至眼伴有异物感。

（3）持续阅读困难，甚至在很亮的条件下也不能很好地阅读，视物难以清晰快速对焦。

（4）读写时需要良好的照明，喜欢在强光下视物。例如太阳下看书较为舒服，阴雨天读书、视物较平常模糊等。

（5）近视者看近时多需要摘下原戴眼镜。由于同龄的正视眼、远视眼和近视眼人群，所具有的调节力是相近的。原为远视若不矫正会使老视症状过早地出现,近视则需要看近的状态下取下眼镜。部分屈光参差的患者则采用一眼看近、一眼看远的方法进行弥补。

老视的出现主要是由于调节不足,老视的发生年龄与其调节幅度有关。理论上,当所使用的调节力小于其调节幅度一半以下时,才感觉舒适并能持久注视,若所需的调节力大于调节幅度的一半以上,就有了老视症状。

通常,老视都发生在36岁至50岁之间,但个体之间有较大差异。原因是老视的发生和出现还与以下因素有关:

（1）屈光不正:远视眼比近视眼早出现老视,近视眼戴隐形眼镜者比戴普通框架眼镜早出现老视。

（2）用眼方法:由于近距离精细工作调节需求超过正常距离视物,故从事精细近距离工作的人比从事远距离工作的人早出现老视。

（3）个体的身体素质:高个的长手臂个体相比矮个的短手臂个体有较远的工作距离,需要比较少的调节,因此后者较早地出现老视症状。

（4）所处地理位置:因为温度对晶状体的影响,赤道附近的人群较早出现老视症状。

（5）药物的影响:服用胰岛素、抗焦虑药、抗忧郁药、抗精神病药、抗组胺药、抗痉挛药和利尿药者,由于药物对睫状肌的作用,比较早出现老视。

（二）老视与调节

出生早期,人眼的调节范围很大,大约15～25D;随着年龄的增大调节力逐渐下降,每年下降约0.25～0.4D;到了40岁左右,眼的调节力就已不能满足舒适地完成近距离的工作,老视症状开始出现;到45岁,调节力进一步下降,大部分需要进行老视矫正。Hofstetter早在20世纪50年代就提出了年龄与老视的经验公式,即

最小调节幅度 ＝（15－0.25×年龄）

平均调节幅度 ＝（18.5－0.3×年龄）

最大调节幅度 ＝（25－0.4×年龄）

常用最小调节幅度公式计算某一年龄阶段的调节幅度,从而评估其调节情况。

【例6-1】　女,45岁,不能视近处,需要将书本移向远处才能勉强看清楚,试分析其调节情况。

解:根据年龄,利用常用最小调节幅度公式计算其调节能力:15－0.25×45＝3.75(D)。

目前常用"一半调节幅度"的理论解释老视现象的发生发展,该理论认为:老视的出现由于调节不足,老视的发生有早有晚,这与每个人所拥有的调节幅度有关,当人们所需要使用的调节力(即调节需求)大于调节幅度的一半以上,才会感到舒适并能够持久阅读,否则就会出现老视症状。

【例6-2】　男,50岁,平时习惯阅读距离40 cm,试分析其调节情况以及是否能持久阅读。

解:根据年龄,利用常用最小调节幅度公式计算其调节能力:15－0.25×50＝2.5(D)。习惯阅读距离40 cm,即调节需求为2.5D。根据"一半调节幅度"的理论,由于调节需求2.5D大于现有调节力的一半即2.5/2D,配戴者阅读不适,不易持久阅读。则此时需要2.5－2.5/2＝1.25(D)的调节附加,以弥补现有调节力的不足。

【例 6 - 3】　女,42 岁,平时习惯阅读距离 33 cm,试分析其调节情况以及是否能持久阅读。

解：根据年龄,利用常用最小调节幅度公式计算其调节能力：$15-0.25\times42=4.5$(D)。习惯阅读距离 33 cm,即调节需求为 3D。根据"一半调节幅度"的理论,由于调节需求 3D 大于现有调节力的一半即 $4.5/2$D,配戴者阅读不适,不易持久阅读。则此时需要 $3-4.5/2=0.75$(D)的调节附加,以弥补现有调节力的不足。

（三）老视的检测和下加光的确定

远距验光,即远用屈光不正的检测,是检测老视的基础,是确定渐进多焦镜中远用区度数的关键。确定好远距屈光不正处方后即可进行 ADD 的确定。具体详见本书屈光检查章节。

规范的老视验光是渐进多焦镜验配成功的基础。老视的验配需要满足以下四个条件：① 选定合适的工作距离,根据顾客的实际工作需要;② 在两眼同时视的状态下进行;③ 选择合适的视标(阅读物);④ 合适的照明环境,通常验光时需要打开近读灯。

老视的检测和下加光确定通常分三个阶段：① 选择初步阅读附加镜;② 调整阅读附加镜;③ 确定最后近距阅读处方。

二、老视的渐进多焦镜验配流程

（一）镜架的选择与调整

1. 镜架的选择

渐进多焦镜配镜过程中,选择合适的镜架非常重要。具体要注意如下几点：

（1）选择稳定的镜架,一般不宜选用容易变形的无框镜架。

（2）选择具有一定垂直高度的镜架。通常瞳孔中心到镜架底部至少应有 18～22 mm,瞳孔中心到镜架上缘至少有 12 mm,故镜架高度不应少于 30～34 mm(具体依据镜片标注的配镜高度或渐进带长度而定),否则加工磨边时易把视近部分割掉。

（3）镜圈鼻内侧区域须足以容纳渐变区,避免选择鼻侧区域被切除的镜架。例如鼻内侧底部区域斜度较大,镜架视近区视野范围小于一般镜架,不宜选用。

（4）选择的镜架要有能够调整垂直高度的鼻支架,最好选用金属可调鼻托支架。

（5）避免较大的镜片光学移心量,以减少镜片周边区像差对视觉的干扰。

2. 镜架的调整

眼镜加工之前需先将镜架尽可能调整至与配戴者的脸形相配。

（1）符合脸形：确保镜架前曲面弧度与配戴者的前额弧度相吻合,有助于保持足够宽的视野。

（2）镜架平衡：调整镜脚的角度,使镜架可以端正地戴在脸上。

（3）前倾角(指镜架配戴好之后镜圈平面和垂直面之间的交角)：调整镜脚使之保持在 10°～15°之间,即有助于保持足够的渐变视野,但不能接触脸部。

（4）镜眼距离：调整鼻托使顶点距离尽量缩短,但不可触及睫毛,以保证更大的近用视野。

（5）镜腿长度（弯长点）：调整镜脚长度与耳上点相贴合（接触 0.5 cm 左右），垂长部分离耳后预留 2 mm 方便摘戴，使镜架配戴稳定且感觉舒适。

（二）镜片的选择

要针对镜片的度数、设计、直径、镜片的表面处理进行选择。

（1）镜片的度数主要根据老视验光结果进行选择，包括视远屈光度数和近附加度数。

（2）镜片设计的选择：根据软性和硬性，长通道和短通道，镜片具体设计和配镜要求选择相应设计。

（3）镜片直径的选择：利用测量卡确定镜片尺寸。方法为：

① 将镜架镜腿朝上水平置于测量卡上，使鼻梁位于斜线指标的中央，并使镜架下内侧缘最低处所对的刻度值为瞳高值；

② 在样片的左眼瞳距读数处画一垂直线；

③ 在样片的垂直"0"刻度读数处画一水平线，并使其与垂直线相交；

④ 用同样的方法做右眼样片；

⑤ 将标记在样片上的配镜十字与测量卡上的镜片圆上的配镜十字对准；

⑥ 选择一个能完全包容镜架的镜片直径。

（4）镜片表面处理选择：主要根据顾客的视觉需要，选择是否加膜、加硬、染色等。

若需要工厂协助加工装架，还需要说明单眼配镜瞳距、单眼配镜高度和镜架规格等参数，以方便工厂选择相应的镜片直径进行加工制作。

（三）瞳距、瞳高测量

配戴者要想获得最佳视力，其视线需通过适当的视远区域，且从上往下看时恰好通过渐变区的中间部分并终止在视近区中央。

渐进多焦镜装配时，要求配镜十字与瞳孔中心位置一致，才能使镜片不同区域的视觉清晰而舒适。当被检者处于自然体位时，渐进多焦镜的配镜十字应与瞳孔中心相对应。因此加工前应准确确定单眼瞳距和单眼瞳高。

单眼瞳距，即鼻梁中央到视远时瞳孔中心的距离。测量单眼瞳距有很多种方法，具体方法如下：

1. 瞳距仪

（1）测量远用瞳距，将注视距离键调整到注视距离数值∞的位置上。

（2）要求被检者双手捧住瞳距仪，将瞳距仪的额头部和鼻梁部轻轻放置在被检者的前额和鼻梁处。测量中，瞳距仪一定要紧贴被检者的前额和鼻梁处。

（3）嘱咐被检者注视里面的光亮视标。

（4）检查者通过观察窗，可观察到灯光在角膜上的反射亮点，然后移动右眼 PD 调节键和左眼 PD 调节键，使 PD 指针与角膜上的反射亮点对齐。

（5）取下瞳距仪后，读取瞳距仪上的数值。右眼 PD 数值为右眼瞳距，即表示从鼻梁中心至右眼瞳孔中心间的距离；左眼 PD 数值为左眼瞳距，即表示从鼻梁中心至左眼瞳孔中心间的距离；中间的数值为双眼瞳距，即双眼瞳孔中心之间的距离。

2. 瞳距尺(含有鼻梁槽的瞳距尺)

(1) 检查者与被检者间隔 40 cm 正面对坐,使眼睛的视线保持在同一高度上。

(2) 用右手的拇指和食指拿着瞳距尺,将瞳距尺置于被检者的鼻梁上使鼻梁槽中心的两侧空隙对称。

(3) 将笔式手电筒置于检查者自己的左眼下方,照射被检者的右眼,以确定瞳孔中心位置,但切忌直射被检者瞳孔,被检者也不应注视电筒灯光。

(4) 请被检者双眼注视检查者的左眼,检查者闭上右眼,以避免平行视差。

(5) 检查者用左眼看被检者右眼的角膜反光点。

(6) 在瞳距尺上读出单眼瞳距的读数。

(7) 用同样的方法测量被检者左眼的单眼瞳距。

(8) 重复测量左右眼,以确定读数。

3. 标记样片法

(1) 被检者配戴已根据配戴者脸型进行个性化调整的镜架。

(2) 检查者与被检者正面对坐,使视线保持在同一高度上,被检者戴上所挑选的镜架。

(3) 请被检者以舒适的姿势向前直视,使头颈位置不偏高,也不偏低。

(4) 将笔式手电筒置于检查者自己的左眼下方,并照射被检者的右眼,以确定瞳孔中心位置,但切忌直射被检者瞳孔,被检者也不应注视电筒灯光。

(5) 请被检者双眼注视检查者的左眼,检查者闭上右眼,以避免平行视差。

(6) 用标记笔在衬片上被检者的右眼角膜反光点的位置标出一点或一条短垂直线。

(7) 用同样方法标出另一眼的角膜反光点位置。

(8) 取下镜架,置镜架于渐进镜测量卡上,注意鼻梁的中心对准测量卡中心(斜线指标的两侧对称)。由中央的水平刻度线上读出左右眼的单眼瞳距。

瞳高是瞳孔中心高度的简称,指从眼的视轴通过镜片处到镜框下缘槽底部最低点的距离。镜架选择、调整后进行瞳高的测量以确定渐进多焦镜的配镜高度,测量中应注意避免平行视差。

渐进多焦镜的配镜高度(即瞳高)有两种规定:① 自瞳孔中心位置至镜架最低点内槽的垂直距离,即到最低点水平切线的垂直距离;② 自瞳孔中心至正下方镜架内槽的垂直距离。由于第一种规定可以避免单眼瞳距和瞳孔中心高度误差的连锁反应,所以一般加工时推荐使用第一种模式。目前在很多全自动磨边机上都有相应的模式对应两种标准。验配师选择时可与加工师具体确定其标准。

以配戴者瞳孔中心高度确定的配镜高度随配戴者的高度、头位以及职业而异。测量配镜高度方法也有多种,常见方法如下:

1. 标记样片法测量瞳高

(1) 检查者与被检者正面对坐,使视线保持同一高度上,被检者戴上所挑选的镜架。

(2) 请被检者以舒适的姿势向前直视。

(3) 将笔式手电筒置于检查者自己的左眼下方,并照射被检者的右眼,以确定瞳孔中心位置,但切忌直射被检者瞳孔,被检者也不应注视电筒灯光。

(4) 请被检者双眼注视检查者的左眼。

(5) 用标记笔在角膜反光点的位置标记出一条水平线。

（6）用同样方法标出另一眼的角膜反光点位置。

（7）取下镜架，用瞳距尺测量出标记点到镜架下缘内槽最低点水平切线的垂直距离，即被检者的瞳高；或将镜架放置在渐进镜测量卡上，使衬片上标记的水平线对准"0"刻度线，则镜架下缘内槽最低点所对的刻度数值即为被检者的瞳高。

2. 瞳高测量仪法

（1）检查者与被检者正面对坐，使视线保持同一高度上，被检者戴上所挑选的镜架。

（2）将瞳高测量仪夹在镜架上，使瞳高测量仪对称地处于鼻梁两侧。

（3）调节瞳高测量仪上的瞳高调节旋钮，使黑色的水平刻度线对准瞳孔中心，则镜架下缘内槽最低处所对的刻度数值即为瞳高。

3. 配镜高度固定调整法

（1）在镜架模板上点出左右眼的瞳距点，并画垂直线同水平线形成"十"字线，在十字中心点向上5～6 mm处做一记号，作为配镜高度的参考点。

（2）检查者与被检者（相距40 cm）相向处于同一高度。

（3）被检者戴上镜架，以舒适的姿势平视前方。

（4）检查右眼时，检查者将笔式手电筒置于左眼下，勿直射被检者的瞳孔。观察被检者右眼角膜反光点是否位于已标记的垂直瞳距线上。

（5）确认角膜反光点是否与瞳距线上的配镜高度参考点重合，不符重新点出，无误时画出水平线，即配镜高度"十字"标识。

（6）重复上述步骤测量左眼。

（7）测量配镜高度：取下镜架，用瞳距尺测量出标记点到镜架下缘内槽最低点水平切线的垂直距离，即被检者的配镜高度；或将镜架放置在渐进镜测量卡上，使衬片上标记的水平线对准"0"刻度线，则镜架下缘内槽最低点所对的刻度数值即为被检者的配镜高度。

该方法相对于前两种，主要优势在于边测量边进行参数的调整。

（四）处方确定和订片

渐进多焦点眼镜的配镜处方包括以下几个方面：编号，验光单，渐进镜片种类，镜片尺寸，左右眼瞳距和瞳高是否加膜染色，是否有特殊基弯要求，是否有特殊垂直棱镜要求等等。常见具体内容为：开单日期、取镜日期、发票编号、镜架类型、订片种类、镜片远用顶焦度和矫正视力（例如球镜、柱镜、柱镜轴向、棱镜、棱镜底向、矫正视力）、镜片下加光度、右眼瞳距和左眼瞳距、左眼瞳高和右眼瞳高、特殊加工类型标记（如染色、加膜）、胚料规格（如6.00弯或常规基弯）等。镜片大小对于远视的老视者至关重要，应尽可能缩小镜片直径以最大限度地降低镜片中心的厚度，同时也有助于改善镜片的外观。在处方确定和订片时应注意以下事项：

（1）渐进多焦镜的配镜处方包括远、近用验光处方。

（2）绝大部分情况下左右眼的加光应一致。假如左右眼加光不一致，若排除远用双眼视力不平衡的情况，常见于某些眼病，例如早期白内障。如果左右眼的加光差异超过0.50D时可能会对戴镜的效果产生影响。

（3）渐进镜片加工过程中，对割边要求特别严格，镜片直径应该足够大，以保证移心的需要。对于正镜片，为了保证镜片中心尽可能薄，应根据镜架的大小，瞳孔中心的位置决定镜片的最小直径。小直径镜片可满足其中心和边缘最薄的要求,有助于改善镜片的外观。需要注意的是,如果眼镜架为无框架或半框架,远用为远视镜片的直径不能过小。因为如果正镜片的直径过小,则会使无框架镜片边缘的钻孔或半框架的开槽时发生困难并影响牢度。此时在决定镜片的直径大小时,应该考虑镜片开槽打孔处的镜片边厚。具体可以参看厂家的定片说明。

(五)加工装配

在装配加工前必须核准上述参数及眼镜架型号、眼镜片规格,确认无误后方可进行加工。镜片在中心仪上定位时配镜十字置于中心位置,应根据水平线保证镜片处于水平位置,防止在割边过程中出现偏斜。考虑到镜片装架时与镜架内槽相接触,而测量瞳高时只量至镜架内缘,因此割边时通常需要加上 0.5 mm 的修正值。

渐进多焦镜的加工以配镜十字为参考,根据单眼瞳距、单眼瞳高进行上下、左右移心。配戴者戴上渐进镜后配镜十字到鼻梁中央的距离分别等于单眼瞳距,左、右配镜十字到镜架下缘槽最低点水平切线的距离分别等于左眼瞳高、右眼瞳高。同时过程中注意保证装配后镜片上的水平线与镜架水平线平行。

总体而言,普通单光镜片,以镜片的光学中心进行移心;常见的平顶双光,以子镜片顶点进行移心;渐进多焦镜片加工以配镜十字进行移心。移心过程中均要注意水平线与镜架几何中心水线保持平行或重合。渐进多焦镜装配操作方法比双光更加方便,只是要求加工精度更高,故加工前必须对磨边机的性能足够熟悉。

(六)镜片参数核实

配镜完毕应保留镜片表面标记以便核对配镜参数。

1. 核对处方

检查眼别、屈光度数(特别是散光轴位);检查镜片架是否牢固。检查包括渐进多焦点眼镜品种、远用光度、近用加光度、单眼瞳距、配镜高度。

2. 远用屈光度检测

测量后顶点屈光力,镜片凸面朝上,凹面朝下,镜腿朝下,置于焦度计上,焦度计测量窗对准远用参考圈,并注意以水平标志线等标记保持镜片水平位置。

3. 近用附加度检测

利用自动顶焦度计测量近用附加度,镜片凸面朝下,凹面朝上,即镜腿朝上。也可利用顶焦度计直接测量近用区前顶点屈光力和远用区前顶点屈光力,计算两次读数之差即为近用附加度。同样测量过程中注意以水平标志线等为保持镜片的水平位置,不可倾斜。上述测量结果应与镜片上的近用附加度隐性标识数值相同。

4. 核实配镜高度和单眼视远瞳距

配镜高度和单眼瞳距可以在镜片测量卡上测得。注意镜片上的水平线须与测量卡上的水平轴平行,并使配镜十字位于"零位"。也可以用瞳距,尺测量配镜高度,合格的渐进多焦镜左右眼镜片上的四条水平线处于同一直线上。戴镜核查配镜十字垂直和水平方向皆须与瞳孔中心对齐。如果配镜高度有小误差且两眼配镜高度相同,可通过调整镜架消除误差,若配镜高度偏高时,则张开鼻托、增加镜脚长度;若配镜高度偏低时,则内收鼻托,但该法不适用于塑料镜架;若误差太大,或者由于单眼瞳距的误差,则单纯调整镜架难以纠正。

(七) 指导配戴

首先在显性标识未擦除之前,先基本检查戴镜视力,观察镜片标记,看水平参考圈两眼一致,光心与瞳孔中心对准,瞳高位置恰当,如有不合,稍调整镜架、鼻托。若可以,将眼镜标识擦拭干净,帮配戴者戴在脸上。

事先向配戴者说明镜片的特征,例如渐进多焦镜分区及其与普通眼镜配戴时的视觉区别,有利于配戴者对渐变镜的适应。为让配戴者体会全程的视力范围,需要指导病人分别用眼睛注视水平远、中、近的视标,以体会镜片远用区、近用区、中距离区的使用方法。

1. 指导远用区的使用

让配戴者注视远处清晰的地方,体会垂直移动下颌时远视力清晰度的变化。

2. 指导近用区的使用

让配戴者注视近视力卡清晰处,感受水平移动头部或近视力卡时视力的变化;也可考虑使用面积较小的报纸或书籍,让配戴者上下摆动头部,找出能看清文字的最佳位置,此位置是近用区。

3. 指导中距离区的使用

让配戴者注视近视力卡清晰的地方,指导者将视力卡向外移动增加阅读距离,使其体会水平移动头位或视力表时视力的变化,让其了解通过调整头位和视力卡位置使视觉变得清晰。注意:要让配戴者视物清楚必须适应周边变形散光区,而长时间配戴可以加速适应过程。若配戴者发现从镜片的两侧看物体,清晰度降低,告知其为正常现象,只需要稍微转动头部,试着从镜片的中央去看,即可感觉物体的清晰。

4. 其他注意问题

(1) 初戴渐进多焦点眼镜须逐渐适应,使用时应先静后动,先内后外。例如先坐看电视、坐看报纸。其后室内走路,注意头部微低。上下楼梯、上下车,头要往下低,用镜片的视远区域。尤其下楼梯过程稍微低头,用镜片的上部或中部看楼梯,避免使用镜片的下部。

(2) 戴多焦点眼镜观察物体,视野不如单焦点眼镜,应学会利用头部上下摆动来视物。初戴时走路,最好看 1 m 以外,避免低头看脚附近,最后进行室外走路。

(3) 看电脑时,应正对显示屏。开车时,看右侧的后视镜时应头往右转一下,避免眼睛向侧边观看。长时间看近时,请配戴者把眼镜提高一点;长时间看远时,请配戴者把眼镜放低一点。

(4) 告知配戴者,初次使用渐进多焦镜需要配合头部的转动,且需要经常配戴,配合适应这种新的视觉,增强其使用信心。

(八) 与验配有关的售后问题处理

配戴者使用渐进镜的效果,取决于验配质量,同时也取决于其配镜动机、对新眼镜的期望值、本身的知识理解力、个人的眼睛、头部移动的习惯、职业和兴趣,甚至验配师的鼓励因素。如果镜片配适恰当,则很少会出现问题。如超过 2 周仍未适应,则应系统地进行视光学检查,了解原因,以找出可能存在的问题。

首先排除使用和配戴者选择不当的原因。例如常规的渐进多焦镜远用、中距离、近用区自上而下渐进分布,若配戴者不了解镜片原理,不能体会该镜片使用与普通镜片的异同点,或者该配戴者视觉需求与镜片能够提供的矫正特点相差异,即可能影响配戴的效果与舒适度。

从验配方面来讲,以下三方面因素可能导致配戴者难以适应或不能接受渐进多焦镜。原因分析如下:

(1)度数问题:可能验光错误,或加工时镜片选择错误,引起远用度数、近用附加度的误差。常见于球镜屈光力的误差,或柱镜轴位和度数的误差。

(2)配镜参数问题:主要是水平参数(单眼瞳距)或垂直参数(配镜高度)的误差。由于渐进多焦镜度数是自上而下不断变化,因此配镜高度误差会引起类似度数不准确的表现,也会导致镜片有效视野大小的变化。配镜高度的同向误差,可以通过调整镜架进行补偿,而单眼瞳距的误差会导致不同区域视野的变换,一般较难通过镜架的调整解决。

(3)镜架问题:由于渐进多焦镜的镜架选择和调整对验配效果影响密切,若选择不当,影响甚于单光眼镜。例如镜架水平宽度选择过大,可能会包含镜片较多的像差区域,影响视觉舒适度和清晰度;过小则可能影响视野,尤其近用有效视野。同时镜架的调整也对配适结果影响较大,例如镜眼距过小或前倾角过小,有效视野减小,也会影响配适结果。

分析上述问题,即可按照相应的原因寻找解决办法,表6-3总结了验配渐进多焦镜常见症状与原因。

表6-3 渐进多焦镜常见症状与原因

视远模糊	① 配镜高度过高;② 处方不正确:正度数过多、负度数过少、散光不准确
视近模糊	① 处方不正确:近用加光度不正确,远用屈光度不正确;② 配镜高度过低;③ 瞳距不准确;④ 镜眼距离(顶点距离)过大;⑤ 镜架垂直倾斜度不够;⑥ 镜片基弧问题
看远时头晕目眩	① 镜眼距离过大;② 镜架太大不符合脸形;③ 垂直倾斜度不够;④ 配镜高度太大;⑤ 视远瞳距不准确
阅读区太小(阅读时头部过度侧移)	① 近用正度数过多;② 瞳距不准确;③ 配镜高度太低;④ 镜眼距离过大;⑤ 垂直倾斜度不够;⑥ 镜片基弧问题
阅读时头位侧移	瞳距不准确
看远时头部后仰	处方不准确:负度数过多或正度数过少
看中/近距离时头部后仰	① 处方不准确:正度数过少;② 配镜高度太低
看中时头部前倾	配镜高度太高
看中/近距离时头部前倾	① 处方不准确;② 正度数过多
看中近距离变形上大下小	① 瞳距偏小;② 镜面角不够
看中近距离上小下大	① 瞳距偏大;② 镜面角太大
看远时镜架上移	视远度数偏负
看远时镜架下移	配镜高度过高
看中、近时镜架上移	① 中、近距离区正度数过少;② 配镜高度太低

（九）渐进多焦镜验配成功的关键

（1）准确的验光：依据配镜者的近用阅读习惯需求加入附加度。

（2）正确的镜架调整和参数（单眼瞳距和配镜高度）测量：选择适合的镜架，符合配戴者脸部轮廓，最小的移心量让眼睛获得最大视野，正确的单眼瞳距和瞳高（配镜高度）以确定对准配镜十字、对准瞳孔中心。镜眼距、镜面前倾角、镜腿长度等参数调整到位。

（3）精湛的加工工艺：依据验配处方要求制作并且符合国标要求。

（4）恰当的使用指导、鼓励和随访：做好验配加工相关的售后跟踪服务。

第七章　视觉保健的基础知识

【主要内容】　视觉保健是通过运用现代视光学理念及检查手段,用高科技的训练方法进行整体视觉干预。本部分内容以中医视觉保健基础理论为着眼点,介绍常用视觉保健方法。

【能力要求】　熟悉中医视觉保健基础理论,掌握常用视觉保健方法。

现代眼保健,就是运用现代视光学理念及检查手段,用高科技的训练方法进行整体视觉干预、综合解决方案推广眼视光学的现代眼保健模式。它的特点在于与现代视光学相结合,具备专业化和高科技,组合成最好的全程眼保健体系。它的目的在于促进和改善人类的视觉健康,提高视敏度(视力),建立和恢复视觉功能,解除视觉疲劳等,以使人达到最清晰的视力、最持久阅读、最舒服用眼的视觉健康境界。

第一节　中医视觉保健理论基础

一、眼与脏腑的关系

人体有五脏六腑。五脏是指肝、心、脾、肺、肾;六腑是指胆、小肠、胃、大肠、膀胱、三焦。

眼能够明视万物、辨别颜色,是赖五脏六腑精气的滋养。所以《灵枢·大惑论》说:"五脏六腑之精气皆上注于目而为之精。"这里的"精",是指精明,即眼的视觉功能。如果脏腑功能失调,精气不能充足流畅地上注入目,就会影响眼的正常功能,甚至发生眼病。

实际上,眼与五脏六腑之间的关系各具特点,其密切程度虽不等同,但人体毕竟是一个有机整体,因此,临证时不可片面强调某些脏腑的作用,而应从实际出发全面地进行观察和分析,才能作出正确的判断。

(一) 眼与肝和胆的关系

(1) 肝开窍于目。《素问·金匮真言论》在论述五脏应四时、同气相求、各有所归时说:"东方青色,人通于肝,开窍于目,藏精于肝。"指出了目为肝与外界联系的窍道。因此,肝所收藏的精微物质,也能源源不断地输送至眼,使眼受到滋养,从而维持其视觉功能。

(2) 肝主藏血。指肝脏具有贮藏血液和调节血量的功能。人体内各部分血液,常随着不同的生理情况而改变其血流量。肝可根据人体的活动需要调节血流量。人活动或情绪激动时,机体血流量增多,肝藏血量相应减少;人休息或情绪稳定时,机体血流量减少,肝藏血量相应增多,即"人动则血运于诸经,人静则血归于肝脏"。虽然五脏六腑之精气皆上注于目，但目为肝之窍，尤以肝血的濡养为重要。《素问·五脏生成篇》说："肝受血而能视。"《审视瑶函·目为至宝论》则进一步阐述说："肝中升运于目，轻清之血，乃滋目经络之血也。"还指出血与眼内神水、神膏、瞳神等关系密切。血养水，水养膏，膏护瞳神，才能维持眼的视觉。

（3）肝主疏泄。疏，即疏通；泄，即宣泄、发泄、升发。肝主疏泄，是指肝具有疏通发泄全身气、血、津液，促使其畅达宣泄的作用。肝气通于目，具有调畅人体气机的重要功能。气能生血、生津，又能行血、行津。凡是供给眼部的血液、津液，无不依赖气的推动，而人体气机是否调畅，又与肝的疏泄功能所反映的主升、主动的特点密切相关。所以，《灵枢·脉度》说："肝气通于目，肝和则目能辨五色矣。"这就强调了只有肝气冲和条达，眼才能够辨色视物。

此外，《素问·宣明五气篇》说："五脏化液，……肝为泪。"泪液对眼珠具有濡润和保护作用。它的分泌和排泄要受肝气的制约，同样与肝的疏泄功能相关。

（4）肝脉连目系。《灵枢·经脉》说："足厥阴肝脉'连目系'。"通观十二经脉，唯有肝脉是本经直接上连目系的。肝脉在眼与肝之间起着沟通表里，联络眼与肝脏，为之运行气血的作用，从而保证了眼与肝在物质上和功能上的密切联系。

人们常说眼睛是心灵的窗户。《灵枢·大惑论》曾说："目者，心之使也，心者神之舍也。"其意即指眼睛作为五官之一，其神态是整个人体精神状态的反映，是人体神韵之美的关键。眼部功能与肝的关系最为密切，因为肝开窍于目。肝之所以开窍于目，主要与肝经之脉直连于目系有关。

鉴于眼与肝在生理上有着以上多方面的密切联系，因而肝的病理变化也可以在眼部有所反映。所以，《仁斋直指方》又说："目者，肝之外候。"概括了眼与肝在生理、病理上的关系。

虽五脏六腑之精气皆上注于目，但因目为肝之窍，肝主藏血，因而目功能的发挥尤以肝血的濡养为重要。肝主疏泄，具有调畅人体气机的功能，气能生血，又能行血，眼目所需之血液无不赖气的推动，只有肝气冲和条达，双目才能辨色视物，两目有神，楚楚动人，给人以美感，这便是"肝气通于目，肝和则目能辨五色矣"之意。一旦肝血不足，则可出现夜盲，视物不明，肝阴不足则两目干涩，若肝经风热则目赤肿痛，肝风内动则口眼歪斜，影响眼的功能。

（5）胆与肝相表里，胆附于肝，内藏胆汁。其主要生理功能是贮存和排泄胆汁。胆腑中空，可贮存胆汁。但胆汁并非胆本身所产生。胆汁来源于肝，是肝之余气溢入于胆，积聚而成。胆还可以排泄胆汁，这是依赖胆气的疏泄作用，因此有肝胆同主疏泄之说。胆汁排入小肠后，主要帮助食物的消化和吸收，其次也排泄一些代谢废物。

肝与胆脏腑相合，互为表里。肝之余气溢入于胆，聚而成精，乃为胆汁。胆汁对于眼，十分重要。胆汁的分泌和排泄，都要受肝的疏泄功能的影响。胆汁减则神膏衰，瞳神遂失养护。

（二）眼与心和小肠的关系

1. 心主血脉

脉，即血脉、脉管，是气血运行的通道。心主血脉，即指心有推动血液在脉管内运行的功能。心之所以能够推动血液的运行，全赖于心气的作用，所谓"心藏血脉之气"。人全身的血液在脉管中，依靠心气的推动，使血液在脉管中运行不息，内而五脏六腑，外而四肢百骸，发挥濡养全身的作用。诸脉属目《素问·五脏生成篇》"诸血者，皆属于心"，"心之合脉也"，"诸脉者，皆属于目"；《素问·脉要精微论》说："脉者，血之府。"由此可知，心主全身血脉，脉中血液受心气推动,循环全身,上输于目,目受血养,才能维持视觉。

2. 心主藏神

神有广义和狭义之分。广义的神是指整个人体生命活动的外在表现,如整个人体的形象以及人的面色、眼神、言语、应答、肢体活动姿态等,也即通常人们所说的神气。狭义的神是指人的精神、意识、思维活动。心主神明,是指心具有主宰人体五脏六腑、形体官窍的一切生理功能和人的精神意识思维活动的功能。根据现代生理学的认识,人的精神思维活动是大脑的功能,即大脑对外界事物的反映,但中医藏象学说认为人的思维活动与五脏有关,主要属于心的生理功能。目为心使《灵枢·大惑论》说:"目者心之使也,心者神之舍也。"这里的"神"即狭义之"神"。因神藏于心,其外用又在于目,故眼之能视,受心主使。《审视瑶函·目为至宝论》又说:"心神在目,发为神光,神光深居瞳神之中,才能明视万物。"

此外,《素问·解精微论》还说:"夫心者,五脏之专精也,目者其窍也。"由于心为五脏六腑之大主,脏腑精气任心所使,而目赖脏腑精气所养,视物又受心神支配,因此,人体脏腑精气的盛衰,以及精神活动的状态,均能反映于目,所以,目又为心之外窍。这一理论,也为中医望诊的"望目察神"提供了重要依据。

3. 小肠主受盛化物及分清别浊

(1) 受盛化物。受盛,是接受、以器盛物的意思;化物,具有变化、消化、化生之意。受盛化物是指小肠具有接受胃初步消化的食物,并使之在小肠内有相当时间的停留,通过其化物功能对饮食物作进一步消化吸收,使水谷化为精微。因此小肠的功能也归属于脾主运化的范围之内。

(2) 分清别浊。分清,指小肠对食物中的精华部分进行吸收,再经脾的升清散精的作用,上输于心肺,输布全身;别浊,指将食物残渣传送至大肠,将剩余的水分经肾脏的气化作用渗入膀胱,形成尿液,排出体外,故小肠有病,除影响消化功能外,还会出现大小便异常。

(3) 人食水谷,由胃腐熟,传入小肠,小肠则进一步消化。分清别浊,其清者,包括津液和水谷之精气,由脾传输全身,从而使目受到滋养。

此外,心与小肠脏腑相合,经脉相互络属,经气相互流通,故小肠功能是否正常,既关系到心,也影响到眼。

(三) 眼与脾和胃的关系

1. 脾主运化,升清

脾主运化,是指脾有主管消化饮食和运输水谷精微的功能。饮食入胃,经过胃与脾的共同作用,将食物变成人体需要的精微物质,其中的水谷精微还须通过脾的运输散布才能输送到全身,以营养五脏六腑、四肢百骸以及皮毛、筋肉等组织器官。因此,所谓"脾主运化"实质上是指脾对营养物质的消化、吸收、运输的全过程。中医学认为脾主运化功能的正常发挥,主要依赖于脾气的作用,脾气的功能特点是上升,即"脾气主升"。脾之所以能将水谷精微上输于肺,再通过心肺作用而化生气血以营养全身,与脾有"升清"的功能分不开。中医认为"脾为后天之本"、"气血生化之源"。

脾输精气,上贯于目,脾主运化水谷,为气血生化之源。《素问·玉机真脏论》在论及脾之虚实时说:"其不及,则令人九窍不通。"其中包含了脾虚能致眼病。李东垣《兰室秘藏·眼耳鼻门》进一步阐述说:"夫五脏六腑之精气,皆禀受于脾,上贯于目。……脾虚则五脏之精气皆失所司，不能归明于目矣。"这就突出了眼赖脾之精气供养的关系。

2. 脾主统血

统，指统摄控制。中医学认为，血液能运行于经脉之中，不至于溢出脉管之外，除了脉管本身的约束之外，还有赖于脾气的统摄。脾气充盛，不仅关系到气血的化生，还关系到血液的运行。脾气健旺，统血正常，则血行正道；反之，则血溢脉外而出现便血、崩漏、紫斑等。

《景岳全书·杂证谟·血证》说："盖脾统血，脾气虚则不能收摄；脾化血，脾气虚则不能运化，是皆血无所主，因而脱陷妄行。"由此可知，血液之所以运行于眼络之中而不至外溢，还有赖于脾气的统摄。若脾气虚衰，失去统摄的能力，则可引起眼部的出血病症。

3. 脾主肌肉

《素问·痿论》指出"脾主身之肌肉"。脾具有运化功能，将水谷精微输送到全身四肢、肌肉中去，为之营养，使其发达丰满，臻于健壮。只有脾气健运，肌肉才能丰满而富有弹性，四肢才能轻劲有力。

脾运水谷之精，以生养肌肉。胞睑肌肉受养则开合自如。

4. 胃主受纳和腐熟水谷

受纳，指接受和容纳；腐熟，指饮食物经过胃的初步消化而成食糜，故称胃为"仓廪之官"。饮食由口而入，进入胃中，先由胃进行初步的消化，为脾进一步的消化做准备。如果没有胃的受纳腐熟，脾就无物可运、无物可化。反之，脾的运化也是适应胃继续受纳的需要，使胃能够进一步的受纳水谷。故胃与脾，脏腑相合，表里相关，胃强则脾运，脾运则胃强，共同完成饮食的消化吸收功能，故有脾胃共为后天之本之说。

胃为水谷之海，主受纳、腐熟水谷，下传小肠，其精微通过脾的运化，以供养周身。所以，李东垣《脾胃论·脾胃虚实传变论》说："九窍者，五脏主之，五脏皆得胃气乃能通利。"并指出："胃气一虚，耳、目、口、鼻俱为之病。"由此可见胃气于眼之重要。

《素问·阴阳应象大论》说："清阳出上窍，浊阴出下窍。"脾胃为机体升降出入之枢纽，脾主升清，胃主降浊，二者升降正常，出入有序。清阳之气升运于目，目得温养则视物清明；浊阴从下窍而出，则不致上犯清窍。

（四）眼与肺和大肠的关系

1. 肺主气，司呼吸

肺主气，包括两个方面，一是主呼吸之气，二是主一身之气。肺主呼吸之气，是说肺有司呼吸的作用，是体内外气体交换的场所。人体通过肺，吸入自然界的清气，呼出体内的浊气，吐故纳新，使体内的气体不断得到交换，所谓"天气通于肺"。肺主一身之气，是由于肺与宗气的生成密切相关。

肺为气主，气和目明。张景岳说："肺主气，气调则营卫脏腑无所不治。"（《类经·藏象类》注）。由于肺朝百脉，主一身之气，肺气调和，气血流畅，则脏腑功能正常，五脏六腑精阳之气充足，皆能源源不断地输注入目，故目视精明。若肺气不足，以致目失所养，则昏暗不明。此即《灵枢·决气》所谓："气脱者，目不明。"

2. 肺主宣发肃降

宣发，为布散之意。所谓肺主宣发，主要是指通过肺的布散使卫气和津液输布全身，以温润肌腠皮肤；肃降指清肃下降之意，肺主肃降是指肺气具有向下通降和保持呼吸道洁净的作用。

肺主宣降，眼络通畅肺气宣发，能使气血和津液敷布全身；肺气肃降，又能使水液下输膀胱。肺之宣降正常，则血脉通利，目得卫气和津液的温煦濡养，卫外有权，且浊物下降，不得上犯，目不易病。

3. 眼与大肠的关系

（1）大肠的主要生理功能是传导糟粕，所以也称其为"传导之官"。《内经》概括为传导和变化。传导指将食物残渣不断地向外传送引导，变化指在传导过程中，吸收水分，使粪便成形。

（2）肺与大肠脏腑相合，互为表里。若大肠积热，腑气不通，影响肺失肃降，则可导致眼部因气、血、津液壅滞而发病。

（五）眼与肾和膀胱的关系

1. 肾藏精，主生长发育与生殖

精是构成人体的基本物质，也是人体各种机能活动的物质基础。肾藏精，是指肾对精气有闭藏作用。《素问·六节藏象论》指出："肾者主蛰，封藏之本，精之处也。"肾所藏之精，就其来源而言，有先后天之分。先天之精禀受于父母，与生俱来；后天之精来源于饮食物，由脾胃所化生，即水谷之精。虽然先天之精与后天之精的生成来源不同，但都归藏于肾。两者相互依存，相互为用，即先天之精有赖于后天之精的不断充养才能充分发挥其生理效应，后天之精的化生又依赖于先天之精活力的资助。两者相辅相成在肾中密切结合而组成肾中精气。

人体之精乃生命活动的基本物质。《素问·脉要精微论》谓："夫精明者，所以视万物，别黑白，审长短；以长为短，以白为黑，如是则精衰矣。"说明眼之能视，有赖于充足的精气濡养。《素问·上古天真论》说："肾者主水，受五脏六腑之精而藏之。"故眼的视觉是否正常，与肾所受藏脏腑的精气充足与否，关系至为密切。

2. 肾主骨生髓，其华在发

肾藏精，精生髓，髓充骨，并上注于脑。骨赖髓养，肾精充足，髓海有源，则骨骼得到髓的充分滋养而坚固有力；脑赖髓充，髓海充足，则思维敏捷，记忆强健，故说肾主骨生髓。实质是肾藏精功能的延伸。

肾生脑髓，目系属脑。《内经》说："肾生骨髓，脑为髓海，目系上属于脑。"脑和髓异名同类，都由肾所受藏之精化生，目系连属于脑，也就关系到肾。因此，肾精充沛，髓海丰满，则思维灵活，目光敏锐。若肾精亏虚，髓海不足，则脑转耳鸣，目无所见。《医林改错·脑髓说》则谓："精汁之清者，化而为髓，由脊骨上行入脑，名曰脑髓，……两目即脑汁所生，两目系如线，长于脑，所见之物归于脑。"可见王氏已明确地将眼之视觉归结于肾精所生之脑，而且还通过肾阐明了眼与脑的关系。

3. 肾主水

肾在调节体内水液平衡方面起着极为重要的作用。体内水液的潴留、分布与排泄，主要靠肾的气化作用。肾主津液，上润目珠。《素问·逆调论》说："肾者水脏，主津液。"《灵枢·五癃津液别篇》又说："五脏六腑之津液，尽上渗于目。"如津液在目化为泪，则为目外润泽之水；化为神水，则为眼内充养之液。总之，眼内外水液的分布和调节，与肾主水的功能有密切关系。

4．眼与膀胱的关系

（1）膀胱的主要生理功能是贮尿和排尿，也称其为"州都之官"。贮尿依赖于膀胱之气的固摄作用，排尿依赖于膀胱之气的气化作用。若气虚不固，可致遗尿、尿失禁；气化不利则致小便不利、尿闭。由于肾与膀胱在生理上依存和协同关系，膀胱的贮尿和排尿功能，还依赖于肾的固摄和气化作用。

（2）膀胱属足太阳经，主一身之表，易遭外邪侵袭，亦常引起眼病，故不可不引起重视。

（六）眼与三焦的关系

三焦为孤府，主通行元气与运化水谷、疏通水道的功能，故上输入目之精气津液无不通过三焦。若三焦功能失常，致水谷精微之消化、吸收和输布、排泄紊乱或发生障碍，则可引起眼部病变。

此外，《证治准绳·杂病·七窍门》还指出：目内所涵神水，是"由三焦而发源"。所以，三焦功能失常可致神水衰竭而发生目病。

二、五轮学说

中医眼科将眼局部由外至内分为胞睑、两眦、白睛、黑睛和瞳神等五个部分，分别内应于脾、心、肺、肝、肾五脏，命名为肉轮、血轮、气轮、风轮、水轮，总称五轮。据考，"五轮"最初出现于晚唐时期的《刘皓眼论准的歌》。在我国现存医籍中，则以《太平圣惠方·眼论》的记载为早。至于将眼划分的各个部分名之为"轮"，《审视瑶函·五轮所属论》的解释是取"其像如车轮圆转运动"之意。

五轮学说源于《内经》。如《灵枢·大惑论》说："五脏六腑之精气，皆上注于目而为之精。精之窠为眼，骨之精为瞳子，筋之精为黑眼，血之精为络，其窠气之精为白眼，肌肉之精为约束，裹撷筋骨血气之精而与脉并为系，上属于脑，后出于项中。"大体指出了眼的各个部分与脏腑的关系。后代医家在此论述的基础上发展出将眼局部划分为五轮，分属于五脏，借以说明眼的解剖与生理、病理，并用于指导临床辨证论治的理论，即五轮学说。

（1）肉轮指胞睑，包括解剖学之眼睑皮肤、皮下组织、肌肉、睑板和睑结膜。胞睑在脏属脾，脾主肌肉，故称肉轮。因脾与胃相表里，所以，肉轮疾病常责之于脾胃。

（2）血轮指两眦，包括解剖学之眦部皮肤、结膜、血管及内眦的泪阜、半月皱襞和泪点。上、下眼睑鼻侧联合处交角钝圆，称大眦，又名内眦；颞侧联合处交角锐小，称小眦，又名锐眦或外眦。两眦在脏属心，心主血，故称血轮。因心与小肠相表里，所以，血轮疾病常责之于心和小肠。

（3）气轮指白睛，包括解剖学之球结膜和前部巩膜。白睛在脏厉肺，肺主气，故称气轮。因肺与大肠相表里，所以，气轮疾病常责之于肺和大肠。此外，白睛环绕黑睛周围，紧密相连，一旦发生病变，容易相互影响。

（4）风轮指黑睛，近代主要指解剖学之角膜。黑睛在脏属肝，肝主风，故称风轮。因肝与胆相表里，所以，风轮疾病常责之于肝胆。此外，黑睛之后为黄仁，黑睛与黄仁之间充满神水，瞳神位于黄仁中央，故当黑睛疾病之病邪深入时，容易影响黄仁、神水，并波及瞳神。

（5）水轮指瞳神。狭义的瞳神专指解剖学之瞳孔；广义的瞳神不仅指瞳孔，还包括葡萄膜、视网膜、视神经以及房水、晶状体、玻璃状体等。"水轮"一般多指广义的瞳神,是眼能明视万物的主要部分。五轮学说原主张瞳神在脏属肾,肾主水,故称水轮。因肾与膀胱相表里,所以水轮疾病责之于肾和膀胱。但由于瞳神结构复杂,经古今不少医家的实践证明,其生理、病理不仅与肾和膀胱有关,与其他脏腑也有着同样重要的密切关系。

鉴于五轮学说对临床辨证具有一定指导意义,故自宋以后的眼科医家应用比较普遍。

三、经络学说与视觉保健

经络学说,是研究人体经络系统的内容、循行分布规律、生理功能及其临床应用的一种基础理论,它与阴阳五行、脏象、气血津液、病因病机等学说,共同组成了祖国医学的理论体系,它对于阐明人体的生命活动、病理变化,指导临床各科的诊断和治疗,均具有重要意义,尤其在针灸、按摩、气功等方面,更具有独特的指导意义。

(一)经络的基本概念

经络是经脉和络脉的总称,是人体结构的重要组成部分,是具有联络组织器官、沟通表里上下、通行气血阴阳、感应与传导、调节机能活动等生理功能的结构系统。经,有路径的意思;络,有网络的意思。经脉和络脉,既有区别又有联系。

(二)经络系统的组成

经络系统由经脉和络脉两大部分组成。经脉分正经和奇经两大类,为经络系统的主要组成部分。此外,还有十二经别、十二经筋和十二皮部,是十二经脉的附属部分。络脉有别络、浮络、孙络之分。

1. 经脉

(1)正经。正经有十二,即手三阴经、手三阳经、足三阴经、足三阳经,合称十二经脉。正经是气血运行的主要通道。它们的起止、循行部位和交接顺序以及在人体的分布、走向都有一定规律,并同体内脏腑有直接的络属关系。

(2)奇经。奇经有八,即督、任、冲、带、阴跷、阳跷、阴维、阳维,合称奇经八脉。奇经八脉不同于十二经脉。人的气血常行于十二经脉,当十二经脉气血有余时,则流注于奇经八脉,蓄以备用。

(3)正经的附属部分

① 十二经别。从十二经脉分出的经脉,具有一定的循行特点。它区别于十二经脉,但仍属于正经的范围。其名称与十二经脉基本相同,分手足三阴、三阳。如手太阴之正——手太阴肺经的经别名称;足阳明之正——足阳明胃经的经别名称。

② 十二经筋。指十二经脉连属于筋肉系统的部分。名称与十二经脉基本相同,分手足三阴三阳。如手太阴之筋、足阳明之筋。

③ 十二皮部。全身皮肤按十二经脉在体表的循行分布来划分的部位,与十二经脉在体表的循行部位是一致的。

2. 络脉

络脉包括别络、浮络、孙络三个部分。

(1)别络。别络是十四经脉小的分支,它是络脉中较大的部分,共有十五。其中十二经脉和督、任二脉各有一别络,再加上脾之大络,合为十五别络。别:有本经别走邻经之意。其名称是以分支处的穴位定名,如肺经别络——列缺。

(2) 浮络。浮络是循行于人体浅表部位的络脉。因其浮而常见,故称为"浮络"。

(3) 孙络。又叫孙脉,是络脉中最细小的部分。

(三) 经络的生理功能

1. 联络组织器官,沟通表里上下

人体的五脏六腑、四肢百骸、皮肉脉筋骨等组织器官,虽各有不同的生理功能,但又共同进行着有机的整体活动,使机体内外、上下保持着协调统一,构成一个有机的整体。这种有机的配合与相互联系,主要是依靠经络系统的沟通、联络作用实现的。

2. 通行气血阴阳

通行气血阴阳,指经络是气血阴阳循行的通路。人体的各个组织器官,不仅由气血阴阳等基本物质所构成,而且还需依赖气血阴阳的濡养温煦,才能维持其正常的生理活动。气血阴阳为什么能运行到全身,发挥其营养组织器官的作用呢? 这与经络的沟通和传注是分不开的,即经络能通行气血阴阳。如气在人体的升降出入运动、血液能循环于全身、肾阴肾阳与各脏腑阴阳的相通,以及津液输布全身等,都属于经络的此种生理功能范畴。

3. 传导经气

经络有联络组织器官,沟通表里上下的生理功能,犹如机体的信息传导网,具有传递各种信息的作用。这种信息的传递作用可归纳为两种情况:一是由外而内;二是由内而外。当人体的外部受到某种刺激后,这种刺激就会通过经络传导至体内有关脏腑,使该脏腑的功能发生变化。如针刺治疗中的"得气"现象,就是这一功能的表现之一。反之,脏腑受到某种刺激而功能发生变化时,也可通过经络的传导而反应于体表。

4. 调节机能活动

经络在沟通、传导功能的基础上,通过经气的作用,调节机能活动,使人体复杂的生理功能互相协调,保持相对的平衡状态。当人体发生疾病时,机体的正常平衡状态遭到破坏,这时可用针灸等治法刺激经气的调节作用,促使人体机能恢复到正常的平衡状态。可见经络具有调节机能活动的作用。针灸治病的主要机制,就在于激发经络的调节作用,使病理状态下的不平衡,恢复到生理状态下的相对平衡。

(四) 经络在视觉保健中的运用

1. 说明人体的生理状态

人体的各脏腑组织器官虽有各自独立的生理功能,却是相互联系,构成一个有机的整体,共同完成整体的生理活动。皮肤、毛发、形体等外在的组织器官是人体审美最直接的部位。经络"内属于脏腑,外络于肢节"的生理作用,使人体体表的这些组织器官与内在脏腑之间借助经络系统的某些特定连属作用而产生密切的联系。经络系统输送气血的作用则为人体的健康奠定了物质基础。

2. 说明眼部疾病的病理变化

正常情况下,经络有运行气血、传导感应的作用。当各种内外致病因素作用于人体,使经络失去正常的功能,疾病就会发生。疾病发生后经络就成为传递病邪和反应病变的途径。

病邪既可通过经络自外而内,由体表传至内脏,内脏的病变也往往通过经络反映到体表的一定部位。故眼部疾病虽然表现于外,但必以内在脏腑、经络气血不和为基础。如肝经上连目系,因而肝火上炎可见目赤肿痛等病症。

3. 指导眼部疾病的诊断

经络内连脏腑,在体表又有一定的循行部位,因此内脏的病变常在其所属的经络上有一定的反映。临床上可根据疾病出现的症状,结合经络的循行部位和所属的脏腑,用作诊断的依据。如白睛红血丝这一常见的疾病,一般认为与肺经风热有关,其原因是肺为气轮对应白睛。

4. 指导眼部疾病的治疗

由于经络是人体健康的一个中介系统,一方面其功能的正常与否是人体健康状态的反映,另一方面因其具有传导经气及调节机能平衡的作用,当疾病发生后,可通过针灸、按摩、中药等传统方法以循经取穴、循经按摩、分经用药、刺激经络、调节经络系统的功能,最终起到治疗疾病的作用。

(五) 头面部常用的眼保健经穴

1. 头面侧部

头面侧部主要分布着手太阳小肠经、手阳明大肠经、手少阳三焦经、足少阳胆经四条经脉。

(1) 手太阳小肠经

【经脉循行】　经脉体表循行起于小指尺侧端的少泽穴,沿上肢外侧后缘,经肩胛、颈侧、面颊。缺盆分支沿颈部上行至面颊,至目外眦后,转入耳中(听宫穴)。

【主要穴位】

听宫:耳屏前,下颌骨髁状突的后缘,张口呈凹陷处。

颧髎:目外眦直下,颧骨下缘凹陷中,平鼻翼下缘。

(2) 手阳明大肠经

【经脉循行】　经脉体表循行起于食指桡侧末端的商阳穴,经手背行于上肢伸侧前缘,上肩、至肩关节前缘,向后到第七颈椎棘突下的大椎穴,再向前下行,入锁骨上窝缺盆穴,进入胸腔络肺,向下通过膈肌下行,属大肠。其分支,从锁骨上窝上行,经颈部至面颊,入下齿中,回出挟口两旁,左右交叉于人中,至对侧鼻翼旁迎香穴,交于足阳明胃经。

【主要穴位】

迎香:鼻唇沟中当鼻翼外缘中点处。

(3) 手少阳三焦经

【经脉循行】　经脉体表循行起于无名指尺侧端的关冲穴,沿上肢外侧的正中,经颈外侧、耳后、颞部,止于眉梢的丝竹空穴,交于足少阳胆经。

【主要穴位】

丝竹空:眉梢处凹陷中。

耳门:耳屏上切迹前,下颌骨髁状突后缘凹陷中。

翳风:耳垂后下缘的凹陷处。

(4) 足少阳胆经

【经脉循行】　经脉体表循行起于目外眦的瞳子髎穴,经耳后及颈部、胸肋、腰侧,行于下肢外侧,止于第四趾外侧端的足窍阴穴。

【主要穴位】

瞳子髎:目外眦旁 0.5 寸,眶骨外缘凹陷中。

听会:耳屏间切迹前,下颌髁状突的后缘,张口有孔。

阳白:目正视,瞳孔直上,眉上 1 寸。

风池:颈后枕骨下,与乳突下缘相平,项肌隆起外侧缘凹陷中。

2. 头面正中部

头面正中部主要分布着足阳明胃经、足太阳膀胱经、督脉、任脉。

(1) 足阳明胃经

【经脉循行】　经脉体表循行起于目下承泣穴,沿口腮后下方出下颌,经面颊,上行耳前,到达前额发际处。另支下行,经额前外侧,沿乳头向下挟脐旁直抵下肢前缘,沿胫骨前外侧至足背,止于第二足趾外侧端厉兑穴。

【主要穴位】

承泣:目正视,瞳孔直下,当眶下缘与眼球之间。

四白:目正视,瞳孔直下,当眶下孔凹陷中。

地仓:口角旁约 0.4 寸。

颊车:下颌角前上方一横指凹陷中,咀嚼时咬肌隆起处。

下关:颧弓与下颌切迹之间的凹陷中,合中有孔,张口即闭。

头维:额角发际直上 0.5 寸。

(2) 足太阳膀胱经

【经脉循行】　经脉体表循行起于目内眦的睛明穴,向上到达额部,左右交会于头顶(百会穴)。它的分支从顶部分出,沿枕部、颈后、脊柱两侧下行至膝部,从臀部直达下肢,止于足小趾外侧的至阴穴。

【主要穴位】

睛明:目内眦旁开 0.1 寸。

攒竹:眉头凹陷中。

(3) 任脉

【经脉循行】　经脉体表循行起于生殖器与肛门之间的会阴穴,行腹胸前正中线,止于颏唇沟正中点的承浆穴。

【主要穴位】

承浆:位于颏唇沟的中点。

(4) 督脉

【经脉循行】　经脉体表循行起于尾骨端下方长强穴,循脊柱正中,经颈部、头顶部,下行过额部,止于上唇内龈交穴。

【主要穴位】

人中(水沟):人中沟上 1/3 处。

素髎:鼻尖正中。

上星:前发际正中直上 1 寸。

百会：后发际直上 7 寸或耳尖直上，头顶正中。

3. 经外奇穴

经外奇穴是指既有一定的穴位名称，又有明确的位置，但尚未列入十四经系统（十二经脉和任、督脉合称十四经系统）的腧穴。这些腧穴对某些疾病的治疗和保健有特殊作用。

【主要穴位】

印堂：两眉头连线的中点。

鱼腰：眉毛的中心。

太阳：眉梢与目外眦之间向后约 1 寸的凹陷中。

四、中医望目

目为肝之窍，心之使。五脏六腑之精气皆上注于目，故目与五脏六腑皆有联系。古代医家将目之不同部位分属五脏，概括为"五轮"学说，即瞳仁属肾，称为"水轮"；黑睛属肝，称为"风轮"；两眦血络属心，称为"血轮"；白睛属肺，称为"气轮"；眼睑属脾，称为"肉轮"。认为目不同部位的变化体现了相应脏腑的病变，对疾病的诊断有着重要的指导意义。通常对目的观察重点放在神、色、形、态几个方面。

1. 眼神

眼神是望目的重要内容。望目光是否明亮传神，可了解精神状态、内脏气血。目光神采内含，视物清晰，明亮清爽，转动灵活，提示有神、精血充足或病浅易治；双目无神，主虚，不外精血亏虚和阳气虚弱两端，因目得精血濡养方能有泪滋润，精彩内含，视物清晰；得阳气温养方能光彩清爽，明明朗朗。

2. 目色

指上下眼睑皮肤及白睛的色泽。目眦赤为心火；目眦淡白，目睛无神是血亏之象；白睛赤为肺火；白睛色淡红者多为虚热；色淡黄者为脾虚泄泻或内有积滞之象；全目肿赤为肝火或肝经风热；眼胞晦暗者，常属肾亏；眼胞带有青晕者，多因劳伤肝肾或因睡眠不足；下胞青色，多脾胃有寒；目眶黑为脾肾虚损、水湿为患；白睛青蓝是肝风或虫积。

3. 目形

胞睑肿胀者多由脾虚水停。上睑肿胀属脾虚者，其势缓而松软无力；属风水者，其势肿胀皮薄透明。下睑肿胀属脾虚不运，水湿内停者，可见眼袋宽大郁胀。中老年肾气虚损者，可见下睑虚肿。

4. 目态

羞明流泪者，多为暴风寒热天行赤眼。眼睑下垂，先天者多双眼同病，由遗传或发育不全引起；后天者多单眼发病，因中气亏虚、升举无力所致。眼睑频跳，不能自主控制，若偶发，不属异常；若频跳，伴目干涩时痒、视物昏花者，多由久视或失血过多，致肝血不足、血虚生风；如眼睑频跳，眨眼无力，倦怠乏力者，多由饮食、劳倦、思虑伤脾，脾虚不能制约胞睑。

五、病机

病机是指疾病发生、发展的机理。人体是一个有机整体，眼是机体不可分割的一个部分。《内经》说："正气存内，邪不可干。"一般而言，人体正气亏虚时，致病因素就可引起机体阴阳失去平衡，脏腑经络、气血津液功能紊乱，从而导致眼部发病，并影响其发展和变化。眼部直接受邪或遭外伤者,局部病变可以导致经络气血运行失常,并进一步影响脏腑功能,而脏腑功能紊乱,又能反过来影响眼病的发展。由于眼病的致病因素多种多样,而患者的体质又各不相同,因而病机也很复杂。下面分别记述脏腑、经络、气血、津液失调与眼病有关的病机。

(一)脏腑功能失调

1. 心与小肠

心主血脉,又主神明,目得血而能视,且内外两眦属心。临床上常见由心阴亏虚、心火亢盛等所致之眼部病症。如失血过多或心神过耗,以致心阴亏虚,虚火上炎者,每见两眦淡红,血络不充或血行滞缓,视力缓缓下降,甚至失明等。由于恣嗜厚味炙缚之品,或七情内郁化火,皆可致心火内盛,上炎于目,常表现为两眦红赤,胬肉壅肿,或睑眦生疮,痛痒并作,或热邪入络,迫血妄行而致眼内外出血诸症。

因心与小肠相表里,心经实火可移热于小肠;小肠有热亦可上熏于心,故心火上炎于目,常兼治小肠。如《银海精微》治心经实热之大眦赤脉传睛,从小肠导赤,以降心火。

2. 肝和胆

肝主藏血,又主疏泄,为风木之脏。肝开窍于目,且黑睛属肝,足厥阴肝经连目系。临床上常见由肝阴亏虚、肝郁气滞、肝胆火炽、阴虚火旺、肝风内动等所致之眼部病症。如肝阴不足,阴血亏损,不能上荣于目,可出现两目干涩不舒、视物昏花、视力减退等多种内障眼病,小儿还可见肝虚雀目等。肝气郁结,疏泄失职或久郁化火,气火上逆,则可发生目赤肿痛、目珠胀硬、视物昏花、视力缓降或骤降,甚至失明等症。肝火炽盛,灼伤黑睛、黄仁,每易引起黑睛生翳,瞳神紧小等症。若暴怒伤肝,肝火上冲,或素体阴虚,不能制约肝阳,以致虚火上炎,均可损伤目络,迫血妄行,或阻滞血络引起暴盲。至于阳亢动风,肝风上扰,则可引起绿风、青风、目偏视、口眼㖞斜等病症。其后二者往往还与全身性疾病有关。

因肝胆互为表里,在生理上肝的余气聚于胆,胆的精汁涵养瞳神,故发病时每每相互影响。如肝胆湿热上攻,可致黑睛生翳、瞳神紧小;肝阴不足,胆乏所养,则目亦失养,故可出现视远怯近或视物昏花等。

3. 脾和胃

脾胃为后天之本,饮食有节,胃纳脾输,则目得其养,且胞睑属脾。临床上常见由胃火炽盛、脾胃湿热、脾虚气弱等所致之眼部病症。如饮食不节过食辛热炙赙之品,致阳明胃火炽盛,火毒上攻,可致头痛目赤、胞睑肿硬生疮、黄液上冲等。恣食肥甘厚味,以致脾胃郁遏湿热,上壅胞睑,可发生针眼、睑弦赤烂等症。若脾胃运化失司,津液不得敷布,聚而成痰,痰湿壅聚胞睑,则胞生痰核;滞于眼内,可引起神膏混浊及眼底渗出、增殖等病变。若痰火上逆,还可导致目珠胀痛。若劳倦思虑过度、久病失养,或饮食不节等,损伤脾胃,脾虚气弱,目失所养;可引起疳积上目、晶珠混浊、眼前黑花飘移、视物昏朦等;若脾气虚弱,失于统摄,可致目中血不循经而溢于络外,引起眼前黑花飘移,视物不清,甚至暴盲等眼病。

4. 肺和大肠

肺主气,具有宣发和肃降的功能,且白睛属肺。若肺失宣降,则易影响白睛而发病。临床上常见由风热袭肺、肺火壅盛、肺阴虚、肺气虚等所致之眼部病症。如外邪袭肺,肺失宣降,可发白睛赤肿、涩痛羞明、流泪生眵等症。肺火壅盛,气血瘀滞,可致白睛呈紫红色结节样隆起。肺燥阴伤,虚火上炎,或久病气阴亏虚等,正不胜邪,又可致白睛涩痛,或生玉粒样小泡,反复发作,白睛伤口,久不愈合等。

由于肺与大肠互为表里,大肠实热而便秘,可致肺气不得肃降,引起白睛红赤。故治疗白睛疾患时应考虑肺与大肠的关系。

5. 肾和膀胱

肾为藏精之所,且瞳神属肾。眼之所以能视万物,与肾精不断上承有密切关系。临床上常见由肾阴虚、肾阳虚、肾精虚和阴虚火旺等所致之眼部病症。如年老、病久或热病伤阴,致肾阴不足,目失所养,可发生眼干涩不爽、晶珠与神膏混浊、视瞻昏渺、老视等。禀赋不足,素体阳虚,或年老病久,肾阳亏虚,阳不胜阴,可引起雀目、青盲等;阳虚不能温化水液,水邪上泛,可致云雾移睛、视瞻昏渺、视直如曲、视大为小等症;或可见眼底水肿、渗出等。过劳或年老久病,肾精亏耗,不能充足上注于目,瞳神、目系失养,可致晶珠与神膏变混、视瞻昏渺、青盲等。若阴阳俱虚,瞳神、目系失养,则更易发生上述内障。由于肾精虚可致肾阴、肾阳化生不足,所以又可以引起肾阴虚、肾阳虚,甚至阴阳俱虚的种种眼病。若肾阴亏虚,水不制火,阴虚火旺,上灼瞳神,可致瞳神紧小、干缺以及圆翳内障、青风、绿风、视瞻昏渺等,或可见眼内出血之症。肾与膀胱互为表里,膀胱排泄水液的功能失常,体内水液潴留,可致眼内外组织发生水肿等。

以上逐一讨论了眼病的脏腑病机。在临床上,眼病的发生、发展、变化,虽可由单一的脏腑功能失调引起,但以脏病及腑、脏病及脏或者若干个脏与腑同时发病比较多见,如肝胆火炽、脾胃湿热、肝肾阴虚、脾肾阳虚、心脾两虚、肝火犯肺等引起的眼病。又如白膜侵睛、疳积上目则是病变在肺肝、脾肝之间传变而引起的。

(二) 气血津液失调

气、血和津液是脏腑功能活动的产物,又是人体生命活动的物质基础,因而气血津液的正常与否,可以反映脏腑功能的情况。同时,人体病理变化无不影响到气血津液,而气血津液失调又与眼部病变的发生、发展至为密切。因此,应该了解气血津液失调引起眼病的病机。

1. 气失调

气与眼的关系密切,正如《太平圣惠方·眼内障论》谓:"眼通五脏,气贯五轮。"气的正常与否,常常直接或间接地由眼部表现出来。一般可按虚实归纳为气虚气陷、气滞气逆两大类。

(1) 气虚气陷多因劳伤过度或久病失养致元气耗伤,气机衰惫,不能敷布精微,充泽五脏,上荣于目,以致卫外不固,统摄、温养失职等而引起眼病。如眼睑下垂、无力抬举,冷泪常流,黑睛陷翳久不平复,视力疲劳不耐久视,眼内水肿、出血,晶珠混浊,视衣脱落,以及各种眼病日久不愈。全身常伴有少气、懒言、肢寒、怕冷、语言低微、自汗、心悸、怔忡、头晕、耳鸣、倦怠乏力、食少、小便清或频,舌淡而胖,脉弱无力等。

(2) 气滞气逆多因痰湿停聚,食滞不化,情志不舒,或感受外邪等,引起脏腑经络气机阻滞,运行不畅,升降失常等而导致眼病。如外邪犯肺,肺气郁遏,可致白睛红赤疼痛,或形成小泡或结节隆起;情志不舒,肝郁气滞或气火上逆,可致头眼胀痛、眼珠抠痛,或发为绿风、青风等;气滞不行,血脉瘀滞,或气逆于上,血随气逆,常可引起眼内血络阻塞,以致眼底缺血或瘀血,表现为云雾移睛或暴盲等症。

2. 血失调

《内经》谓："肝受血而能视。"《审视瑶函》又谓："夫目之有血，为养目之源，充和则有生发长养之功，而目不病，少有亏滞，目病生矣。"这都说明了目得血的濡养才能明视万物，一旦失调，则可引起眼病。眼部血证一般可分为血热、血虚、血瘀三种。

（1）血热有虚实之分。实证多由外感邪热或脏腑郁热侵入血分所致。血得热则涌流，在眼部可为焮赤肿痛，或赤脉增多而色红粗大；若血受热迫而妄行，溢于眼络之外，则为眼部出血。一般实火所致出血较急，量多色鲜红。全身症可伴见心烦恶热，口渴喜冷饮，大便秘结，小便短赤，舌红苔黄，脉数有力等。虚证由肝肾阴亏，虚火人炎所致。虚火入于血分，亦可致目中血络红赤、充盈或血热妄行而溢于络外，但赤脉不如实证多而粗大，一般出血较缓，血量不如实火多。全身症可伴见颧红潮热，心烦失眠，口燥咽干等。

（2）血虚主要是失血过多或化生不足，目失濡养所致。在眼部可表现为目痒时作、目睛干涩、眉骨酸痛、不耐久视或视物不清、胞睑苍白、眦部与白睛以及眼底的血络淡红，或可见眼内出血，以致视力障碍等。全身症可伴见面色苍白、唇舌色淡、爪甲无华、头目眩晕、心悸怔忡、倦怠无力、脉细弱等。

（3）血瘀凡邪毒入营、气滞或气虚无力行血、外伤血络等，均可引起血行阻滞，甚至阻塞不通的血瘀病变。在眼部常表现为痛有定处，疼痛剧烈，持续不解；或见血脉紫赤，迂曲充盈，或胬肉红赤肥厚，鹘眼凝睛，或生瘤积包块，以及眼内外的瘀血等。瘀血是病理产物，但可阻滞气血流行，所以它又是重要的致病因素。若大量瘀血积聚眼内，则见视力障碍；瘀血积于眶内，还可引起眼珠外突。若瘀血阻塞神水排泄通道，神水瘀滞，可致眼珠胀硬，头眼剧痛，视力骤降；瘀血堵塞眼底血管，就能引起眼底缺血或出血的病变，致使视力严重障碍。全身症可伴见舌质紫暗或有瘀斑、脉涩等。

3. 津液失调

津液滋润、濡养眼部，并维持眼珠圆润明澈。津液有所不调，则可引起眼部发病。津液失调，主要为如下三种：

（1）津液亏虚，则目窍失养。在眼外，可致泪液减少，目中干涩不爽，白睛表面不莹润，黑睛暗淡失泽，甚至灰白混浊，眼珠转动涩滞不灵。在眼内，多致神水、神膏耗涩，不能涵养瞳神，导致视物昏矇，或目无所见。若津液亏耗太甚，还可引起目珠向眶内退陷。

（2）水液停滞津液运行障碍，则停聚为水。在眼外，如脾失健运，或肾阳不足，水湿上泛于目，则胞睑浮肿；肺失宣降，水液滞留白睛，则白睛浮肿，甚至胀起如鱼瞟。在眼内，肺、脾、肾三脏所致水液停滞，俱能引起眼底水肿。黄斑水肿常与脾湿有关，视乳头及其附近视网膜水肿往往与肾水有关。若大量水液积聚于视网膜之下，还可导致视网膜脱离。

（3）痰湿积聚痰由湿聚。水液停滞体内，遇寒邪凝聚或火热煎熬，则可变生为痰。和瘀血一样，痰既是病理产物，又为致病因素。痰壅胞睑，则胞生痰核。若痰郁生热、化火、动风，上壅目窍，则可暴发绿风内障。痰浊停滞眼内，可见黄斑或视网膜出现渗出。顽痰与瘀血搏结，可为跟底增殖性病变，亦可致眼珠突起，或发为眼部肿瘤。风痰攻冲眼带，还可见眼珠偏斜，转动受限，视一为二等。

（三）经络功能失调

经络联系着眼与脏腑。十二经脉和奇经八脉是运行气血上注于目的主要通道。其功能失调在眼的病机中占有不可忽视的地位。体内外各种致病因素往往直接或间接地作用于经络,而导致眼病的发生和发展。前人对此论述不少,今结合临床择要叙述如下。

(1)经络失调经脉气血的盛衰及流行是否通利等,关系到眼病的发生与发展。外邪客于经脉,循经上犯于目,不仅可以引起眼部发病,而且还可随受邪经脉之不同,在眼部引起不同的病症。如《医宗金鉴·眼科心法要诀》指出:"外邪乘虚而入,入项属太阳,入面属阳明,入颊属少阳,各随其经之系,上头入脑中,而为患于目焉。"

(2)经筋失调经筋为病,主要引起胞睑开合与眼珠转动的障碍。如《灵枢·经筋》说:"经筋之病,寒则反折筋急,热则筋弛纵不收。"并具体指出:足阳明之筋,因寒而拘急,则胞睑不能闭合;因热而弛纵,则胞睑不能张开;足阳明与手太阳两筋拘急,则会引起口眼㖞斜、眦部拘急,不能猝然视物等症。

六、中医对常见视觉问题的认识

(一)近视

近视是指视近物清晰,视远物模糊的眼病。古称能近怯远症,至《目经大成》始称近视。其中,由先天生成,近视程度较高者又有近觑之称,俗名觑觑眼。古代医籍对本病多有论述。相当于西医学之近视眼。

1. 病因病机

本病常由青少年学习、工作时不善使用目力,劳瞻竭视,或禀赋不足,先天遗传所致。

病机多系心阳衰弱,神光不得发越于远处;或为肝肾两虚,精血不足,以致神光衰微,光华不能远及。

2. 临床表现

一般近视力良好,视远处目标则模糊不清。高度近视者,眼珠较为突出,远视力显著减退,为了视物清晰,不得不移近所视目标,且常眯目视物;容易并发云雾移睛,甚至引起视衣脱离,以致严重损害视力。

3. 诊断依据

(1)视远模糊,视近一般清晰,或有视疲劳症状。

(2)高度近视者眼前常有黑影飘动,眼球突出。

(3)呈近视眼眼底改变:视乳头颞侧弧形斑、豹纹状眼底等。

(4)验光检影为近视。

4. 辨证论治

(1)内治

① 心阳不足

【主症】视近清楚,视远模糊。全身无明显不适,或面色㿠白,心悸神疲,舌淡脉弱。

【症候分析】火在目而为神光,心阳不足,神光不得发越于远处,故视近尚清,视远模糊。面色㿠白,心悸神疲,舌淡,脉弱等皆为心阳虚弱、气血不足的表现。

【治法】补心益气,安神定志。

【方药】定志丸加减。方中远志、石菖蒲性温,宁心安神定志,为主药;人参、白茯苓益气宁心安神;朱砂安心神。诸药组方,共呈补心益气、安神定志之功。阳气虚甚者,还可酌情选加黄芪、炙甘草、肉桂、当归等益气养血温阳。

②肝肾两虚

【主症】视近怯远，眼前黑花渐生。全身可有头晕耳鸣，夜眠多梦，腰膝酸软，脉细。

【症候分析】肝肾两虚，精血不足，神光衰微，以致光华不能远及，故视近而不能视远。目窍失养，则黑花渐生。全身症见头晕耳鸣，夜眠多梦，腰膝酸软，脉细皆由肝肾精血亏虚所致。

【治法】滋补肝肾，益精养血。

【方药】杞菊地黄丸或加减驻景丸加减。症偏肝肾阴虚者，宜用前方滋养肝肾，益精明目。症属精血亏甚者，则宜后方补益肝肾，填精补血。若兼气不足者，可加党参。脾不健运者，酌加麦芽、陈皮。

（2）针刺疗法

①体针。常用下列四组穴位：承泣、翳明；四白、肩中俞；头维、球后；睛明、光明。每天针刺1组，轮换取穴，10次为1疗程。

②耳穴。将王不留行籽用胶布固定于耳部心、肝、肾、眼、内分泌等穴处，每日按压2～5次，1周为1疗程。

（3）配镜矫正视力

上述疗法无效的患者，应散瞳检影验光，配戴合适的眼镜。

5.预防调摄

近视虽有上述疗法，但是效果不理想，故医治后天形成的近视，还应注意消除造成近视的因素，纠正不良卫生习惯。至于先天性近视，治之尤难。对青少年要做好眼卫生的宣传教育工作。

（1）学习和工作环境照明要适度，光线不可太暗。

（2）阅读和书写时保持端正的姿势，眼与书本应保持30 cm左右的距离。切勿在卧床、走路或乘车时看书。

（3）加强身体锻炼，坚持做眼保健操。

（4）对青少年定期检查视力。发现视力下降者，及早查明原因，尽可能给予治疗。

（二）远视

远视是指视远较视近清楚的眼病。古称能远怯近症，至《目经大成》始名远视。实际上，病重者视远亦不清楚。相当于西医学之远视眼。

1.病因病机

（1）阴主敛，肾阴亏损，目中光华不能收敛视近。

（2）禀赋不足或肝肾俱虚，目中光华散漫不收，以致不能视近。

2.临床表现

一般外眼无异常，远视力尚好，近视力减退。远视程度高者，视远近目标皆模糊。持续近距离使用目力时，常感眼胀、头痛、视昏，休息片刻可以缓解。小儿患本病者，容易引起通睛。

3.诊断依据

（1）视远清楚，视近模糊，或远近均看不清，或有视疲劳症状。

（2）眼底视神经乳头较小、色较红、边界模糊。

（3）验光检影为远视。

4. 辨证论治

（1）内治

【主症】视远清楚，视近模糊，或视远近皆模糊不清。全身可无明显不适，或见肝肾亏虚之脉症。

【症候分析】视远尚清，视近模糊者，多由肾阴不足，目中光华不能收敛视近引起。视远近皆模糊者，多由先天禀赋不足或肝肾亏虚，目中光华散漫不收所致。

【治法】补益肝肾。

【方药】地芝丸或杞菊地黄丸加减。前方中天冬、生地黄滋肾清热为主药；菊花助主药清肝明目；枳壳理气和胃，使之补而不滞，宜用于阴虚有热者。后方滋养肝肾，益睛明目，尤适于肝肾不足者用。

（2）针刺疗法

同近视。

（3）配镜矫正视力

远视虽可施以药物及针刺治疗，但临床疗效尚难确定。所以发现远视症状，在进行上述治疗的同时，尚应及早配镜矫正视力。

第二节　中医传统理疗技术

一、针灸疗法

眼为宗脉之所聚，脏腑精气通过经络上滋于目而视物精明。眼科针灸疗法，是在辨明眼病的寒热虚实，验明经络的部位之后，选取适当的穴位，利用针刺与艾灸，或补或泻，使经络通畅，气血调和，正复邪除，以退赤消肿，收泪止痛，退翳明目，从而达到治疗眼病的目的。

历代眼科书籍对针灸治疗眼病屡有记载，有效穴位较多。近几年，又发现了一些新的穴位，效果甚好。对眼周围的穴位，一般禁灸，同时在针刺时要特别小心，因眼眶组织疏松，血管较多，且上通于脑，不慎可刺伤眼珠或导致出血及其他意外。

（一）体针常用穴位

1. 眼周围穴位

睛明：主治迎风流泪、针眼、上胞下垂、风牵偏视、暴风客热、天行赤眼、火疳、黑睛翳障、圆翳内障及多种瞳神疾病。

攒竹：主治同睛明穴。

丝竹空：主治针眼、胞轮振跳、上胞下垂、风牵偏视、暴风客热、天行赤眼、聚星障、火疳、瞳神紧小等。

瞳子髎：主治针眼、上胞下垂、风牵偏视、青风内障与绿风内障、瞳神紧小、暴盲等。

鱼腰：主治针眼、上胞下垂等。

四白：主治针眼、胞轮振跳、风牵偏视、近视、远视、聚星障、青风内障、绿风内障等。

承泣：主治针眼、流泪症、胞轮振跳、风牵偏视、黑睛翳障、暴盲、近视、远视。

球后：主治圆翳内障、视瞻昏渺、暴盲、青盲、近视、远视。

上明：主治青盲。

此外，太阳、风池、翳明、头临泣、头维等头部穴位也常用作配穴应用。

2. 经络远端穴位

常与眼周围穴位配用。常用的有尺泽、列缺、内关、神门、合谷、曲池、臂臑、外关、养老、肩中俞、三阴交、行间、太冲、足三里、光明、肝俞、脾俞、肾俞、昆仑、气海、四缝等。

（二）耳针常用穴位

耳尖、目1、目2、眼穴。主治天行赤眼、暴风客热、瞳神紧小、青风内障、绿风内障等。

此外，还有梅花针与头针，简要介绍如下：

1. 梅花针

用梅花针叩打眼眶周围的一些穴位。

【常用部位】睛明、攒竹、鱼腰、四白、丝竹空、太阳等穴。

【主治】近视，胞轮振跳。

2. 头针

【常用部位】视区。在枕外粗隆突水平线上，旁开枕外粗隆1 cm，向上引平行于前后正中线的4 cm长直线即是此区。

【操作方法】取坐位、平卧位或侧卧位均可，选好刺激区，常规消毒，用2.5～3寸的26～28号针沿头皮捻转进针，斜刺入头皮下，勿刺在皮内或骨膜，达到该深度后，加快捻转，捻转频率为每分钟240次左右，不能提插。达到麻胀感后，留针5～10 min，再行针2次，留针2次，即可起针。起针后应以棉球稍加揉压针眼，以防出血。

【主治】青盲。

二、穴位磁疗法

穴位磁疗法是运用磁场作用于人体的经络穴位来治疗疾病的一种方法，具有镇静、止痛、消炎、降压等作用。该法简便，易于操作，适用性广，无痛苦，无创伤。临床常用的方法为静磁法，即将磁片、磁珠等贴敷在穴位表面，产生恒定磁场的方法。

（一）操作方法

1. 直接贴敷法

用胶布或伤湿止痛膏将直径5～20 mm，厚3～4 mm的磁铁片直接贴于穴位或皮损部位上。磁铁表面的磁场强度为数百至2 000高斯，或用磁珠贴于耳穴。

根据部位不同，可采用单置法、对置法或并置法。

（1）单置法：使用一块磁片，将其极面正对治疗部位或穴位，此法局限于治疗浅表病变。

（2）对置法：将两块异名极位的磁片，以相对的方向贴于治疗穴位上，如内关穴和外关穴、三阴交和绝骨等，使磁力线充分穿过治疗部位，此法常用于四肢部前后对应的两穴。

（3）并置法：如病变较深，可选用同名极并置。由于同名磁极的磁力相斥，可使磁力线到达深部组织。如果病变较浅且范围较大时，可在病变范围两端并置异名电极，可使更多的磁力线穿过病变部位。

2. 间接贴敷法

对某些不适宜直接贴敷的部位或疾病,如患者皮肤对胶布过敏,或某些部位不宜固定,或慢性病需长期治疗时,均可用间接贴敷法,即将磁片缝制在内衣、鞋帽、衬裤的特定部位,穿在身上,即可达到穴位磁疗的作用。

3. 磁针法

将毫针或皮内针刺入穴位或痛点上,在外露的针尾部位上放置一磁片,用胶布固定好,磁场通过针尖集中射入深层组织,达到针刺与磁疗双重作用,此法常用于五官科疾病的治疗。

(二)注意事项

(1)做贴磁疗法时必须两天内复查,因为不良反应大部分在两天内出现。不良反应可有心慌、心悸、恶心、呕吐、一过性呼吸困难、嗜睡、乏力、头晕、低热等。如不良反应轻微、且能坚持者,可继续治疗;严重不能坚持者,可取下磁片,中断治疗。

(2)患者平时白细胞计数较低的,在磁疗中应定期复查血象,当白细胞计数更为减少时,应立即停止治疗。

(3)当磁片贴敷时间较长时,由于汗液的浸渍,可使磁片生锈,因此在磁片和皮肤之间可放一层隔垫物,以免刺激皮肤。

(4)以下情况不宜磁疗:白细胞总数在 $4.0 \times 10^9/L$ 以下者;患者有急性心梗、急腹症、出血、脱水等急性严重疾患者;体质极度衰弱及高热者;皮肤破溃出血部位;磁疗后不良反应明显者。

第三节 视觉终端综合症与视疲劳

人们的工作、生活模式已经发生了很大的变化,很多人不能想像如果没有电脑他们的生活会变成什么样,有些人更是整日坐在电脑前,电脑已经成为视力健康杀手的冠军!我们的学习、工作、生活、娱乐,几乎都离不开电脑。电脑作为我们近距离用眼最频繁的工具,也是给眼睛带来最大疲劳的根源。调查表明,有 82.4% 的电脑用户患有电脑视觉综合症,表现为眼睛干涩胀痛、视力下降、附带头晕脖酸等。

一、过度使用电脑的三大危害

在电脑让我们的工作变得更有效率的同时,我们的身体健康也正在被它慢慢地侵蚀着。有关专家认为,过度使用电脑将使我们的视力受到损害、关节受到损伤、受到过多的辐射及噪音的折磨。

1. 眼睛干涩

视力下降、眼睛干涩、眼红,是电脑族常见的情况。严禁长时间盯着屏幕。如每次看电脑屏幕的超过两个小时,则对眼睛的伤害极大,这很容易造成眼部血液循环减慢,从而导致眼睛干涩。

2. 关节疼痛

长期从事打字工作或是电脑制图的办公人员可能会经常觉得自己的手腕处、手指关节处不时隐隐作痛。这说明手腕已经受了伤，严重的可能会患上"腕关综合症"。另外，如果背部时常感觉麻木，也是背部关节遭受损伤的前兆。

3. 电磁辐射

电脑机箱中的各种配件以及外部设备，诸如 UPS、打印机、扫描仪等在工作时，都在向外界发射无线电波。当我们身处这些电磁污染之中时，这些电磁场有可能导致白血病发生率的升高。为减少辐射，应使办公室保持通风干爽，这样能使那些有害物质尽快排出。同时在电脑桌下放一盆水或放一盆花草也有助于减少辐射。

二、干眼症

一些青少年每天使用电脑时间过长，期间注意力高度集中，眨眼次数大大降低，眨眼频率降到每十几秒一次，而正常情况下是每 5～6 s 眨眼一次，容易引起血管神经调节紊乱，结膜充血。另外眼睛长时间注视电脑，眼球水分蒸发过快，加上空气不流通，也容易造成眼睛缺氧、泪液减少，冲洗眼内异物的能力也随之减弱，从而易导致结膜炎的发生，患上干眼症。

干眼症的全名叫做角结膜干燥综合症，是指由眼泪的减少或泪腺功能下降，导致眼睛表面出现微小伤痕的一种症状。调查结果显示，常使用电脑的人中，经诊断有 31.2% 的人患有干眼症，学生每次放假回校，干眼症患者的发病率高达 44%。

注意眼睛保湿是最好的预防方法。要注意用眼习惯，定时休息，连续在电脑荧屏前的时间不宜过长，每隔 1 h 就要休息 5～10 min，尽量在空隙时远眺让眼睛放松。眼睛是向内、向下看的，所以在休息时，尽量让眼睛向左上方和右上方看。人在休息时，也要活动颈部和肩部肌肉，因为颈部肌肉僵直紊乱会影响视力。学生还要注意膳食结构，多补充维生素 A、C、D，多吃胡萝卜、水果、海产品等。

三、视觉保健食疗方

（1）绿豆薏仁汤：绿豆可以清热解毒、利尿消肿；薏仁则可以健脾止泻，轻身益气。对于经常需要熬夜工作者或是心烦气躁、口干舌燥、便秘、长青春痘者，除了多吃蔬菜水果与补充水分外，把绿豆薏仁汤当点心食用，对于消暑除烦非常有帮助。

（2）绿茶：绿茶含强效的抗氧化剂儿茶酚以及维生素 C，不但可以清除体内的自由基，还能使副肾皮质分泌出对抗紧张压力的荷尔蒙，当然绿茶中所含的少量咖啡因也可以刺激中枢神经，提振精神。

（3）枸杞茶：枸杞子含有丰富的 β 胡萝卜素、维生素 B_1、维生素 C、钙、铁，具有补肝、益肾、明目的作用，泡茶或直接食用对计算机族的眼睛酸涩、疲劳、视力加深的问题都有很大的帮助。

（4）菊花茶：菊花有明目清肝的作用，有些人就干脆加上枸杞一起泡来喝，或是用蜂蜜菊花茶对于疏肝解郁很有帮助。

（5）决明子茶：决明子有清热、明目、补脑髓、镇肝气、益筋骨的作用。

四、自我保健护眼方法

（一）视力训练

（1）原理：视力出现问题大多是睫状肌长期紧张或痉挛，导致肌肉无法放松所引起，转眼睛来锻炼睫状肌，缓解视疲劳。

（2）要点：姿势端正，头不动，视线呈圆形，整个过程极力极慢，以后颈肌肉酸胀为准。

（3）方法：前八圈，顺时针，眼睛极力上看，停两秒；后慢慢转至右侧，眼睛极力右看，停两秒；后眼睛慢慢转至下方，极力下看，停两秒；后眼睛慢慢转至左侧，极力左看，停两秒。后八圈，逆时针，方法同上。

（二）远眺方法

（1）近视训练：近视患者盯着一个地方，越远越好，10 min 后，做晶体训练，视线慢慢由远而近，由近而远 5 min。

（2）弱视训练：患者戴镜，以能看清晰的目标为准（目标物体越远越好），进行细节辨认，10 min 后做晶状体训练 5 min。

（3）远视训练：患者盯着一个地方，越远越好，5 min 后做晶状体训练 10 min。

注意：远眺时让患者捏耳朵 300 下，眼睛不要直对阳光。

要点：全身放松，每天不少于 30 min。

（三）假性近视与眼肌保健操

青少年处在发育期，当长时间做功课、看电视、打游戏机时，眼睛为了看清物体，必须使用调节功能，这就像照相机的调焦作用，把清晰的影像落在视网膜上。肌肉的痉挛与血液的供养和供氧有关，活血化淤是提高新陈代谢作用的一条途径，平时我们所做的眼保健操就有类似作用。

对于没有近视、假性近视、真假混合型近视或真性近视，锻炼眼肌是百益无害的。通常，可以用三种方法来操练。

（1）注视训练：伸出一食指于两眼之中，从远到近做慢速移动，两眼注视食指，直至出现复视为止，反复多次，3～4 min 为一阶段，可在室内常练。

（2）远视训练：保持头部向前不动，意念极度远望，眼睛做 180°水平双向移动远视，直至不能转动为止。3～4 min 为一阶段，在室外常练。

（3）环视训练：保持头部向前不动，眼睛做 360°正反移动环视，3～4 min 为一阶段，在室内室外常练。

初练者可能有头晕、恶心等症状，可加强深呼吸，稍时休息。

这种眼肌训练法可以应用到每一个人身上，对眼保健有极大的好处。

第八章　眼镜验配店营销与管理

【主要内容】　眼镜验配店营销与管理需要有机结合管理学与视光学,对管理人员提出了很高的要求。本章以具体管理方法和管理手段入手,简单明了地概述了眼镜店营销与管理的精髓。

【能力要求】　熟悉眼镜店营销与管理的基本内容。

第一节　接　待

一、问诊

眼镜店在满足顾客追求视觉清晰化的同时,更需要提供超越视觉清晰更多的优质服务,提高服务项目透明度,清晰的展示服务内容,才能更好地提高销售业绩。唯有通过为顾客提供周到、专业且热情的服务,培养验光师与顾客之间的亲切感和信任感,从而达到由提升服务到提升销售业绩。

（一）微笑服务

销售员微笑服务的基本动作:

【第一步】有礼貌地主动与顾客打招呼,增强亲和力。

要求:微笑着,礼貌地与顾客交流:"您好! 欢迎光临!"、"您好! 我能帮你什么?"、"您好! 我可以为您服务吗?";待客人坐定后,一分钟之内,必须有水(冬季半杯热水,夏季半杯冰水)摆在客人面前。

【第二步】提供免费服务,以显露您的专业技能。

要求:主动为客人换鼻托,维修、清洗眼镜,调镜架,更换小配件。你也可寻找同事,或请新员工帮助自己完成一系列的免费服务,促进你与同事间的团结合作。

【第三步】问诊。

要求:主动询问顾客的戴镜史,测旧镜光度,为顾客电脑验光;主动与顾客交谈,多方面了解顾客眼睛的状况,从而获悉顾客对眼镜的需求。

【第四步】提供专业服务。

要求:我们应告知顾客:眼镜配戴的正确姿势,眼镜配戴的高、低、松、紧将影响视力;眼镜如何保养,并向顾客推荐我公司现有的免费服务项目;向顾客宣传一些"爱眼、护理"知识,像爱护自己的眼睛一样关心爱护顾客的眼睛。

（二）专业咨询

对待顾客咨询问题的回答，一定要做到既专业又通俗易懂。以下是一些咨询问题的汇总，常在顾客的咨询中出现。

1. 近视是怎么形成的？

医学界和视光学界对于近视眼形成的原因尚未完全定论，目前的研究理论认为近视眼主要与遗传和长时期近距离用眼有关。

大量的调查统计发现，大多数中、低度近视眼的发生和发展与眼球发育期长时间近距离用眼有关。眼球发育一般在 18～20 岁前停止，近视在 12～18 岁为高速发展期。青少年学习压力大，看书多、功课多、作业忙，又因生活习惯（长时间看电视、电脑等）等使青少年长期处于看近的状态。如果在这期间忽视用眼习惯，如阅读时不注意距离与姿势，不注意照明和间歇休息，都会造成眼球异常发育。首先是引起眼内部睫状肌长期持续收缩，形成调节痉挛，引起视疲劳，以后进一步发展成为近视眼。

2. 为何近视的度数会不断加深呢？

一种是病理性近视。这是眼睛内部发生的病变，具有遗传性，表现为近视持续加深，并且增加急速。

另一种原因是不注意用眼卫生，用眼习惯不正确。比如，照明过亮或过暗，用眼时间太长等，也可以使近视眼的度数加深。一些近视孩子所戴的眼镜不合适也会加重近视。一旦发现现有的眼镜无法满足视力要求，就应该及时到专业的眼镜店做检查，更换合适眼镜，并定期复查，以避免眼睛长期处于"欠矫"状态，角膜和晶状体表面过度弯曲，将会加重近视程度。

3. 近视眼患者配镜后是常戴镜好还是不常戴镜好？

这个问题在医学界和眼镜界有些不同的看法，然而更多的人认为经常戴镜好。这里，把多数的看法归纳如下：

（1）矫正远视、治疗弱视的眼镜应该常戴不摘；

（2）有散光眼的近视患者配镜后最好看远和看近都戴着眼镜；

（3）不论是何种程度的近视患者配镜后看远都要戴镜；

（4）轻度近视（<-3.00DS 以内），视物是在离眼睛 33 cm 以外才开始逐渐不清楚，所以看近时可以考虑不戴镜；

（5）中度或中度以上近视患者配镜后不论视远视近都要坚持戴镜。

4. 戴眼镜对眼睛有伤害吗？

配眼镜是一种非接触式的非创伤性的矫正手段，只要眼镜质量好，用法得当，对眼睛有益无害。但目前有的地方为了节约成本，用不符合国家标准的眼镜卖给消费者，而且对消费者的指导不当，致使近视眼镜越戴越深，越戴眼越坏。

5. 有人说眼镜配戴时间长了会引起眼睛变形，会使眼球凸出，为什么？

近视眼，每增长 300 度（-3.00D）的近视会使眼轴增长 1 mm，所以高度近视者眼睛可能会凸出一点，这和戴眼镜无关。此外，近视眼镜的镜片是凹透镜，凹透镜可以缩小物像，会使人产生对比错觉。通过近视眼镜片看戴镜者的眼睛，眼睛显得小了，看惯了戴镜时的眼睛形状，一摘掉眼镜时，就会感觉到眼睛的样子变了。度数越高，变化越大，其实形变而实不变，大可不必为此担心。

6. 经常使用电脑，应怎样注意视力保护？

首先要注意劳逸结合，防止肌腱劳损。长时间操作电脑会导致手指关节、手腕、手臂肌肉、双肩、颈部、背部等部位出现酸胀疼痛，因此，操作 1 h 后应休息 10 min，或者做做工间操。同时，眼睛与文稿、眼睛与屏幕的距离应保持在 50 cm 以上，最好采用向下俯视的视角。

长期从事电脑操作者，应多吃一些新鲜的蔬菜和水果，同时增加维生素 A、B_1、C、E 的摄入。为预防角膜干燥、眼干涩、视力下降，甚至出现夜盲症等，电脑操作者应多吃些富含维生素 A 的食物，如豆制品、鱼、牛奶、核桃、青菜、大白菜、西红柿、空心菜及新鲜水果等。维生素 C 可以有效地抑制细胞氧化。维生素 E 主要作用是降低胆固醇，清除身体内垃圾，预防白内障。核桃和花生中含有丰富的维生素 E。维生素 B_1 可以加强神经细胞的营养，缓解神经的紧张状态。

7. 什么叫做弱视？

一般认为，弱视是婴幼儿期由于各种原因引起眼睛感光系统，未能充分发挥感光功能，使视觉发育受到影响而发生的视觉功能减退的状态。简单地说，弱视是一种表面看不出来的眼病。出现弱视后，无论戴什么眼镜也不能将矫正视力提高到 1.0 的正常标准，唯有通过治疗才可能治愈。弱视仅发生在视觉尚未发育成熟的幼儿期。8 岁以上儿童视觉发育已近成熟，能抵制诱发弱视的因素，不容易发生弱视。弱视若发生在视觉发育敏感期，是一可治愈性疾病，但儿童的弱视如不及早地发现和治疗，都将会导致单眼或双眼视力低下，严重影响双眼视功能。

8. 怎样才能早期发现孩子的弱视？

从婴幼儿时期开始详细检查视力，以后每年定期进行一次，这是发现弱视的最佳方法。一般讲，父母发现孩子看书写字时两眼离书本太近；看人、物时有无一眼注视，另一眼偏斜；看人时歪头等，都应常规到医院进行眼部检查。

9. 市面上讲各种能治疗近视的仪器和药物，真的有用吗，我该相信谁的？

市面上各种治疗近视的仪器和药物大都是针对调节性近视（也就是假性近视）而言的，对于假性近视，一些仪器和药物的确具有"治疗"效果，但是对于真性近视是无效果的，还是需要通过验光配镜来矫正视力。

10. 我的孩子适合做近视手术吗？

专家指出，适合接受准分子激光治疗的人为：18 周岁至 50 周岁，近两年度数稳定的近视眼 150 度至 2 000 度、或合并散光 100 度至 400 度、远视 200 度至 800 度的人群。专家告诫：18 岁以下激光治近视可能无效。

为确保安全和有效，准分子激光治疗近视眼要求患者术前屈光状态稳定，矫正视力达到 0.5 以上。据此，接受手术的最佳年龄应该在 25 岁至 35 岁。18 周岁以下的青少年正处于身体生长期，眼睛屈光度不稳定，若盲目接受手术，一二年后视力极有可能回退，严重影响预期的疗效，功败垂成。

第二节　处方分析

在拿到处方进行镜架和镜片选择时，首先要分析处方，给顾客专业的意见和建议，以保证其做出快速有效的选择。

一、选框

(一) 全框架

(1) 当处方为正透镜时,应尽可能避免选大框,以防止 PD 做不下,并难以保证边缘的国标厚度 1.5 mm。

(2) 低度数超薄片(−2.50～−4.00D)和玻璃片,避免选又小又扁的框,加工时易裂片。

(3) 无合口螺丝的金属框(如部分偏光太阳镜、老花镜),只能加工树脂片。

(4) 部分塑料框因沟槽太小,故不能加工高度数的镜片。

(5) 部分弯弧大的胶框,不能加工度数高的镜片,装片困难,且镜片易扭曲。

(二) 半框架

(1) 单纯性散光镜片不宜选用,镜片太薄(尤其散光轴向为 180 左右)时易崩边。

(2) 正透镜不宜选用,除非 PD 大于 60 mm,否则因边缘太薄无法加工(车沟)一边缘1.5 mm 的国标。

(3) 低度数超薄玻璃片(−2.50～−4.00D),尽可能避免选用,易崩边,且难调整。

(4) 当上沟槽丝为金属丝时,则只能配树脂片,最好是中高度数的镜片。

(三) 无边框架

(1) 度数太高者(−6.00D 以上)不宜选用:边缘太厚不美观 、螺丝长度可能不够、部分安全锁的螺丝受限制。

(2) 正透镜不宜选用,边缘易裂片,且螺丝易松动,需要常加固、调整,从而增加售后服务的工作量。

(3) 单纯性散光和高度散光不宜选用,会因螺丝的松动导致轴向偏差,从而影响视力。

(4) 低度数树脂片超薄片(−1.00～−2.00D)不宜选用,易调裂,尽可能推 PC 片。

二、特殊镜片定制

(一) 棱镜镜片

1. 适应人群
眼位异常,对保持双眼单视功能困难患者。

2. 注意事项
(1) 标识棱镜的基底方向,标识棱镜度。

(2) 请提供镜框的规格和顾客的单眼瞳距,对于有棱镜处方患者,镜片的直径越小,镜片越薄越轻。

3. 计算方法
直径=镜圈尺寸+鼻梁尺寸−PD+镜圈尺寸+2 mm。

（二）指定直径

1. 适应人群

正度数比较高,但顾客希望眼镜比较轻和薄。

2. 注意事项

（1）注明镜架的性质,例如全框、半框吊丝或者打孔镜架。因为车房会根据您的镜架性质和处方度数对镜片的边缘进行预留。

（2）在适合顾客的脸型情况下,尽量选择椭圆形镜框,而且镜架的几何中心距与顾客的瞳距相当。

3. 计算方法

指定直径＝镜圈尺寸＋鼻梁尺寸－PD＋镜圈尺寸＋2 mm

（三）移光心

1. 适应人群

（1）顾客所选的镜框很大、瞳距很小,厂家标准镜片直径不满足要求。

（2）顾客选择的镜框是大基弯的太阳镜镜框,而顾客又需要配戴光学镜片。

2. 注意事项

（1）如果有散光,必须注明散光的轴线。

（2）双光、帽仔镜、渐近片不可移光心。

（3）移光心的量与镜片的屈光度有关,所以请注意加工范围表。

3. 计算方法

移光心量＝（镜圈尺寸＋鼻梁尺寸－PD＋镜圈尺寸＋2 mm－镜片的直径)/2

（四）帽仔镜（白内障片）

1. 适应人群

（1）白内障手术患者,而且手术后没有植入人工晶状体。

（2）高度远视顾客,而且希望镜片轻、薄。

（3）对美观度要求比较低的顾客。

2. 注意事项

（1）注意镜片的最小直径不能大于 62 mm。

（2）车边上架时最好用双面胶固定吸盘,以保证吸盘不移位。

（五）单光开圈

1. 适应人群

（1）高度近视顾客。

（2）需要高性价比产品的顾客。

（3）对美观度要求比较低的顾客。

2. 注意事项

（1）为了保证眼镜的美观度,请选择镜圈垂直高度 30～35 mm。

（2）下订单时注明镜圈的垂直高度，厂家会按镜圈的垂直高度做镜片的内圈直径。

（六）指定镜片基弯

1. 适应人群

满足顾客对弧度比较大的镜框的要求。

2. 注意事项

适合做低度数的镜片，同等度数的镜片，基弯越大，镜片就越厚，建议近视－4.00D 以下效果比较理想。

（七）指定镜片的中心厚度

1. 适应人群

（1）为满足屈光参差的镜片厚度一致，增加低度数镜片的中心厚度来达到边缘厚度一致的目的。

（2）钻石切边的眼镜，低度数镜片比较薄，很难做出切边的效果，可以加大镜片的中心厚度。

2. 注意事项

屈光参差太大不适合使用本方法。

第三节　眼镜店的经营与管理

一、门店营业流程

（一）营业时间安排

一般营业时间：夏令时间在 8:30～21:30，冬令时间在 8:30～21:00。夏令时间一般为 4 月 20 日～9 月 30 日，冬令时间为 10 月 1 日～次年 4 月 20 日。可以根据当地气候特征以及周边人群作息特点，灵活调节时间。

（二）营业前管理

（1）提前 10 min 统一着装，打卡或签到。

（2）提前 10 min 例会：

① 由店长或店长助理主持，总结前一天的销售情况及其他需改进之处，交待当天工作任务，传达总部信息及相关促销活动。

② 根据各店的实际情况，作一些简短的培训；

③ 齐颂公司口号，提高员工士气；

④ 分配各柜台责任人及当日值日人员。

（3）店长或店长助理打开店内照明电源。

（4）清理柜台卫生，清点销售辅助产品及柜台货品。

（5）收银准备，打开电脑，检查、清点备用金。

（6）有条件的可以播放背景音乐，准时开门营业。

（三）营业中管理

（1）按照"微笑服务四步曲"接待顾客。

（2）运用专业知识，引导顾客消费。

（3）提供"五免"服务及其他服务。

（4）框架眼镜销售成功后，告知取镜时间。

（5）将镜架送至库房，取片（定片）后送往加工室加工。

（6）及时补货，进行账目登记。

（7）库房管理人员及时、认真地取（定）片。

（8）配镜师按操作流程加工无误后送检测室检测。

（9）检测合格调整后，统一送到待取件处，等待顾客取镜。

（10）顾客取镜时，认真热情接待顾客，根据顾客脸型及其他需要再次调试眼镜，并讲解眼镜保养知识及公司的售后服务。

（四）营业后管理

（1）库管人员与收银员的账目核对，明确当日销售报表，发现问题及时进行核对。

（2）配镜顾问负责柜台的货品清点及柜台卫生的清洁工作。

（3）设备清点，关闭所有设备和电源，离店。

二、商品日常管理

（一）库存管理

为方便管理与记忆，把商品分成四类，分别用 A、B、C、D 类来表示，A 类代表镜架，B 类代表镜片，C 类代表隐形眼镜，D 类代表隐形眼镜护理产品。销售单据分为三联：第一联承件联、第二联取件联、第三联服务联。

1. 镜架的管理

（1）入库：库管入账核对总数，将商品入 A 类总账，按品牌注明日期、数量。

（2）镜架上柜：选择新款与柜台上的镜架做调换。

（3）销售：销售人员应在三联单上详细注明品牌、型号、色号。

2. 出库补货

镜架销售后柜台镜架空缺，应及时补货，以保证柜台的整齐。

3. 调拨

调拨单一式二联，调出方收银留一联，调入方收银留一联。

（1）调入

① 核对实物与调拨单、型号是否相符，相符则入账；不符则报备店长，和调出方沟通解决；

② 在"A 类总账"中按品牌、数量登记，并在摘要中注明调出方和单据号；

③ 如果未打调拨单,先在 A 类库管交接本上记录日期、调出方、镜框明细、数量和经手人,等调拨单打好核对无误再入账。

（2）调出

① 先将镜框交收银打调拨单,打好后核对无误再签字,后一联与镜框一起给调入店;

② 在"A 类总账"中登记,同样按品牌、数量,并注明调入方和单据号;

③ 未打调拨单时要请对方写借条,将借条统一存放,之后要及时补打调拨单,并将借条一起归还对方。

4. 报残

因人为原因使镜框损坏,应由当事人承担责任。

（1）填写报残单,按项目填写清楚,并当日请店长签字。

（2）将报残镜框登记在"A 类退货报残登记表"上,当日产生当日登记,并将镜框统一存放。

（3）每月统一处理报残,财务人员确认签字后,库管在 A 类总账中进行登记。

5. 售服

因镜框出现质量问题（褪色、开焊等）更换新框。

（1）顾客换相同型号,直接换新,收回旧框,复印原三联单与旧框放在一起,账目无需回销。

（2）若当时单店无货,则需调拨或零订。向厂家进行询问,到货后按第（1）步进行操作。

（3）更换其他型号,重新开三联单,收回旧架及原三联单,复印原三联单与旧架放在一起,集中放置,待每月 17 号统一进行处理

（4）有质量问题的登记在"A 类退货报残登记表"上,统一存放,17 号统一退货。

6. 退货

（1）库管整理退货商品,必须具有三联单复印件、条码,用纸条写明原因装入镜内。

（2）"退货报残登记表"核对无误交收银做退货申请,在退货申请的备注中写明原因。

（3）业务打退货单后与退货申请核对无误,做销账处理,在总账中注明"售服退货"及退货单号。

7. 日销账

（1）根据存根联登记 A 类总账,注明取件的三联单号、日期、数量等。

（2）将 A 类总账的当日结余分别相加,核对是否相同。

8. 盘点

每月月底进行盘点,库管根据 A 类总账进行盘店。

9. 订货

（1）正常订货:分析上月的销售情况和现有的库存量进行所缺商品的订货,注意量的控制,避免造成不必要的积压。

（2）零订:产生售服或顾客要求零订镜架的,填写镜架零订单,发邮件至业务部,并在交接本上记录,及时追踪,以保证及时到货。

（二）镜片的管理

1. 货入库

（1）库管入账：B 类总账，按品牌详细登记日期、数量、货单号。

（2）将新到的镜片按品牌度数整理入库，各品牌分开存放，同一品牌以散光为依据度数从低到高顺排。

2. 销售

（1）承件人售卖后若为库存片，将承件放置在加工室。

（2）零订片则放在待零订的抽屉，第二天零订。

3. 每日出库登记及销账

（1）库管配片时，要把三联单号、出库人登记在"B 类出库登记表"上，报残等特殊出库要在备注中注明报残人。

（2）根据当日取件销账：B 类总账，按品牌登记日期、三联单号、数量。

4. 调拨

调拨单一式二联，第一联调出店收银入账，第二联调入店收银入账。

（1）调出

① 打调拨单给对方，核对无误，签字后，后一联连同镜片一起给对方。未打调拨的要写借条，打好单后与借条一起还对方；

② 销总账，按品牌登记日期、货单号、调入店和数量。

（2）调入

① 核对无误，最后一联交收银入库，库管入账；

② 按品牌在 B 类总账中登记日期、调出店、货单号、数量等；

③ 如果未打调拨，要在交接本上记录日期、品牌、度数、借入店、数量等。

5. 报残

（1）加工报残：当日报残当日填报残单，交店长或主任签字，填写报残登记表，库存出片并出库登记。

（2）售服报残：先出片并登记备注，残片用新条码填写报残单，店长签字。

（3）登记"B 类退货报残统计表"，注明日期、明细、报残人、原因。

6. 退货

因厂商质量问题退回厂商。

（1）登记在"退货报残登记表"上，和厂家进行沟通、确认。

（2）在 B 类总账中按品牌登记日期、单号、数量。

7. 盘点

月末根据收银打出的库存明细盘点。

8. 订货

（1）分析每月销量，制订安全库存表。

（2）根据安全库存表，补足所缺镜片，注意量控，避免积压；活动镜片应保证库存。

（3）填写订货单，收银发邮件至业务部。

（三）隐形眼镜及护理产品

1. 发货入库

（1）库管入账：C类总账，按品牌注明日期、货单号、数量。

（2）整理入库：各品牌分开存放，同一品牌度数从低到高排列，相同度数放在一起。

2. 调拨

调拨单一式二份　第一联调出店收银入账，第二联调入店收银入账。

（1）调入

① 核对实物与调拨单无误，交收银入账，库管入账，有误要与对方联系；

② 登记C类总账，注明日期、调出店、单据号、数量；

③ 未打调拨单的要记录并追踪调拨单，调拨单到一定要收回借条。

（2）调出

① 取出要调拨的商品，交收银打调拨，并核对无误则签字。第一联交收银入账，后一联和商品一起交调入店；

② 在C类总账中按品牌注明时间、调入店、单据号、数量；

③ 暂不能打调拨的要让对方写借条，打好单一并还对方。

3. 售服

（1）因配戴不适更换同品牌同度数，收回旧片，填写售服追踪表，复印三联单，不做账面处理。

（2）更换其他品牌或不同度数，填写售服追踪表，重新开单，注明"换退回单号"、"旧单号"；旧单注明换退原因及换退新单号，复印旧三联单，原三联交收银退货。

（3）收回之镜片封瓶，与服务单复印件及售服追踪表统一存放，登记在退货统计表上，以备退货。没条码的应补条码。

（4）根据收回的服务单在"C类总账"中按品牌在"转入"中登记数量，总账中要注明三联单号，新开单随当日销售一同销账。

4. 退货

（1）核对镜片与退货统计表是否相符，交收银做退货申请，核对无误，在退货申请上备注原因。

（2）镜片和退货申请一起在规定时间交业务部确认签收，取回一联留底。

（3）业务打退货单后，同退货申请核对，无误则销账，登记"C类总账"，在当日"转出"中登记，总账中要注明退货单号。

5. 日销账

（1）根据承件联，登记日销售登记表，注明日期、三联单、品牌、明细、经手人等。

（2）根据取件联销账：在C类总账中注明时间、三联单、数量等。

6. 盘点

每月月底根据库管库存明细盘点。

7. 订货

分析销售情况（品牌、价位、度数等），制定C类安全库存表，根据此表补足所缺镜片。

8. 检查有效期

每月定期固定检查镜片有效期,将临近有效期的另置,并通知销售人员优先售卖或者按时退货,长戴型提前 1 年,抛弃型提前半年。

9. 清洗

承件时注明镜片颜色、片数、取件时间等,由固定人员进行清洗,清洗时注明清洗颜色、清洗时间、清洗人,清洗后要与未清洗的分开存放。

三、盘点管理

(一)盘点流程

(1)根据财务部下发的商品明细表依次盘点数量:① 柜台数量明细;② 库存数量明细;③ 待取件数量明细;④ 待报残退货数量明细;⑤ 待条码未销账的数量明细。

(2)数量盘点完毕后,核对账目,查实:① 调拨单确认是否销账;② 异常登记表查对;③ 退货单确认销账(报残单查对);④ 材料单查对;⑤ 原始单据,承取件联查对;⑥ 库存明细表查对;⑦ 柜台交接表查对;⑧ 零订售服统计表查对等。

(二)如何根据日常表格查对账目,确认盘盈亏及各表格意义

(1)各表格分类分文件夹存放,确保查对账目时,清晰明了。

(2)异常登记表:查对非销售等原因而离开单店的商品。

(3)库存明细表:查对非销售取件明细及结余数量,分析库存数量。

(4)销售、补货明细表:查对每日销售承件明细数量及出库补货明细数量。

(5)零订售服统计表:查对零订,并追踪到货时间。

(6)总账:查对商品总数及入库、出库详细日期,入库单据号、退货单据号等详细明细。

(7)柜台交接表:查对每日柜台销售数量及销售款式,以备销售分析。

(8)调拨单:查对调入、调出的数量。

(9)退货单:查对退货的明细数量,是否已退货未销账。

(10)报残统计表:查对报残,分析报残原因,作职业教育参考及进货参考。

(11)换退出记录表:换退回查对,分析售服原因,品牌质量。

(12)销售分析表:分析单店销售架构,作营运、业务进货、奖金促销等调整。

(13)A 类月库存表:分析单店各品牌库存、销售数量,作业务进货参考。

(14)低值易耗品库存表:分析低值易耗品库存数量及用量,作补货、营运参考。

四、陈列管理

消费者进店购买商品,能否清晰、准确地感知商品形象,获得良好的情绪体验,很大程度上取决于商品的陈列状况。

(一)陈列的目的

刺激消费者的购买欲望,促使其采取购买行动,提升销售量,并达到提高产品及企业形象的目的。

（二）陈列的原则

（1）可获利性：良好的布置有助于增加门店商品的销售，要求供应商提供合适的陈列道具，予以陈列。

（2）陈列点的选择：与视线等高的橱窗、顾客出入集中处、收银台旁等，都是好的陈列点。避免在黑暗的角落，店门口的死角等地方陈列商品。

（3）具有吸引力：陈列时要将不同品牌的商品划分清楚，标明价格。配合空间陈列，充分利用广告宣传品吸引顾客的注意。高档镜架和中低档镜架采用不同的陈列方式，高档镜架陈列单位面积不宜过多。

（4）方便性：商品陈列在顾客容易拿取的位置，方便顾客选购。

（5）价格：价格标签必须要标识清楚，标示在醒目的位置。

（三）陈列的方法

（1）醒目陈列法：突出商品的特点，将其独有的优良性能、质量、款式等特殊性在陈列中突显出来，例如把记忆架的镜腿往中梁方向弯，可以特别表现材料的特性。保持商品一定的量感，例如陈列大量的隐形护理液给顾客丰富的印象。

（2）开放式陈列法：一些商品可以允许顾客自由接触、选择、试戴等，减少顾客心理疑虑，坚定购买信心。太阳镜可以用这种方法，让顾客根据自己的喜好，结合服装款式、颜色搭配选购。

（3）季节与节日陈列法：季节性强的商品，应随季节的变化调整陈列方式和色调，尽量减少与店内环境及自然环境的反差，在不同的节日营造不同的氛围。

（4）艺术陈列法：通过艺术造型，使各种商品巧妙布局，达到整体艺术效果。可以采用直线式、形象式、斜坡式等多种方式进行组合摆放，从而对消费者产生强大吸引力。

（5）重点陈列法：选择顾客大量选购的商品以及公司主推商品为陈列重点，带动相关商品销售。

（6）景陈列法：将销售的商品布置在主体环境或背景中，如将眼镜挂在圣诞树上，将太阳眼镜戴在销售员身上等。

（7）特卖柜台法：为一些折扣眼镜专设一个柜台，将折扣眼镜大量集中在几个柜台销售。

（8）赠品对外展示法：如同特价商品一样，将赠品设柜台展示，吸引顾客带动销售。

（四）商品陈列的注意事项

（1）注意商品与灯光颜色的搭配，发挥配色美感、突出主题。

（2）价格应明确标示。

（3）高档商品与低档商品不要放置在一起，一般高档陈列在高柜或精品柜。

（4）保持店堂、柜台、橱窗的明亮、清洁、新颖。

（5）品牌的陈列道具使用时要和品牌相符合。

五、人事管理

1. 基本工作程序

招聘计划→招聘实施→面试录取→入职仪式→第一次实习→上岗培训→签订劳动合作（报到后一个月内安排）→再次实习 →阶段考核→最终考核→转正。

2. 招聘程序

(1) 企业指定招聘工作负责人。

(2) 招聘工作负责人。根据企业人员编制、现有人员情况以及近期业务发展计划,确定本次需要招聘的岗位与人数。

(3) 策划招聘简章。招聘简章一般包括以下内容：企业简介、需要招聘的岗位和人数、不同岗位对应聘人员的要求(年龄、性别、学历、品貌、经验、户籍等)、待遇情况(可以说一个范围或者平均水平,或者可以不写在招聘简章内)、面试的时间地点和要求携带的文件、咨询电话。

(4) 招聘简章可以用彩色写真的形式,竖立在招聘现场,也可以打印复印成 32 开大小,携带一些到招聘现场分发传阅,或者两者结合。

(5) 联系落实招聘的场所,发布招聘信息的途径,如人才市场、店铺现场、报纸招聘、劳动中介、学校招聘会等。可以从以往的经验中评估哪个效果更好,以及哪类人员去哪里招募更合适。

(6) 按时到达招聘场地,进行招聘：

① 现场招聘主要是接待应聘人员,要求填写应聘登记表,并进行简单的交流,回答应聘人员的一些疑问,然后在应聘登记表上做必要的旁注,以便之后决定是否通知复试,重点要核对联系方式；

② 现场招聘对应聘人员进行初步筛选,淘汰外表、谈吐、学历、待遇要求等不适合的员工；

③ 招聘现场应注意公司形象。

(7) 现场招聘结束后,汇总应聘表格,选择需要通知复试的人员,次日电话通知复试者前来公司总部复试。

(8) 复试的场所需事先安排,最好是一个独立的办公室,安排招聘人员和面试人员面对面沟通的桌椅。周围环境要安静,门口安排其他应聘人员等候的座椅。

(9) 人员前来复试期间,办公室或者总店要安排相关人员负责接待,指示面试地点、安排顺序、提供饮水等。给应聘人员第一印象是：企业管理完善,对新人很欢迎很开放。

(10) 复试内容建议如下：

① 要求应聘人员做自我介绍,测试谈吐；

② 询问为何前来本公司应聘,了解动机；

③ 询问过往经验中是否有相关经历,当时表现如何；

④ 询问为何离开上一份工作,并且了解在什么情况下会离职；

⑤ 询问家庭主要成员的工作事业及子女等情况；

⑥ 介绍本公司人员聘用的程序：试用期时间、是否签订劳动合同、试用期待遇和转正后待遇等；

⑦ 打分。

（11）建议招聘门市营运人员时，邀请店长参加复试。

（12）对复试人员进行打分评定后，确定需要录用的人选；如果人选不够，则尽快安排第二次招聘。

（13）对应聘管理岗位的人员，可以安排再一次复试，并邀请经理参加。或者可以布置一份功课，例如要求写一份当地眼镜市场考察报告，来测试其能力和经验。对于从事过同行业工作的相关人员，可以对其工作经历进行调查。

（14）电话通知录取的应聘人员，安排在指定时间前来报道。

3. 员工实习

（1）这次实习为持续实习，直到试用期结束（正常为报到之后三个月）。

（2）实习依然是师徒方式，内容另外安排。实习目标是直至新员工可以独立工作。

（3）每个月要对实习生考核一次，对于无法适应这份工作的员工提前淘汰；对于能够较快上手，表现积极的员工给予提前转正。

（4）实习期间，依然需要安排两次培训，每次培训间隔 2～3 周，每次培训时间为全天。培训内容：销售一百问，产品熟悉，品牌培训，高档商品销售培训。

4. 员工转正和劳动合同

（1）按照劳动法相关规定，员工入职后就必须尽快签订劳动合同。按合同规定第一个月为试用期，在此期间，双方随时可以解除劳动合同；第二个月开始，若解聘员工，企业就要承担违约金，所以对于确实不符合企业要求的员工，第一个月要通过考核予以筛选淘汰。

（2）有两个意义上的转正。按照劳动合同，第二个月还在职的，就是正式员工。但是按照企业规定，三个月满才给予销售奖励，其他待遇和正式员工一样。

5. 如何能够留住新员工

（1）培训期间正确的引导，树立职业愿景，提升职业荣誉感。

（2）培训内容要简化，形式要活泼。

（3）师徒制度要清晰、明确，并且教育师傅们如何善待新员工。

（4）要培训店长如何与新员工沟通，多一些鼓励，少一些责备。

六、服务礼仪管理

亲切的口语、自然的微笑、适度的赞美、大方的肢体语言、规范的站姿和坐姿、良好的专业技能，积极的态度是服务礼仪的基本要求。

基本服务流程如下：

接待→引导需求→验光→资料提供→挑选镜架→介绍商品→价钱讨论（成交）→确定（成交）→送客→取件。

简要介绍分析如下：

（1）接待与引导：微笑、亲切口语问好、上茶、请坐，初步分析顾客消费层次。

（2）验光：

① 电脑验光：此资料仅做参考，需再经综合验光仪进行全面屈光检查；

② 问诊：旧镜配戴情况及旧镜度（旧镜史）、职业、配镜用途及目的；

③ 综合验光：告知每一步骤意义，从而显示专业性，注重强调对顾客的"心理建设"

让顾客觉得每一步骤操作均体现对他的重视和关心。沟通、了解其对眼镜的重视程度,从而为下一步挑选定下基础。

（3）挑选镜框与介绍商品:详细解释商品特性及售后服务,新选镜框加工后的效果告知,顾客戴镜后的舒适感,估计顾客购买力及预算价格;根据顾客度数,挑选相适应的镜片种类等。

（4）价钱讨论:

① 留部分尾数杀价;

② 适度赞美,话题转移,避重就轻;

③ 价钱一旦确定,不宜再多问话,迅速开单。

（5）确定成交,开保证书、送客。

七、培训管理

职业教育应作为企业的重点管理之一,它的好坏在很大程度上关系着公司未来的发展。职业教育的管理可分为以下几个阶段来控管。

（一）岗前培训

对新进员工上岗前的基本技能的教育培训有:光学专业技能培训、服务礼仪培训、工作流程培训、商品知识培训、加工技能培训、公司规章制度培训、员工心理素质教育等。

此阶段的培训极为重要,除由职教部门耐心细致、紧密安排培训外,店长应对分配店内实习的新员工进行再教育,针对其在职教师所学到的知识进行多次考核,并心理建设:单店考核成绩差者,将予以淘汰。店长对新员工的再教育重点应放在实际应用上,即将其所学到的理论知识与实际工作相结合,多给新员工以实际动手模拟操作的机会;店长还应在服务礼仪上加倍要求新进员工,不断强化公司热情周到的服务礼仪。

（二）中级员工岗位上培训

（1）此阶段的培训重点应放在专业技能的深层次上,包括验配技能的进一步提高,销售技巧上的增强,各商品特性的熟知度,库存管理,加工制作的加强等。

（2）店长根据在实际工作中各位员工所表现出的弱项,定期强化培训,特别注意在服务礼仪、销售技巧、商品知识等方面的强化;店长可对各员工表现出的弱项,在笔记本上记录、汇总作有针对式的教育培训,还可在会议上询问员工需要增强哪方面技能,从而强化培训。

（3）单店定期汇总员工需要强化培训的内容至公司职教师,再由职教师统一对全公司各级别员工分期培训,以达到公司员工专业技能定期提高之根本目的。

（4）培训的目的是为了提高员工专业技能,但与此同时,必须针对每一次培训进行训后考核,并列出成绩,每次考核不合格者,有一次补考的机会。若补考再不合格者,将此成绩作为晋级考核参考及年度加薪参考。

（5）店长应对员工每期培训考核成绩登记入人事档案,从而更全面地考核员工的能力。

（三）干部培训

此阶层的培训应把重心放在管理技能上,包括商品管理,人员管理,顾客抱怨的处理,专业技能的深层次提高,心理素质建设,电脑咨询,英文销售对话,组织协调性,对公司的忠诚度等。

八、财务管理

(一)开源利润

商品销售重心在利润高之商品,多了解哪部分商品利润较高,并对利润较高之商品实行店内主打推销,对员工实行定额销售,并以销售奖的形式辅助推销。定额销售即对各员工每周的品牌之销量汇总,周会宣布各员工销量并附之表扬或批评,同样纳入本月考核分(特定品牌销量由单店自行制订报营运部批准或营运部根据公司需要定期统一制订)。定量销售具体操作办法:每周员工自行报备计划完成量,下周会统计本周完成情况,换算完成比例,每月取平均值×固定分数比例,即得出具体分数。

(二)毛利率

1. 毛利率的计算

毛利率=(商品销售收入-商品销售成本)/商品销售收入×100%

故毛利率的高低将由商品销售成本、商品销售收入两个指标决定。对于店长而言,控制毛利率的高低主要着手于商品销售收入,同一销售成本,不同销售收入,其毛利率产生不同差别。例如:

成本 5 元,销售收入 10 元。毛利率=(10-5)/10×100%=50%

成本 5 元,销售收入 15 元。毛利率=(15-5)/15×100%=66.7%

2. 折扣控制

(1)店长在每一笔折扣优惠时,应详细考虑成本与折扣后的余额,是否已超出计划单店利率,应谨慎从之。例如:

成本 200 元,原价 900 元,若 8 折,则 900×0.8=720;

毛利率=(720-200)/720×100%=72%。

换而言之,即每一笔折扣心里应同时有一换算公式(数字概念),即时换算出毛利率,从而才能更有效地控制单店利润。

(2)折扣控制还应该注意配合公司需要,在固定折扣内才可销售,而不因个别折扣低导致整家公司形象受损,日后难以正常销售。

(3)单店明确员工折扣意识,即员工折扣权限 9 折以内,店长折扣权限 8 折以内,8 折以下需报营运部批准。

(三)库存成本控制

(1)单店根据每月 A 类销售分析表,规划本店大体库存配置数,从而对进货数量进行适度控制。

(2)对买断商品的进货数量应谨慎从之,此部分商品进货过多,则可导致库存成本大量积压,资金流动受到牵制,故店长应详细了解何为"买断商品",何为"代销商品"。若确有大量买断商品产生积压时,店长则应引导员工主力推销,或建议公司针对做一促销以消化之。

（3）引导员工"先入库之商品之先销售"的观念，并对旧款销售加以引导，在日常销量中，多次挑选旧款眼镜给顾客试戴，以增加试戴比率，从而达到销售及减轻库存积压之目的。

（4）定期检查单店库存数量，对不合理之库存数量做分析检讨，追究原因改进之，营运设定各店合理可存数量，定期检核。

（四）费用控制

单店费用控制主要包括电话费、水电费、低值易耗品费、杂费、交通费等，其中低值易耗品包括纸杯、卷纸、封杯盖、镊子、水盒、办公用具、镜盒、镜布等。

九、售后服务管理

（一）资料卡管理流程

1. 填写资料卡（承件）

（1）顾客填写栏中姓名、电话、生日、职业、地址，应详细填写，并告知顾客填写完整是为了更好的售后服务之用。

（2）度数栏填写应详细标明"远用"或"近用"及详细度数、轴向、最高矫正视力、瞳距等。

（3）渐进镜片、双光镜片参数详细标注。

（4）镜架型号、镜片型号全称标识。

（5）承件日期、取件日期详细，不出现"电联"字样，详细标明至几点几分，以便加工室安排加工，及时取件。

（6）三联单号标明，金额、定金、尾数标明，接单人注明。

（7）备注栏填写特殊附加事项。

2. 整理资料卡

将已取走之资料卡按取件当日整理，用皮筋捆绑，次日输入。

3. 输入资料卡

隔天输入当日资料，资料卡输入不得含糊，不清晰字迹详细询问接单人，查清后再输入，输入的资料卡上用"对号"作记号。

4. 存放资料卡

将已输入之资料卡用皮筋捆绑统一存放同一箱中，待月末，将当日资料卡汇总，整理统一包装存档并在封面上标明年份、月份以作区别。资料卡整理：每月1次，每3个月一次，每半年一次，1年统一再汇总。

5. 修改资料卡

修改资料卡之内容，对邮寄出的生日卡等因地址不详所退回的信件，拨打电话询问新的地址后及时修改再邮寄。

6. 资料卡资源共享

上公司网络，可查询全国连锁店之客户资料，方便跨地区售后服务。

7. 贵宾资料

电脑自动识别一次配镜满1 500元以上，或同一顾客资料再交易三次以上并消费金额已达1 500元以上,定期汇总此部分资料,并邮寄优惠卡及特殊礼物等予以贵宾对待,从而更有效留住此部分顾客群体。

(二)回访体制的应用

(1)对配镜一周后的顾客做回访:根据资料卡中填写的内容,详细咨询配戴情况并对顾客提出因配戴不适应等原因的问题作详细解答,若无法解决的原因可让其回店后再做处理。

(2)回访时间的语言调整及表达方式:"您好,我们是××公司××分店××,请问您配戴情况还好吗?本公司提供免费的清洗、调整的服务,您可随时到店,我们将给您提供完好的服务,谢谢!打扰您了,再见!"语言应保持亲切、柔和。

(3)对回访中顾客所提出的配戴不适应之原因,应详细记录在"回访记录表"中,以便单店追踪解决问题;并详细注明约定顾客至店处理问题的时间,告至单店主管人员,由单店主管人员亲自解决回访中顾客所提出的问题,给顾客以满意的解决。

(4)回访表1月汇总1次,由单店主管人员审核本月回访情况,分析当月配镜情况,作检讨分析,并作追踪回访后,在记录表上登记。

(5)个人回访体制的建立:承件人可根据实际情况,对部分顾客进行朋友式回访,并记录此部分顾客资料入个人回访档案中,以建立长期友好的客户群体关系。

(6)隐形眼镜验配顾客回访:除定期回访外,还应由电脑统一汇总已配8个月以上的顾客资料,再做回访,告知已接近正常使用有效日期,请其再次至店复查,并可使此部分顾客能长期在本店购买新的隐形眼镜。

(三)售服流程

因顾客配戴不适应或质量问题,对款式不满意等问题至店投诉而产生之售服。

1. 换货流程

(1)挑选合适的款式或镜片予以更换。

(2)收回原服务卡,并在原服务卡上注明"换退回"及换退回之原因;换退回之新的三联单号,交店长签字。

(3)新开一份三联单,并同样注明旧三联单号及换退回的原因,并标明"换退回"字样。新开的三联单号定金部分应为原三联单总价金额,若新换之商品低于原价,则定金部分按实开,交店长签字。

(4)收回原镜架或镜片,待处理。

(5)若隐形眼镜换退回还需填写退回记录表。

2. 退货流程

(1)收回原服务卡,并在原服务卡上注明"退货"字样,还必须写明退货原因后交店长签字。

(2)收回原镜架及镜片或隐形眼镜,待处理。

(3)若隐形眼镜退货还需要填写退回记录表后交隐形库管理退厂商。

(4)顾客退货,应由店长全权处理,尽量少做退货,减少损失。

（四）顾客抱怨的处理

1. 原则

（1）始终面带笑容，不宜过急过火，耐心倾听其抱怨，不宜顶撞或中途插话，待其陈述完抱怨的原因后，请其坐下、喝茶。

（2）针对顾客阐述之原因，细心倾听，找出突破点，抓住重点予以解释。

（3）处理速度快，不易考虑过久而使顾客不耐烦。

（4）协商解决，寻找即不造成太大损失，又易使顾客接受之方法。

（5）处理抱怨应远离旁边顾客群体，在人较少的流动柜台解决，不致使其他顾客和卖场气氛受到影响。

（6）音乐音量控制得当。尽量播放轻柔音乐，不因为音乐或音量太吵，而使抱怨的顾客心烦气躁；若顾客故意抬高音量，则为使旁边顾客不受影响，应开大音乐声音，以遮住其抱怨声音。

（7）售服的根本目的是让其将来还会再回来消费，故在处理时应灵活处理。

（8）切记顾客抱怨后的回访应特别重要，处理完后应多做回访。

2. 产生抱怨的分析

（1）产生抱怨后，应在抱怨记录表上做登记。

（2）月末，根据本月抱怨案例作具体分析。

（3）将分析后的结果开会告知各位员工，以吸取教训，不在同一问题上重复出错。

（4）根据抱怨分析及处理方法形成稳定的处理抱怨方法。

十、危机管理

危机一般是指公司与消费者、新闻媒体、政府等公众之间因某种非常因素引发的对于公司的声誉、形象和发展造成不良影响的结果。危机是任何公司都不希望看到的局面，都会竭力避免，但是危机又无所不在。加强危机管理就成为公司运营的重要课题，所以，公司的危机处理是一场公司形象的保卫战。

（一）树立积极的危机意识

公司要使每一位员工从思想上做好应对各种危机的准备，树立全员危机感，开展危机教育，增强危机意识，形成优化自身行为、预防各种危机的思想。

（二）危机处理

处理原则：以最快的速度处理，针对具体问题，随时修正危机处理对策。

（1）公司在遇到危机时，要立即调查清楚，制订计划以控制事态的发展，对危机的状况做一个全面的分析。

（2）事件处理过后，对顾客进行安抚，争取顾客的谅解。

（3）必要时将危机真相告诉新闻媒体和公众，进行危机公关，转被动为主动。

（4）在特殊危机处理中，门店与公众的看法不一致，难以调解时，请权威机构作出裁决。

（5）门店出现重大责任事故（权威机构认定的），导致社会公众利益受损时，给予公众一定的补偿。

（三）危机总结

公司在危机事件处理完毕后，要对此次危机进行总结：

（1）对危机事件进行反思，查找根源，杜绝此事件的再次发生。

（2）在门店中设立以店长为核心，职能明确的危机管理体系。

（3）门店要制订危机管理计划并加强培训，以便危机来临能从容应对。

十一、营运表格

营运表格包括厂商急用片订货单、顾客抱怨记录、顾客回访记录、报残登记表、顾客流失分析表、月考勤表、营运固定工作日程表、零订片追踪表、排班表、周会记录、周营运分析、月销售周报等。

参考文献

[1] 动和社会保障部职业技能鉴定中心[M].眼镜定配工职业资格培训教程.北京:海洋出版社,2005

[2] 吕帆.角膜接触镜学[M].北京:人民卫生出版社,2005

[3] 谢培英.软性角膜接触镜新技术新进展[M].北京:北京大学医学出版社,2009

[4] 王育良,李凯.眼视光学[M].北京:人民军医出版社,2008

[5] 胡诞宁.近视眼学[M].北京:人民卫生出版社,2009

[6] 刘祖国.眼科学基础[M].北京:人民卫生出版社,2011

[7] 宋秀君,卞小芸,张晓融.眼科疾病[M].北京:中国医药科技出版社,2007

[8] 呼正林.眼科屈光矫正学[M].北京:军事医学科学出版社,2011

[9] 瞿佳.眼镜学[M].北京:人民卫生出版社,2011

[10] 汪芳润,尹忠贵.近视·近视眼·近视眼病[M].上海:复旦大学出版社,2011

[11] 李凤鸣.眼科全书[M].北京:人民卫生出版社,1996

[12] 瞿佳.视光学理论和方法[M].北京:人民卫生出版社,2004

[13] 吕帆.眼视光器械学[M].北京:人民卫生出版社,2004

[14] 宋慧琴.眼应用光学基础[M].北京:高等教育出版社,2005

[15] 梁铨廷.物理光学[M].北京:电子工业出版社,2008

[16] 徐广第.眼科屈光学[M].北京:军事医学科学出版社,2005

[17] 王光霁.视光学基础[M].北京:高等教育出版社,2005

[18] 王光霁.双眼视觉学[M].北京:人民卫生出版社,2004

[19] 王文生.应用光学[M].武汉:华中科技大学出版社,2010

[20] 王燮灿.实用眼镜光学[M].北京:北京科学技术出版社,2004

[21] 李晓彤,岑兆丰.几何光学·像差·光学设计[M].杭州:浙江大学出版社,2003

[22] 谢培英.角膜接触镜并发症及处理[M].北京:北京大学医学出版社,2008

[23] 张景昆.实用验光配镜与软性隐形眼镜[M].北京:军事医学科学出版社,2008

[24] 褚仁远.眼病学[M].北京:人民卫生出版社,2004

[25] 李林.应用光学[M].北京:北京理工大学出版社,2010

[26] 姚进.眼视光应用光学[M].北京:人民卫生出版社,2011

[27] 鲁占军,田世元.准分子激光原位角膜磨镶术治疗近视疗效分析[J].内蒙古民族大学学报(自然科学版),2011年第05期

[28] 易军晖,李蓉蓉.近距离工作和户外活动对学龄期儿童近视进展的影响[J].中国当代儿科杂志,2011年第01期

[29] 黄妍,曾明葵.益视明目饮治疗青少年近视33例临床观察[J].湖南中医杂志,2011年第01期

[30] 王洁,朱煌.生长因子在近视发展中的作用研究进展[J].国际眼科杂志,2011年第01期

[31] 许慧琴,李艳平,谢爱华.电磁棒点穴防治青少年近视短期疗效观察[J].中国学校卫生,2011年第01期

[32] 刘翠虹,李凤伟.青少年近视的调查及对比分析[J].中国实用医药,2011年第09期

[33] 沈理.完全眼镜[M].上海:百家出版社,2002

［34］秦雄海.现代企业经营管理［M］.上海：立信会计出版社,2003

［35］杨刚.现代企业经营管理新编［M］.北京：对外经济贸易大学出版社,2008

［36］加里·德斯勒(美).人力资源管理［M］.吴雯芳,刘昕译.北京：中国人民大学出版社,2005

［37］科特勒,凯勒(美).营销管理［M］.梅清豪译.上海：上海人民出版社,2006

［38］谢晋宇.企业培训管理［M］,成都：四川人民出版社,2008

［39］史建芳.我国企业员工培训的现状、问题及对策［J］.管理论坛,2010

［40］贺庆.我国眼镜行业眼视光人才的现状及发展策略［J］.中国眼镜科技杂志,2009

［41］王冬.视光技能职业教育对我国眼镜零售业的作用［J］.中国眼镜科技杂志,2008

［42］邹敏.眼镜零售市场管理与发展策略［J］.中国眼镜科技杂志,2004

［43］刘宜群.中医美容学.［M］.北京：人民卫生出版社,2009

［44］廖品正.中医眼科学.［M］.上海：上海科学技术出版社,1986